临床检验技术

杨春霞 ◎著

JC 吉林科学技术出版社

图书在版编目（CIP）数据

临床检验技术 / 杨春霞著. -- 长春 :吉林科学技术出版社, 2019.5

ISBN 978-7-5578-5537-6

Ⅰ. ①临… Ⅱ. ①杨… Ⅲ. ①临床医学-医学检验 Ⅳ. ①R446.1

中国版本图书馆CIP数据核字(2019)第113945号

临床检验技术
LINCHUANG JIANYAN JISHU

出 版 人　李　梁
责任编辑　李　征　李红梅
书籍装帧　山东道克图文快印有限公司
封面设计　山东道克图文快印有限公司
开　　本　787mm × 1092mm　1/16
字　　数　286千字
印　　张　12.25
印　　数　3000册
版　　次　2019年5月第1版
印　　次　2020年6月第2次印刷

出　　版　吉林科学技术出版社
发　　行　吉林科学技术出版社
地　　址　长春市福祉大路5788号出版集团A座
邮　　编　130000
发行部电话/传真　0431-81629529　81629530　81629531
　　　　　　　　81629532　81629533　81629534
储运部电话　0431-86059116
编辑部电话　0431-81629508
网　　址　http://www.jlstp.net
印　　刷　北京市兴怀印刷厂

书　　号　ISBN 978-7-5578-5537-6
定　　价　98.00元

前 言

近年来，我国临床医学检验基础取得了飞跃的发展。医学检验学所进行的工作是一项细致、严肃的工作，无论从事临床服务，还是进行科学研究，都必须有良好的职业道德和严谨的科学态度。在临床实践中要运用循证检验医学的观点，选择具有最佳临床价值的"金标准"检验项目和检验方法，为临床医师当好参谋，为患者减轻负担，变被动检验为主动检验。为临床提供更为有效的信息，在未来的检验工作中发挥自己的作用。

全书共六章，紧密结合我国临床诊疗工作实际和临床检验新进展，对检验技术基础项目进行了详细的阐述。内容充实，文字简明，表达准确，十分易于医务人员掌握。相信本书的出版，会为进一步统一和规范各医疗机构的临床检验操作行为带来帮助，进一步推动实验室室内质量控制和室间质量评价工作，促进检验医学的发展。

本书虽几经审校修改，但每审校一次，仍发现有不理想之处，在此敬请同道和读者批评指正。

编 者

目 录

第一章　血液检查基本技术

第一节　血液标本采集与处理

正确采集血液标本是获得准确、可靠检验结果的关键，在自动化检验仪器普遍应用的现代临床实验室，分析前质量管理是全程质量管理的重点。《医学实验室质量和能力认可准则》(ISO15189 2008)文件把“分析前程序”定义为：按照时间顺序，从临床医嘱开始，到分析检验程序开始前的步骤。包括：检验申请、患者准备、样品采集、运送到实验室并在实验室内传输。血液标本的采集和处理是分析前质量控制的主要环节，是十分重要的基础性工作。根据检验方法和目的的不同1，血液标本采集的方法也不一样。最常用的采血方法有皮肤采血法和静脉采血法。

一、皮肤采血技术

皮肤采血法(skin puncture for blood collection)主要用于微量用血的检查和婴幼儿血常规检验。皮肤采血法所获得的血液标本是微动脉血、微静脉血和毛细血管血混合的末梢全血。

(一)采血针皮肤采血法

(1)器材准备：准备好一次性微量吸管、一次性采血针、稀释液和消毒器材等。

(2)部位选择：世界卫生组织(WHO)推荐采取末梢血以左手中指或无名指指端内侧为宜。婴幼儿由于手指太小可以用足跟采血。凡局部有水肿、炎症、发绀或冻疮等均不可穿刺采血；严重烧伤患者可选择皮肤完整处采血。由于末梢血与静脉血的成分有差异，因此，有条件时应尽可能采静脉血。

(3)采血方法(略)。

【注意事项】

①采血时要注意严密的消毒和生物安全防范，采血针、微量吸管一次性使用；②针刺深度应达3mm，令血液自然流出。取血时可稍加挤压，但切忌用力过大，以免使过多组织液混入血液中；③采血的动作要迅速，防止流出的血液凝固或血细胞破坏；④稀释液或血液加样需准确，吸管外血液需擦去；⑤采用手工法进行多项常规检验时，血液标本采集顺序为血小板计数、红细胞计数、血红蛋白测定、白细胞计数及白细胞分类计数。

【方法学评价】

①耳垂采血：优点：痛感较轻，操作方便，适用于反复采血(手指皮肤粗厚者)。缺点：血循环较差，受气温影响较大，结果不稳定。红细胞(RBC)、血红蛋白(Hb)、血细胞比容(HCT)较手指血或静脉血高(特别是冬季)，不推荐使用。②手指采血：优点：操作方便，可获得相对较多血量，检验结果比较恒定。缺点：有时痛感较重，检验结果与静脉血比较仍有差异。

(二)激光皮肤采血法

激光皮肤采血法属于非接触式采血法,激光采血器能在极短时间内发出一束特定波长的激光束,接触皮肤后瞬间在采血部位产生高温,使皮肤气化形成一个 0.4～0.8mm 的微孔,血液自微孔流出,从而实现采集末梢全血的目的。该方法具有感染机会少,痛感轻和工作强度低等优点。

1.器材准备

激光采血器、一次性激光防护罩、微量采血管、消毒用品等。

2.部位选择

手指(其他要求与采血针皮肤采血法相同)。

3.采血方法

按摩采血部位(手指指腹),使局部组织自然充血,消毒皮肤后,将激光手柄垂直置于一次性激光防护罩上方,垂直对准、紧贴采血部位,按下"触发键",然后将防护罩推出,血液自行流出或稍加挤压后流出,及时采集标本。

【注意事项】

①禁止在易燃易爆性气体环境中使用激光采血器,以免发生爆炸事故;②在使用过程中,禁止用肉眼观看激光窗口,或将激光窗口对准采血部位以外的身体其他位置;禁止使用反光镜或其他反光器材观察激光窗口,以免造成视力损害;③采血时防护罩要紧贴采血部位,不能倾斜或悬空,以免影响血液标本的采集效果;④激光采血器的透镜是重要的部件之一,在使用一段时间后会有挥发物附着于表面,一般工作 50 次后需要清洁 1 次。

二、静脉血液采集技术

静脉采血法(venipuncture for blood collection)是临床广泛应用的采血方法,所采集的静脉血能准确反映全身血液的真实情况,因其不易受气温和末梢循环变化的影响,而更具有代表性。静脉血液采集技术包括普通采血法和真空采血法。

(一)普通采血法

普通采血法指的是传统的采血方法,即非真空系统对浅静脉穿刺的采血方法。

(1)准备器材:主要是试管、注射器、消毒器材等。

(2)选择采静脉血:让患者取坐位或卧位,一般选肘正中静脉,让前臂水平伸直放在垫枕上,暴露穿刺部位,触摸选择容易固定、明显可见的静脉。

(3)采血操作(略)。

【注意事项】

①根据检查项目和所需采血量选择注射器;②严格执行无菌操作;③严禁在输液、输血的针头或皮管内抽取血液标本;④抽血时切忌将针栓回推,以免注射器中空气进入血液循环形成气栓;⑤抽血不宜过于用力,以免血液产生泡沫而造成溶血。

(二)真空采血法

真空采血法又称负压采血法。具有计量准确、传送方便、封闭无菌、标识醒目、刻度清晰、容易保存、一次进针多管采血等优点。主要原理是将有胶塞头盖的采血管抽成不同的真空度,利用带安全装置的针头和软导管组合成全封闭的真空采血系统,以实现定量采血,并且采血量由采血管内负压大小来控制。

1.主要器材

真空采血系统由双向采血针和采血管构成。真空采血管的种类和用途见表1-1。

表1-1　真空采血管种类和用途

采血管头盖颜色	用途	标本	操作步骤	添加剂	添加剂作用机制
红色	生化学/血清学/免疫学检验	血清	采血后立即颠倒混匀5次，静置1小时离心	硅胶血液凝固剂促凝剂：凝血酶	激活血液凝固
绿色	生化学检验	血浆	采血后立即颠倒混匀8次，离心	肝素钠、肝素锂	抑制凝血酶
金黄色	生化学检验	血清	采血后立即颠倒混匀5次，静置5分钟离心	情性分离胶、促凝剂	硅胶、血液凝固激活剂
紫色	血液学和免疫血液学检验	全血	采血后立即颠倒混匀8次，试验前混匀标本	EDTA-K_3（干粉喷洒）	螯合钙离子
灰色	血液葡萄糖检验	血清 血浆	采血后立即颠倒混匀8次，离心	苯酸钾/氯化钠，氟化钠/EDTA-Na_2，氟化钠（血清）	抑制糖分解
浅蓝色	凝血检验	全血	采血后立即颠倒混匀5～8次，离心	枸橼酸钠：血液=1：9	螯合钙离子
黑色	红细胞沉降率	全血	采血后立即颠倒混匀8次，试验前混匀标本	枸橼酸钠：血液=1：4	螯合钙离子

2.静脉选择和消毒

同普通静脉采血法。

3.采血方法

(1)硬接式双向采血针的采血操作：①在穿刺点上端扎压脉带（松紧适宜），受检者握紧拳头，使静脉充分暴露；②消毒静脉穿刺处，拔除采血穿刺针的护套，左手固定血管，右手拇指和示指持穿刺针，沿静脉走向使针头与皮肤呈30°角，快速刺入皮肤，然后呈5°角向前刺破静脉血管壁进入静脉腔；③将真空采血试管推入硬接式双向采血针的刺塞针端中，静脉血就会自动流人采血试管中；④如需多管血样，将刺塞针拔出刺入另一真空采血管即可；⑤采血完毕拔下采血试管后再拔出穿刺针头，嘱受检者松开拳头，用棉球按压穿刺点3—5分钟止血，拧下针头置消毒液中浸泡或作毁型处理。

(2)软接式双向采血针的采血操作:基本同上,略。

(3)采血管混匀:抗凝血、有分离胶和促凝剂的采血管需颠倒混匀5~8次,切忌用力过猛。非抗凝血无须颠倒混匀。

(4)多管采血时采血管分配顺序:一次采多管血时,折住采血针刺塞端上方的软管,拔出针头刺入下一管中即可,立即颠倒混匀5~8次(非抗凝血无须颠倒混匀),切忌用力过猛。多管检验采血顺序:①血培养试管;②红色头盖(无抗凝剂,用于生化、免疫学检验);③蓝色头盖(枸橼酸钠抗凝,用于凝血检验);④绿色头盖(肝素抗凝,用于急诊生化检验);⑤紫色头盖(EDTA抗凝,用于血常规、糖化血红蛋白等检验);⑥黑色头盖(枸橼酸钠抗凝,用于血沉检验);⑦灰色头盖(加血糖分解抑制物,用于血糖检验)。

4.采血后处理

根据生物安全原则及各种真空管系统的特点,处理废弃的采血针和试管托,达到避免误伤或污染的目的。

5.注意事项

①检查盖塞:使用前切勿松动负压采血管头盖,以防止采血量不准;②刺塞端穿刺针乳胶套的作用:包裹、封闭刺塞针头,当针头刺入采血管后,乳胶套卷起。采血完毕,去除采血管,乳胶套弹性回复,封闭刺塞针头,防止导管内血液继续流出而污染周围环境,采血时不能取下。

三、血液标本抗凝、转运及贮存

(一)血液标本抗凝

使用全血和血浆标本时,通常需要应用抗凝剂。所谓抗凝就是采用物理或化学方法除去或抑制某种凝血因子的活性,以阻止血液凝固。这种阻止血液凝固的物质称为抗凝剂或抗凝物质。

1.化学抗凝剂

常用化学抗凝剂的用途和特点见表1-2。

表1-2 常用化学抗凝剂的用途和特点

抗凝剂	抗凝原理	适用项目	注意事项
乙二胺四乙酸(EDTA)	与血液中Ca^{2+}结合成螯合物,而使Ca^{2+}失去活性	全血细胞计数	抗凝剂用量和血液的比例,采血后须立即混匀
枸橼酸盐	与血液中Ca^{2+}结合成螯合物,而使Ca^{2+}失去活性	血沉、凝血试验、输血保养液	抗凝能力相对较弱,抗凝剂浓度、体积和血液的比例非常重要
肝素	加强抗凝血酶Ⅲ,灭活丝氨酸蛋白酶,阻止凝血酶形成	血气分析;生化检验肝素锂适用于红细胞渗透脆性试验	电极法测血钾与血清结果有差异;不适合血常规检查
草酸盐	草酸根与血液Ca^{2+}形成草酸钙沉淀,使其无凝血功能	血细胞比容、网织红细胞计数	容易造成钾离子污染;现应用已减少

（续表）

抗凝剂	抗凝原理	适用项目	注意事项
促凝剂	激活凝血蛋白酶，加速血液凝固	生化、免疫检验，特别适用于急诊化学检验	常用促凝剂有凝血酶、蛇毒、硅石粉、硅碳素等
分离胶	高黏度凝胶在血清和血块间形成隔层，达到分离血细胞和血清目的	能快速分离出清晰的血清标本；生化、免疫检验	分离胶质量影响分离效果和检验结果；分离胶试管成本高

2.物理方法

抗凝将血液注入有玻璃珠的器皿中，并及时转动，纤维蛋白缠绕凝固于玻璃珠上，从而防止血液凝固。此抗凝方法常用于血液培养基的羊血采集。也可用竹签搅拌除去纤维蛋白，以达到物理抗凝的目的。此类方法主要用于测定结果受抗凝剂影响的血液标本的抗凝，如红斑狼疮细胞检查。

（二）血液标本转运

处理血液标本时应特别注意：①把每一份标本都看作是无法重新获得、唯一的标本，必须小心地采集、保存、运送、检测和报告；②要视所有的标本都有传染性，对“高危”标本，如乙型肝炎、艾滋病患者血液标本等，要注明标识；③检验完毕，标本必须消毒处理。

血液标本的运送可采用人工运送、轨道运送或气压管道运送等。无论何种运送方式，都应该注意以下几个问题：

1.唯一标识原则

目前较好的方式是应用条形码系统。

2.生物安全原则

确保容器、试管管盖和橡皮塞等牢固，防止溢洒。

3.尽快运送原则

尽快送检标本以满足检验质量要求和临床诊治的需求。特殊情况应根据检验项目要求冷藏送检。运送过程中应避免剧烈震荡。

（三）标本拒收

实验室要制定标本接收和拒收的标准文件。因“让步”而接收的不合格标本，其检验报告单上应注明标本存在的问题。

标本拒收常见原因（离心前和上机前）包括：①溶血；②血液采集容器不当（如抗凝剂错误）；③采血量超出规定体积的＋10％；④抗凝标本出现凝固，标本离心前即观察标本有无凝块。在标本离心后，再次通过肉眼观察有无凝块，怀疑有小凝块时，需用玻棒挑动标本，以确定或排除小凝块的存在；⑤转运延误或转运条件不当，如标本送达时已超过采样时间4小时则应拒收；⑥申请和标本标识不一致；⑦标本污染、容器破损等；⑧输液同侧或静脉留置导管处采集的标本。

应对送检标本进行登记，并记录不合格标本原因，及时通知临床；每月统计并向临床反馈不合格标本原因及百分率，帮助临床改进，提高送检样本质量。

（四）血液检验前预处理

标本采集后应及时采用离心法分离血清或血浆。

（五）血液标本贮存

不能及时测定的标本可在确保标本特性稳定的条件下短期保存。分为室温保存、冷藏保存和冷冻保存。

1.分离后标本

①若不能及时检测或需保留以备复查时，一般应将标本置于4℃冰箱内保存；②置-20℃冰箱可保持多数项目结果稳定1个月；③分离后（包括菌种）置-70℃冰箱可保持多数项目结果稳定3个月以上；④标本存放时需要密封，以免水分挥发而使标本浓缩；⑤标本应避免反复冻融。

2.立即送检标本

部分不稳定项目如血氨（密封送检）、红细胞沉降率、血气分析（密封送检）、酸性磷酸酶、乳酸及各种细菌培养，特别是厌氧菌培养等标本需立即送检，及时测定。

3.检测后标本

检测后标本应根据标本性质和要求按照规定时间保存，以备复查需要。保存的原则是在有效的保存期内被检测物质不会发生明显改变。

（六）检验后血液标本的处理

根据国家标准《实验室生物安全通用要求》（GB19489-2004），实验室废弃物管理的目的如下：①将操作、收集、运输及处理废弃物的危险减至最小；②将其对环境的有害作用减至最小。因此，检验后废弃的血标本应专人负责处理，根据《医疗废物管理条例》置专用容器，由专人送到指定的消毒地点集中处理，一般由专门机构采用焚烧的方法处理。

四、血液标本采集的质量保证（采血因素、生物学因素、药物等）

标本采集是分析前质量管理的主要内容，大部分工作是患者、医护人员、标本运送人员及检验人员在实验室以外的空间和进入检验过程前完成，期间多个环节很难由临床实验室单独监控。因此，临床医师对检验结果不满意，其最终原因有60%可溯源到标本质量不符合要求。为准确反映患者状态，临床医护人员和检验人员应了解标本采集前患者的状态和影响结果的因素，并将相关要求告知患者，请其予以配合，使标本尽可能少受非疾病因素的影响。

（一）采血服务的环境要求

1.空间

采血环境应该是人性化设置，空间宽敞，光线明亮，通风良好，采血台面高低和宽度适宜，座椅舒适、可转动或斜躺。

2.窗口

有足够采血窗口和工作人员，保证在患者最多的时刻，患者排队等候采血时间不得超过15分钟，排队人数不超过5人。采血等候处最好设置采血路径指示、叫号系统设备等。窗口之间最好相互隔开，保护患者隐私和避免窗口之间的相互干扰。

3.防止交叉感染

采血过程尽可能采用一次性用品，包括压脉带、清洁纸垫和消毒用品（即一人一巾一带一垫一消毒)。采血废弃物品按照医疗垃圾统一处理。详见本节血液标本采集的生物安全。

4.履行环境消毒

采血地点用紫外线灯定时对周边环境和空气消毒,用消毒液擦拭台面消毒。

(二)患者状态要求

在标本采集过程中,应注意患者的生理状态、饮食和药物对检验结果的影响。

1.患者生理状态和饮食的影响

患者的生理状态和饮食对检验结果的影响见表1-3。

2.药物对检验结果的影响

主要有4条途径:①影响反应系统待测成分物理性质;②参与检验过程化学反应;③影响机体组织器官生理功能和(或)细胞活动中的物质代谢;④对器官的药理活性和毒性作用,主要表现为对血液生化检验的干扰。

表1-3　患者的生理状态和饮食对检验结果的影响

影响因素	评价
饮食	普通进餐后,血甘油三酯将增高50%,血糖增加15%,丙氨酸氨基转移酶及血钾增加15%;高蛋白膳食可使尿素氮、尿酸及血氨增高;高脂肪饮食可使甘油三酯大幅度增高;高核酸食物(如内脏)可导致血尿酸明显增高
饥饿	长期饥饿可使血浆蛋白质、胆固醇、甘油三酯、载脂蛋白、尿素等减低。相反,血肌酐及尿酸则增高。由于饥饿时机体的能量消耗减少,放血中T_3、T_4水平将明显减低
运动和精神	精神紧张、情绪激动和运动可以影响神经-内分泌系统,使儿茶酚胺、皮质醇、血糖、白细胞总数、中性粒细胞等增高
生物节律	某些激素如促肾上腺皮质激素、皮质醇清晨6～7时最高,深夜0～2时最低
月经和妊娠	在月经周期的不同时期,与生殖有关的多种激素将产生不同的变化
饮酒	长期饮酒者可导致丙氨酸氨基转移酶、天门冬氨酸氨基转移酶、γ-谷氨酰转移酶增高;慢性乙醇中毒者,血液胆红素、碱性磷酸酶、甘油三酯等增高
吸烟	长期吸烟者血中白细胞计数、血红蛋白浓度、碳氧血红蛋白、癌胚抗原等增高
体位	当卧位变为坐位或站位时,体内水分由血管流向间质,而细胞和大分子物质不能滤过进入组织,在血液内浓缩,蛋白质结果可增高
其他	某些诊疗活动可影响检验结果,如外科手术、输液或输血、透析、服用某些药物、使用细胞因子等

(1)一般药物:①阿司匹林、维生素C具有还原性,可干扰Trinder反应导致检验结果降低;②右旋糖酐干扰双缩脲法测定总蛋白,使结果假性增高;③汞化合物与氟化物可抑制尿素酶活性,均致尿素假性减低;④维生素C、高浓度葡萄糖可与碱性苦味酸反应,引起肌酐增高;⑤大量含氟、溴或碘离子的药物,可使血清氯偏高。

(2)成瘾性药物:可通过各种机制影响人体代谢功能,使多项生化检测指标发生改变。其中:①吗啡可使血淀粉酶、脂肪酶、丙氨酸氨基转移酶、天门冬氨酸氨基转移酶、碱性磷酸酶、胆红素、促甲状腺素(TSH)和催乳素增高;使胰岛素、去甲肾上腺素水平减低;②大麻可使血中钠、钾、氯、尿素和胰岛素浓度增高;使血肌酐、血糖及血尿酸浓度减低;③海洛因可使 PCO_2、甲状腺素、胆固醇和血钾增高;而 PO_2 及白蛋白减低。

(三)采血操作对检验结果的影响

1.采血时间

体内某些化学成分的血浓度具有周期性变化。因此,采血应:①尽可能在上午9时前空腹进行;②尽可能在其他检查和治疗前进行;③检测药物浓度应根据药物浓度峰值期和稳定期特点采集血液标本;④在检验申请单上注明采血的具体时间。

2.采血部位

不同部位的血液样本中某些检测成分会有差异,甚至对检测结果产生严重影响,故应选择恰当的采血部位。采血不畅容易引起血小板破坏和凝血因子的消耗等。

3.患者体位

患者体位改变可引起血液许多指标发生变化。从仰卧到直立时,由于有效滤过压增高,水及小分子物质从血管内转移到组织间隙,血浆容量可减少12%;血中细胞及大分子物质增高5%。采集血液标本时,住院患者可采用卧位,非住院患者可采用坐位,并保持平静心态。

4.压脉带(止血带)使用

静脉采血时,压脉带压迫时间过长可使多种血液成分发生改变。①压迫40秒,血清总蛋白可升高4%;②压迫超过3分钟,因静脉扩张、淤血,水分转入组织间隙,导致血液浓缩,可使碱性磷酸酶、天冬氨酸氨基转移酶、胆固醇等增高5%~10%,血清钾增高更明显;同时,由于氧消耗增加,无氧酵解加强,乳酸增高,pH减低。长时间使用压脉带对凝血功能相关检测结果也会产生较大影响。因此,采血时使用压脉带的时间应小于60秒。在见到血液进入采血容器后,应立即解开压脉带。

(四)其他

1.输液

应尽可能避免在输液过程中采血。因为输液不仅使血液稀释,而且输液的成分会严重干扰检验结果。最常见的干扰项目是葡萄糖和电解质。一般情况下,对静脉输入葡萄糖、氨基酸、蛋白质或电解质的患者应在输液结束1小时后采集标本,而对输入脂肪乳剂的患者应在8小时后采集标本。如果必须在输液时采血检验,则禁止在输液同侧采集标本,不建议在静脉留置针处采集标本。如必须从留置针处采集标本,为避免肝素污染,应先用5ml生理盐水冲洗留置针,并且最初采集的5ml血液不能用于凝血检测。

2.溶血

血细胞内、外各种成分有梯度差,有的成分相差数十倍(表1-4);故溶血可严重影响检验结果。此外,凝血和脂血也可严重干扰检测结果的准确性。

表 1-4　溶血引起血液成分浓度或活性变化

血液成分	红细胞内浓度(或活性)与细胞外血清浓度(或活性)的比率	1%红细胞溶血后血清中浓度(或活性)的变化率(%)
乳酸脱氢酶	160∶1	+272.5
天冬氨酸氨基转移酶	40∶1	+220.0
钾	23∶1	+24.4
丙氨酸氨基转移酶	6.7∶1	+55.0
葡萄糖	0.82∶1	-5.0
无机磷	0.78∶1	+9.1
钠	0.11∶1	-1.0
钙	0.10∶1	+2.9

(五)生物学因素的影响及控制

1.年龄

人的不同年龄阶段,有些检验结果也是不同的。如新生儿的红细胞计数、血红蛋白含量、白细胞计数等比正常成人高。碱性磷酸酶含量提示造骨细胞的活性,在生长旺盛的青春期有一高峰,其参考值<350U/L,而成人参考值<110U/L。

2.人种

人种不同,某些检验结果存在差异。黑种人的粒细胞数量比白种人低,黑种人的磷酸肌酸激酶含量明显比白种人和黄种人高,黑种人的维生素 B12 比白种人高 1.35 倍、脂蛋白(a)比白种人高 2 倍等。

3.性别

性别不同,有些检验结果不同。男性比女性高的常见指标有:甘油三酯、磷酸肌酸激酶、胆红素、肌红蛋白、血红蛋白、红细胞计数等;女性比男性高的常见指标有:高密度脂蛋白-胆固醇、网织红细胞、血沉等。

4.妊娠

妊娠期由于胎儿生长发育的需要,在胎盘产生的激素影响下,母体各系统发生一系列适应性生理变化。由于血浆转运蛋白增加,甲状腺素、脂类、铜和血浆铜蓝蛋白含量升高;由于血液被稀释,总蛋白和白蛋白含量减低,红细胞沉降率升高;由于体重及代谢增加,肾小球滤过率和肌酐清除率上升;由于凝血系统功能亢进,凝血因子活性增强,凝血酶原时间(PT)和活化部分凝血酶时间(APTT)缩短,纤维蛋白原含量增高;由于需要量增加,造成铁和转铁蛋白含量相对缺乏等。

五、血液标本采集的生物安全

(一)生物安全意识

正确的生物安全意识来自于长期的训练以及知识和经验的积累。但无论何人从事实验室活动都应遵循下列基本原则:

(1)实验室应制订样本采集和防护的标准操作规程(SOP),在标本采集过程中应严格执行。所有操作人员必须经过培训、考核。

(2)在开始相关工作前,应对所从事的病原微生物和其他危险物质及相关操作进行危害评估,制定全面、细致的标准操作规程和程序文件,对于关键的危险步骤制定出可行的防护措施。

(3)熟悉各级生物安全实验室运行的一般规则,掌握各种仪器、设备、装备的操作步骤和要点,进行正确的操作和使用,熟悉各种可能的危害。

(二)环境设施要求

血液标本采集区域因接触各类患者(感染或非感染),在采血过程中极易造成对工作人员及环境的污染,认真执行无菌操作程序,规范无菌物品的使用,加强对采血室空气、物体表面的消毒与管理,做好各类环境的监测,对预防和控制医院感染,保障医疗质量和医疗安全非常重要。

(1)工作区应配备对空气、物体表面、地面等消毒设施,如紫外灯、循环风紫外线空气消毒器等。

(2)根据需要在相应的工作区域配备对污染的手、眼、衣物等进行有效清洗、消毒的设施及药物,如洗眼器、手消毒液、含氯消毒液等。

(三)个人防护

(1)工作人员应着工作服,操作时应戴乳胶手套。禁止非工作人员进入工作区域。参观或设备维修人员须经工作区域负责人批准后方可进入。

(2)禁止在工作区域饮食、吸烟、处理隐形眼镜、化妆及储存食物等。

(3)在工作区域内不应佩戴戒指、手链等饰品。

(4)长发应束在脑后。

(四)安全行为

(1)每接待一位患者,用手消毒剂消毒双手或更换手套。

(2)禁止在使用注射器或针具后用手回套针帽。

(3)使用过的医用针头等尖锐物应置于利器盒内,所有样本和废物应假定含有传染性生物因子,应以安全方式处理和处置。

(4)采血过程中患者的血液不慎被溅入工作人员眼睛,应立即用洗眼器冲洗眼睛表面至少15～30分钟。污染工作服应立即更换。如标本外溢,溅泼或器皿打破所造成的污染,应立即采用1000～2000mg/L有效氯溶液或0.2%～0.5%过氧乙酸溶液洒于污染表面30～60分钟,清理污染物的拖把用后需用上述消毒液浸泡60分钟。

(5)标本管或标本容器打开时应做到:①标本管应在生物安全柜里打开;②必须戴手套;③打开标本管的塞子时,应在手里先垫上一块纸或纱布再握住塞子,防止溅出。

(6)血清分离时做到①操作时要戴手套及佩戴眼镜和黏膜保护装置;②吸取血液及血清时要避免溅出和气溶胶产生,严禁用嘴吸液;③吸管用后应完全浸没在适当的消毒液里,并且在处理之前,或洗刷及灭菌再利用前要浸泡足够长的时间。

(7)生活垃圾应与医疗废物分开存放。

(8)医疗废物转运前,包装袋必须封口。送医院医疗废物暂存处统一处理。

（五）职业暴露处理

（1）检验过程中出现标本污染工作人员手或其他部位皮肤，应马上用肥皂水清洗。

（2）工作人员皮肤刺伤，应立即采取相应保护措施，清创，对创面进行严格消毒处理，并进行血源性传播疾病的检查和随访。

1）应当在伤口旁端，由近心端向远心端轻轻挤压，尽可能挤出损伤处的血液，再用肥皂液和流动水进行冲洗，禁止进行伤口的局部挤压。

2）对伤口进行冲洗后，应用络合碘或75%乙醇擦拭创口，如果需要，要进行伤口包扎。

（3）样品或检测试剂溅入眼内，应立即用洗眼器冲洗；溅入嘴内，先吐出残留的液体后，用水反复漱口。

（4）样品和试剂器具滑落打破，污染环境时，先在污染区外周围倒入消毒液（有效氯2000mg/L），使逐渐向中心消毒处理。

（5）发生高危的意外事故发生，如HIV、HBsAg等职业暴露，除进行局部处理外，应立即按程序上报有关部门，或按《医务人员艾滋病病毒职业暴露防护工作指导原则》的有关条款处理。

第二节　微量吸管的使用与鉴定

一、微量吸管的规格与使用方法

（一）微量吸管的规格

微量吸管一般用于微量用血检验时的皮肤采血标本的采集，微量玻璃吸管具有10μl和20μl两个刻度。一人一管，可最大限度地避免患者之间的交叉感染。

（二）微量吸管的使用方法（以红细胞显微镜计数为例）

（1）前期操作（略）。

（2）将橡皮帽套在微量吸管一端，挤压橡皮帽使微量吸管产生负压而吸取血液至10μl刻度，血液到达刻度线处即可，避免吸入管内气泡。

（3）用干棉球擦净微量吸管外余血，将吸管伸入剩有红细胞稀释液的试管底部，轻轻排出吸管内的血液，再轻吸上层稀释液漱洗2～3次，注意每次不能冲浑稀释液，最后用手振摇试管混匀，以备镜检。

二、微量吸管的鉴定方法

微量吸管的鉴定多采用水银称重法，一般可抽样鉴定其容量。理论上按5%进行抽样。鉴定方法为：将干燥洁净的20μl吸管用胶塞与活塞涂凡士林的1ml注射器乳头部紧密吻合接通。把注射器活塞抽出约1cm，再将吸管尖插入水银中，准确吸取水银至20μl刻度处，注入已知重量的称量瓶内。在精密天平上称重，求出水银重量。同时用校准的0～50℃的水银温度计测定水银温度。每支吸管重复测定3次。不同温度下水银比密见表1-5。

表 1-5　不同温度下的水银(Hg)比密(g/cm^3)

温度℃	0	10	20	30
0	13.5951	13.5704	13.5457	13.5212
1	13.5926	13.5679	13.5433	13.5187
2	13.5901	13.5654	13.5408	13.5163
3	13.5876	13.5630	13.5384	13.5138
4	13.5852	13.5605	13.5359	13.5114
5	13.5827	13.5580	13.5335	13.5090
6	13.5802	13.5556	13.5310	13.5065
7	13.5778	13.5531	13.5286	13.5041
8	13.5753	13.5507	13.5261	13.5016
9	13.5728	13.5482	13.5237	13.4992

$$\text{微量吸管容积}(\mu l)=\frac{\text{水银重量}(g)\times 1000}{\text{水银比密}}$$

$$\text{微量吸管误差}(\%)=\left(\frac{\text{测量值(平均容积)}}{\text{标示量}}\right)\times 100\%$$

微量吸管的允许误差为±5%。

注意事项：所用的水银应为新开封的AR级纯汞试剂；吸取水银时不可用手直接触摸水银瓶；称量结果应保留小数点后4位数字；操作过程中严防其他金属污染水银(汞能溶解多种金属)；水银是剧毒品并有挥发性，务必谨慎从事。

预先将二支微量吸管放入铬酸洗液中浸泡12小时，取出用蒸馏水洗净，再分别用乙醇、乙醚各洗数次至干，然后各吸纯汞(AR)至20μl刻度，最后分别放分析天平上称重。

例：校验2支容量20μl的微量吸管，校验时的温度为25℃。

在天平上称量结果：

第1支微量吸管中放出的20μl纯汞称重为251mg；第2支微量吸管中放出的20μl纯汞称重为282mg。试计算这两支微量吸管中20℃时的实际容积。

根据公式：

第1支为

$$V_{20}=251\times 1000/13.5457=18.543(\mu l)$$

第2支为

$$V_{20}=282\times 1000/13.5457=20.833(\mu l)$$

校验结果：第1支实际容量比标示值少1.457μl，其相对误差=7.29%；第2支实际容量比标示值多0.833μl，相对误差=4.16%。

根据上述校验结果，如果以允许误差≤±5%者为合格，则第1支应弃除不用。

按随机抽样原则，每一批次至少抽取50支进行鉴定，其允许误差≤±5%；所抽样品中至少90%以上是合格品,且所抽样品加样误差≤5%。这批微量吸管可认为合格,能用于临床。

第三节　血涂片制备与染色

外周血涂片检查是最有益的血液系统疾病检查手段,能为临床提供大量的信息。通过血涂片特殊染色,还能鉴别白血病、感染和其他疾病。因此,血涂片制备和染色的质量直接影响细胞形态和检验结果。一张合格的血涂片应该是厚薄适宜,血膜头、体、尾明显,分布均匀,边缘整齐,两侧留有一定的空隙。

一、手工法血涂片制备

(一)载玻片要求

载玻片要保证清洁、干燥、中性、无油腻(具体内容略)。

(二)手工法血涂片制备

(1)薄血膜法(略)。

(2)厚血膜涂片法:取新鲜血液1滴于载玻片的中央,用推片的一角将血由内向外旋转涂布,制成厚薄均匀、直径约1.5cm的圆形血膜,待自然干燥后,滴加数滴蒸馏水,使红细胞溶解,脱去血红蛋白,倾去水,血涂片干燥后即可染色,并用显微镜检查。本法特别适合检查疟原虫、微丝蚴等。

【方法学评价】

良好的血涂片是染色后血液形态学检查的前提。薄血膜推片法用血量少,操作简单,是应用最广泛的方法。某些抗剂可使血细胞形态发生变化,分类时应注意鉴别。根据不同需要(如疟原虫、微丝蚴检查等)可采用厚血涂片法,阳性检出率高。

【质量保证】

手工薄血膜法特别注意如下环节的质量保证。

1.玻片

保持中性、洁净、无油腻。

2.血涂片(血膜)质量

①头、体、尾分明,边缘整齐,两侧留有空隙;②厚薄适宜,自头部向尾部观察,血膜由厚到薄逐渐过渡。血膜厚度、长度与血滴的大小、推片与玻片之间的角度、推片时的速度及血细胞比容有关。一般血滴大、角度大、推片速度快则血膜厚;反之则较薄。因此当血细胞比容高于正常时,保持较小的角度,可得满意结果;相反则应以较大的角度和较快的速度推片,以保证血膜内有足够数量的血细胞。

3.染色

血涂片应在1小时内完成染色,或在1小时内用无水甲醇固定后染色。

4.血涂片质量问题及可能的原因

①不规则间断和尾部过长:推片污染、推片速度不均匀、载玻片污染;②有空泡(空洞):载玻片被油脂污染;③血膜过长或过短:推片角度不佳或血滴太小;④血膜无尾部:血滴太大;⑤

两侧无空隙:推片太宽或血滴展开太宽;⑥血膜太厚:血滴大、血液黏度高、推片角度大、推片速度快。

二、常用染色方法及染色质量保证

(一)瑞氏(Wright)染色法

1.染料种类及组成

(1)碱性染料:为噻嗪类染料,如亚甲蓝(methylene blue)、天青、苏木素等,有色部分为阳离子,与细胞内酸性成分如 DNA、RNA、特异的中性颗粒基质、某些胞质蛋白等结合,主要用于细胞核染色。

(2)酸性染料:为阴离子染料,主要有伊红 Y(eosin Y)和伊红 B(eosin B),能释放质子,与细胞的碱性成分如血红蛋白、嗜酸性颗粒及胞质中的某些蛋白质等结合并染色。这两种染料特别适于噻嗪类染料(亚甲蓝、天青 B 等)作对比染色,形成红蓝分明、色泽艳丽的结果。

(3)复合染料:同时具有阴、阳离子型的染料,如瑞氏(Wright)染料、吉姆萨(Giemsa)染料。其中瑞氏染料由酸性染料伊红和碱性染料亚甲蓝溶解于甲醇而成。

2.染色原理

(1)细胞所含化学成分不同,对各种染料的亲和力也存在差异。①红细胞中的血红蛋白及嗜酸性粒细胞的嗜酸性颗粒等物质呈碱性,与酸性染料伊红结合染成红色,称为嗜酸性物质;②淋巴细胞与嗜碱性粒细胞内的嗜碱性颗粒呈酸性,与碱性染料亚甲蓝结合染成蓝紫色,称为嗜碱性物质;③中性粒细胞的中性颗粒呈等电状态与伊红和亚甲蓝均可结合,染成淡紫红色,称为嗜中性物质;④细胞核的主要成分为组蛋白和核酸。组蛋白的碱性较强,与伊红结合染成红色;而核酸成分酸性较弱,与亚甲蓝作用染成较浅的蓝色,故染色后的细胞核呈紫红色;⑤红细胞中原始红细胞和早幼红细胞胞质含有较多的酸性物质,与亚甲蓝亲和力强,故染成较浓厚蓝色。晚幼红细胞和 Ret 含有酸性物质和碱性物质,既能与亚甲蓝,又能与伊红结合,故染成红蓝色或灰红色。成熟红细胞的酸性物质完全消失,只与伊红结合,则染成橙红色。

(2)pH 的影响:细胞多种成分属蛋白质,由于蛋白质系两性电解质,所带电荷随溶液 pH 而定,当 pH 小于等电点(PI)时,蛋白质带正电荷增多,易与伊红结合,染色偏红;当 pH 大于 PI 时,蛋白质带负电荷增多,易与亚甲蓝或天青 B 结合,染色偏蓝。因此,细胞染色对氢离子浓度十分敏感。染色时常用缓冲液(pH 6.4～6.8)来调节 pH,以达到满意的染色效果。

(3)甲醇的作用:①溶解伊红和亚甲蓝;②具有很强的脱水作用,可以固定红细胞形态,提高对染料的吸附作用,增强染色效果。

3.染色步骤(略)

4.染色效果评价

良好的染色效果应是:①血膜外观为淡紫红色;②低倍镜下观察,细胞分布均匀;③红细胞呈粉红色(粉红色或柠檬黄色),无染料沉渣,血细胞无人为形态变化(如溅上水后形成的空泡);④白细胞胞质能显示各类细胞的特有色彩,细胞核呈紫红色,染色质(chromatin)清晰,粗细及疏密可辨。

(二)吉姆萨(Giemsa)染色法

染色原理及方法与瑞氏染色法基本相同。该法增强了天青的作用,对细胞核和寄生虫着色较好,结构显示更清晰,而胞质和中性颗粒则着色较差。

(三)瑞氏-吉姆萨(Wright-Giemsa)染色法

瑞氏,吉姆萨染色法结合了瑞氏染色法和吉姆萨染色法的优点。在瑞氏染液的配方基础上,每1.0瑞氏染料添加0.3g吉姆萨染料。染色步骤与瑞氏染色法相同。

【方法学评价】

(1)瑞氏染色法是血细胞分析最常用的染色法,尤其对于细胞质成分及中性颗粒等的染色,可获得很好的染色效果,但对细胞核的染色不如吉姆萨染色法。

(2)吉姆萨染色法对胞核和寄生虫着色较好,结构显示更清晰,而胞质和中性颗粒则着色较差。

(3)瑞氏-吉姆萨染色法是广泛使用的方法,可使血细胞的胞质、颗粒、胞核等均获得满意的染色效果。

【质量保证】

染色过深、过浅与染液质量、血涂片中细胞数量、血膜厚度、染色时间、染液浓度及pH密切相关。

1.瑞氏染液质量

新配染色液的染色效果较差,放置时间越长亚甲蓝转变为天青越多,染色效果越好。染液应储存在棕色瓶中,久置应密封,以免甲醇挥发或氧化成甲酸。

2.染色时间与染液浓度

染液淡、室温低、细胞多、有核细胞多,则染色时间要长;反之,则染色时间要短。冲洗前可先在低倍镜下观察有核细胞是否染色清楚,核质是否分明。因此,染色时间应视具体情况而定,特别是更换新染液时必须经试染,选择最佳染色条件。

3.染色过程

血涂片应水平放置;染液不能过少,以免蒸发后染料沉淀;加染液后可用吸耳球轻吹,让染液覆盖全部血膜;加缓冲液后要让缓冲液和染液充分混匀。

4.冲洗染液

水流不宜太快,应用流水将染液缓缓冲去,而不能先倒掉染液再用流水冲洗,以免染料沉着于血片上,干扰显微镜检查时对细胞的识别。冲洗后的血涂片应立即立于玻片架上,防止血涂片被剩余的水分浸泡而脱色。若见血膜上有染料颗粒沉积,可用甲醇或瑞氏染液溶解,但需立即用水冲洗掉甲醇,以免脱色。

5.脱色与复染

①染色过深:可用甲醇或瑞氏染液适当脱色,也可用水冲洗或浸泡一定时间;②染色过浅:可以复染,复染时应先加缓冲液,后加染液,或加染液与缓冲液的混合液,不可先加染液。血涂片染色不佳的原因及纠正措施见表1-6。

表 1-6 血涂片染色不佳的原因及纠正措施

染色效果	原因	纠正措施
染色偏蓝	缓冲液偏碱性、血膜偏厚、冲洗时间过短、冲洗用水的 pH 过高、贮存的染液暴露于阳光下	用含 1%硼酸的 95%乙醇溶液冲洗 2 次，再用中性蒸馏水冲洗
染色偏红	缓冲液偏酸性、冲洗时间长、冲洗用水的 pH 过低、贮存染液质量不佳、血涂片干燥前加封片	规范操作，不用水代替缓冲液、冲洗用中性蒸馏水、染液质量要好
染色偏浅	染色时间过短、冲洗时间过长	复染，先加缓冲液再加染液，或加染液与缓冲液的混合液，不可先加染液
染料沉积	染料沉淀、染液未过滤、血涂片被污染	用甲醇冲洗 2 次，并立即用水冲掉甲醇，待干燥后复染
蓝色背景	固定不当、血涂片未固定而贮存过久、使用肝素抗凝剂	注意血涂片的固定，使用 EDTA 抗凝静脉血

三、自动血涂片制备及染色

近年生产了自动涂片制备及染色的仪器，免除了涂片及染色中的手工操作，每小时可制备涂片 80～120 张，提高了工作效率和工作质量。其主要特点如下：

(1)可根据血液分析仪检测的 HCT 值，自动调整推片角度、速度、点血量、推片停留时间和涂片开始的位置。

(2)超声波清洗方式，彻底清洗，避免携带污染。

(3)激光监测玻片三个位点，确保涂片头体尾分明，具即刻报警功能，通过血涂片的标准化，保证涂片质量。

(4)多种染色方案任选，机械传送将玻片自动送至染色区域，染色时间、染色次数任意设定，保证染色效果。

(5)仪器的风干装置可以根据自然条件自动设定风干时间。

(6)玻片上直接打印条码，便于涂片资料的查询、检索和保存，符合实验室认可要求。

(7)接收五分类分析仪的数据，根据复检规则筛选问题样本，依指令自动推片、染色。有效避免人为因素造成的实验室漏诊、误诊风险。

仪器配套专用推片，保证了推片质量，可得最佳的血涂片。

【方法学评价】

可获得细胞分布均匀、形态完好的血片，但尚未普遍推广。

第四节　血细胞计数板的构造与使用

一、计数板的构造

1.计数板

计数板类型较多,目前国内多使用改良牛鲍(Neubauer)型。这种计数板由一优质厚玻璃制成,每块计数板又由 H 形凹槽分为两个同样的计数池,计数池的两侧各有一条支柱,比计数池平面高出 0.1mm,将特制的专用盖玻片覆盖其上,盖玻片底面与计数池底形成 0.1mm 的缝隙,见图 1-1。

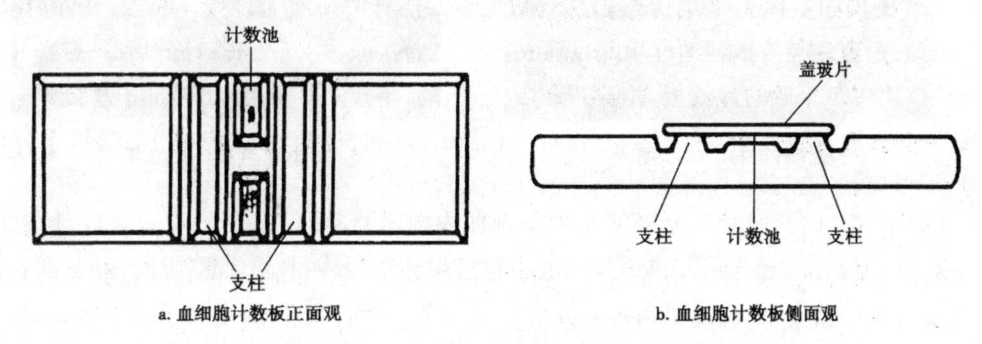

图 1-1　改良牛鲍血细胞计数板

每个计数池的各边长均为 3.0mm,并被划分为 9 个大方格,每个大方格的边长为 1.0mm,面积为 1.0mm×1.0mm＝1.0mm^2,加上盖玻片后每个大方格的容积为 1.0mm2×0.1mm＝0.1mm^3。四角的 4 个大方格用单线划分为 16 个中方格,作白细胞计数用。中央大方格用双线划分为 25 个中方格,其中位于四角的 4 个及中间 1 个共 5 个中方格为红细胞、血小板计数区。为便于计数,每个中方格又用单线划分不 16 个小方格,共 400 个小方格,见图 1-2 显微镜下改良牛鲍计数池结构示意图。

上述大、中、小方格的参数见表 1-7。

表 1-7　计数板计数池的参数

区域	边长(mm)	面积(mm^2)	深度(mm)	体积(mm^3)
计数池	3	9	0.10	0.90
大方格	1	1	0.10	0.10
计白细胞中方格	0.25	0.0625	0.10	0.00625
计红细胞中方格	0.20	0.0400	0.10	0.00400
计红细胞小方格	0.05	0.0025	0.10	0.00025

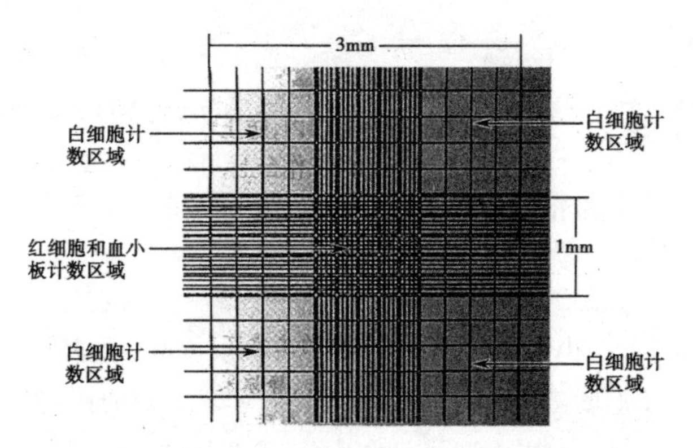

图 1-2 显微镜下改良牛鲍计数池结构示意图

1941 年美国国家标准局(NBS)规定,计数池大方格每边长度的误差应在±1%以内,即(1±0.01)mm;盖玻片与计数池间缝隙深度应在±2%以内,即(0.1±0.002)mm。

新的或使用 1 年后的计数板,均应进行鉴定(1 次/年),其计数池大方格每边长度应用目镜测微计测量,允许误差应在±1%(1mm+0.01mm)以内;计数池深度应用微米级千分尺多点测量,误差应在+2%(0.1mm±0.002mm)以内为合格。

2.盖玻片

为特制的血细胞计数池专用盖玻片,规格通常是 24mm×20mm×0.6mm。要求表面平整光滑,且本身有一定重量,确保不被细胞悬液浮起。其平面误差(不平整度)应<±0.002mm,必要时用平面平晶仪鉴定;均匀厚度用微米级千分尺鉴定。高倍镜检查无裂隙。检查盖玻片是否平整最简单的方法,将拭净的盖玻片反贴在光滑清洁的平面镜上,能吸附一定时间不掉下(时间越长越好),最后掉下时盖片呈圆弧形旋转下落为合格。合格的盖玻片盖在计数板支柱上,玻璃平贴接触处应出现彩虹。若以检查合格的盖玻片去检查其他盖玻片,二者重合后,在适当光线照射下有完整均匀彩虹出现者为佳。

二、计数板使用技巧

1.加盖玻片

加盖玻片的方式不同可影响充液的高度,进而影响计数结果。WHO 推荐采用“推式”法,双手持盖玻片将其平推压于计数板上。此法较“盖式”法更能保证充液的高度为 0.10mm。

2.检查视野清洁度

放好盖玻片后应先用低倍镜检查计数池的清洁度,若有不洁颗粒或异物,应重新擦拭。

3.充池

利用虹吸法让液体顺其间隙充满计数池,保证一次性充满,并做到“满而不溢”。避免产生气泡及充液后移动盖玻片。

4.压线细胞的计数

应遵循“数上不数下、数左不数右”的原则,保证计数区域的一致性和计数的准确性。

三、计数板的清洁与保养

为保证计数的准确,应做好计数板的清洁与保养。

(1)计数板和盖玻片在使用前,应以清洁干燥柔软的绸布或其他吸水纤维制品拭净,切勿让手指接触玻璃表面，以防污染油腻导致充液时起气泡。

(2)使用完毕，应将其擦拭干净放在干燥的容器内，防止玻璃生霉生雾。

(3)计数板是玻璃物品应置于平衡、不晃动的工作台上，且移动时应轻拿轻放。

(4)计数板不能和具有腐蚀性物品或化学试剂如硫酸、盐酸放在一起。

第二章　血液细胞一般检验

全身各器官通过血液的不断流动紧密地联系在一起，在病理情况下，除造血系统疾病外，全身其他组织和器官发生病变也可直接或间接引起血液成分的变化。本章主要包括血细胞计数及相关参数测定、血细胞形态学检查等，随着科学技术的发展，自动化检验已被广泛应用于血液一般检验中，仪器法检测快速、项目参数增多，但手工法仍是血细胞某些参数检验的金标准，因此本章就对这一内容进行阐述。

第一节　红细胞检查

红细胞是血液中数量最多的有形成分，起源于骨髓造血干细胞，在促红细胞生成素(eryth-ropoietin，EPO)等作用下分化成原始红细胞，再经过多次有丝分裂依次发育为早幼红细胞、中幼红细胞和晚幼红细胞。晚幼红细胞已丧失了分裂能力，经脱核后成为网织红细胞，此过程约需 72 小时。网织红细胞再经过 48 小时左右即发育成完全成熟的红细胞。红细胞主要生理功能是作为携氧或二氧化碳的呼吸载体和维持酸碱平衡等。因此，通过检测红细胞参数和形态变化对贫血及某些疾病进行诊断或鉴别诊断。

常用的红细胞检查项目有：红细胞计数、血红蛋白测定、血细胞比容测定、红细胞形态观察、红细胞平均指数计算、网织红细胞计数、嗜碱性点彩红细胞计数和细胞沉降率测定等。

一、红细胞计数

红细胞计数(red blood cell count，RBC)，即测定单位体积外周血液中红细胞的数量，是血液一般检验的基本项目，是诊断贫血等疾病最常用的检查项目之一。

【检测原理】

1.显微镜计数法

用等渗稀释液将血液稀释一定倍数后，充入血细胞计数池中，在显微镜下计数一定区域内的红细胞数，经换算即可求得每升血液中的红细胞数。显微镜计数法所用红细胞稀释液有：①赫姆稀释液：此液主要缺点是遇高球蛋白血症患者，由于蛋白质沉淀而使红细胞发生凝集；②甲醛枸橼酸钠稀释液：此液可使红细胞稀释后在较长时间内保持正常形态并且不发生凝集；③普通生理盐水：急诊时如无红细胞稀释液可用此液代替。

2.血细胞分析仪法

多采用电阻抗法，也有采用流式细胞术激光检测法等。

【方法学评价】

红细胞计数方法学评价见表 2-1。

表 2-1　红细胞计数方法学评价

方法	优点	缺点	适用范围
显微镜计数法	传统方法，设备简单，费用低廉	费时费力、精密度低	血细胞计数和分类的参考方法，适用于基层医疗单位和分散就诊的患者
血细胞分析仪法	操作简便，效率高，精密度高，易于标准化	仪器较贵，工作环境条件要求高	适用于健康人群普查，大批量标本筛检

【质量保证】

血细胞计数误差可来源于技术误差、仪器误差和分布误差，可通过消除或减少误差进行红细胞计数的质量控制（表 2-2）。

表 2-2　血细胞计数误差种类及消除方法

误差种类	误差出现的原因	误差消除方法
技术误差	采血部位选择不当、血液发生凝固、稀释倍数不准、充液不当、器材处理及使用不当、细胞识别错误等	正确使用器材、操作规范、提高操作者的技能
仪器误差	计数板、盖片、吸管等器材不准确、不精密	校正各种器材
分布误差	红细胞在计数池中分布不均匀等	扩大红细胞计数范围和（或）数量，减少计数域误差

【参考区间】

成年：男性$(4.0\sim5.5)\times10^{12}/L$；女性$(3.5\sim5.0)\times10^{12}/L$。新生儿：$(6.0\sim7.0)\times10^{12}/L$。

【临床意义】

见血红蛋白测定。

二、血红蛋白测定

血红蛋白（hemoglobin，Hb 或 HGB）是在人体有核红细胞及网织红细胞内合成的一种含色素辅基的结合蛋白，是红细胞内的运输蛋白，血红蛋白相对分子质量为 64 458，每克血红蛋白可携带 1.34ml 氧，其主要功能是吸收肺部大量的氧，并将其输送到身体各组织。

血红蛋白是红细胞的主要成分，由珠蛋白（globin）与亚铁血红素（heme）组成。每个血红蛋白分子含有 4 条珠蛋白肽链，每条珠蛋白肽链结合 1 个亚铁血红素，形成具有四级空间结构的四聚体，以利于结合 O_2 和 CO_2。

珠蛋白具有种属特异性。每个珠蛋白分子含有 2 条 α 链和 2 条非 α 链。正常成人的 Hb 包括含 $\alpha_2\beta_2$ 珠蛋白肽链的 HbA（占 90%以上），含 $\alpha_2\delta_2$ 珠蛋白肽链的 HbA_2（占 2%～3%和含 $\alpha_2\gamma_2$ 珠蛋白肽链的 HbF（占 2%以下）。新生儿和婴儿的 HbF 含量显著高于成人，1 岁后降至成人水平。

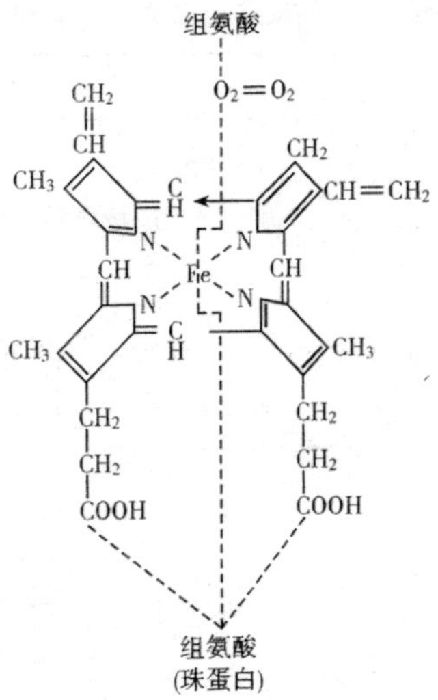

图 2-1　亚铁血红素结构式

亚铁血红素无种属特异性，由 2 价铁和原卟啉组成（图 2-1）。铁原子位于卟啉环中央，有 6 条配位键。其中 4 条与原卟啉中心的 4 个吡咯氮原子连接。另 2 条配位键与血红素分子平面垂直，其中 1 条与珠蛋白肽链 F 肽段第 8 个氨基酸-（组氨酸）的咪唑氮原子连接；另一条为 Hb 的呼吸载体，与氧结合时形成氧合血红蛋白（oxyhemoglobin，HbO_2），不与氧结合者称为还原血红蛋白（reduced hemoglobin）。如 Fe^{2+} 被氧化成 Fe^{3+}，则称高铁血红蛋白（hemiglobin，Hi）或正铁血红蛋白（methemoglobin，MHb）。如与 O_2 结合的配位键被 CO、S 等占据，则形成各种血红蛋白衍生物，分别称为碳氧血红蛋白（HbCO）、硫化血红蛋白（SHb）等。在正常情况下，血液中血红蛋白主要为 Hb02 和 Hbred，以及少量 HbCO 和 Hi。

血红蛋白测定（Hb），即测定外周血液中各种血红蛋白的总浓度，是诊断和衡量贫血程度的重要检查项目之一。

【检测原理】

氰化高铁血红蛋白（hemiglobincya-nide，HiCN）测定法是由国际血液学标准化委员会（IC-SH）推荐、世界卫生组织（WHO）确认的血红蛋白测定参考方法，1983 年我国临床检验方法学学术会议上将其推荐为首选方法。

红细胞经转化液中表面活性剂作用，溶血释放出血红蛋白。血红蛋白（除 SHb 外）中的亚铁离子（Fe^{2+}）被高铁氰化钾氧化为高铁离子（Fe^{3+}），血红蛋白转化成为高铁血红蛋白（Hi）。Hi 与氰化钾（KCN）中的氰离子结合生成 HiCN。HiCN 在 540nm 处有一最大吸收波峰，在 540nm 处的吸光度与其在溶液中的浓度呈正比。在特定条件下，HiCN 毫摩尔消光系数为 44L/（mmol.cm）。可根据吸光度直接求得每升血液中血红蛋白的浓度。常规测定可从 HiCN 参考液制作的标准曲线上读取结果。

【方法学评价】

血红蛋白测定方法大致分为 4 类（表 2-3）。常用的比色法有 HiCN 测定法、十二烷基硫酸钠血红蛋白（sodium. dodecyl sulfate hemoglobin，SDS-Hb）测定法、碱羟血红蛋白（alkaline haematin detergent，AHD575）测定法、叠氮高铁血红蛋白（HiN_3）测定法、溴代十二烷基三甲胺(CTAB)血红蛋白测定法等。血红蛋白测定的方法学评价见表2-4。

表2-3　血红蛋白测定方法及基本原理

测定方法	测定原理
全血铁法	Hb分子组成
比重法、折射仪法	血液物理特性
血气分析法	Hb与O_2可逆性结合的特性
比色法(临床常用)	Hb衍生物光谱特点

表2-4　血红蛋白测定的方法学评价

测定方法	优点	缺点
HiCN测定法	参考方法,操作简单、反应速度快,可检测除SHb以外的所有Hb,HiCN稳定,HiCN参考品可长期保存,便于质控	KCN有剧毒,对HbCO的反应慢,不能测定SHb,遇高白细胞、高球蛋白血症的标本会出现混浊
SDS-Hb测定法	次选方法,操作简单、试剂无毒、呈色稳定、结果准确、重复性好	SDS质量差异较大、消光系数未定,SDS溶血活力大,易破坏白细胞,不适用于同时进行白细胞计数的血液分析仪
AHD_{575}测定法	试剂简单、无毒,呈色稳定,准确性与精密度较高	575nm波长比色不便于自动检测、HbF不能检测
HiN_3测定法	准确性与精密度较高	试剂仍有毒性、HbCO转化慢
CTAB测定法	溶血性强且不破坏白细胞,适于血液分析仪检测	准确性、精密度略低

【质量保证】

1.标本

血红蛋白检测原理是比色法,引起标本浊度增大的因素常致血红蛋白浓度假性增高,如高球蛋白、高脂血症、高白细胞(WBC>30×10^9/L)及高血小板(PLT>700×10^9/L)等。HbCO增多也可影响检测结果。

2.器材及试剂

分光光度计要定期校准,保证试剂质量,并选用符合要求的微量采血管、刻度吸管及比色杯。

3.技术操作

操作技术要求与红细胞计数相同。为确保HbCO完全转化,可延长转化时间或加大试剂中$K_3Fe(CN)_6$的用量。

4.废弃物

HiCN转化液中KCN有剧毒,应妥善处理。

【参考区间】

(1)成年:男性 120～160g/L;女性 110～150g/L。

(2)新生儿:170～200g/L。

【临床意义】

血红蛋白测定的临床意义与红细胞计数相关,但判断贫血程度的价值优于红细胞计数。同时测定两者,对贫血诊断和鉴别诊断有重要的临床意义。根据血红蛋白浓度可将贫血分为4度。轻度贫血:Hb<120g/L(女性 Hb<110g/L);中度贫血:Hb <90g/L;重度贫血:Hb<60g/L;极重度贫血:Hb<30g/L。当 RBC<1.5xl012/L,Hb<45g/L 时,应考虑输血。

1.红细胞和血红蛋白增多

成年男性 RBC>6.0×10^{12}/L,Hb>170g/L;成年女性 RBC>5.5×10^{12}/L,Hb>160g/L,为红细胞和血红蛋白增多。

(1)生理性增多:多因机体缺氧而使红细胞代偿性增多,如新生儿、高原生活、剧烈运动(或剧烈体力劳动)时。成年男性比女性高,可能是由于男性雄性激素水平较高,睾酮与促进红细胞造血作用有关。

(2)病理性增多:①相对性增多:由于各种原因导致大量失水、血浆容量减少而使血液浓缩所致,见于剧烈呕吐、严重腹泻、大面积烧伤、排汗过多和水摄入量严重不足的患者;②绝对性增多:机体因长期缺氧,诱发红细胞代偿性增生,形成继发性红细胞增多症,见于严重的慢性心肺疾病。原发性红细胞增多症即真性红细胞增多症,系原因不明的造血系统增殖性疾病,机体并不缺氧。

2.红细胞和血红蛋白减少

红细胞和血红蛋白测定值低于参考区间的下限,为红细胞和血红蛋白减少,通常称贫血。

(1)生理性减少:①6 个月～2 岁的婴幼儿,由于生长发育迅速引起造血原料相对不足及血容量增加所致;②妊娠中、晚期,为适应胎盘循环的需要,血容量明显增加而使血液稀释;③老年人造血功能逐渐减退。

(2)病理性减少:①骨髓造血功能障碍或取代造血:如再生障碍性贫血、白血病、恶性肿瘤骨髓转移等;②造血原料不足或利用障碍:如铁缺乏引起的缺铁性贫血、维生素 B_{12} 或叶酸缺乏引起的巨幼细胞性贫血,铁失利用引起的铁粒幼细胞贫血;③红细胞破坏增加:各种溶血性贫血;④红细胞丢失过多:各种原因导致的急、慢性失血,如外伤、月经量多、溃疡、肿瘤等。

三、血细胞比容测定

血细胞比容(hematocrit,HCT,Hct;旧称血细胞压积,packed cell volume,PCV)是指一定体积的全血(毛细血管血或静脉血)中红细胞所占容积的相对比例。HCT 的高低与红细胞数量及平均体积、血浆量有关,主要用于贫血和红细胞增多的诊断、血液稀释和血液浓缩变化的监测、计算红细胞平均体积和红细胞平均血红蛋白浓度等。

【检测原理】

HCT 直接测定用离心法,间接测定用血液分析仪法。

1.离心沉淀法

常用温氏(Wintrobe)法和微量血细胞比容(microhematocrit)法,其检测原理基本相同。

(1)wintrobe 法:将 EDTA-K2 或肝素抗凝血灌注于温氏管中,在一定条件下离心得到红细胞占全血体积的百分比。水平离心机以相对离心力(RCF)2264g 离心 30 分钟(有效半径 22.5cm,离心速度 3000r/min),读取压实红细胞层柱高的毫米数,再离心 10 分钟,至红细胞层不再下降为止。离心后血液分为五层,自上而下的成分为:血浆、血小板、白细胞和有核红细胞、还原红细胞(紫黑色)及带氧红细胞。读取还原红细胞层的高度。

(2)microhematocrit 法:采用一次性专用的毛细玻璃管,用抗凝的静脉血或用肝素化的干燥管直接采集毛细血管血,以 RCF12500g 离心 5 分钟,测量红细胞柱、全细胞柱和血浆柱的长度。红细胞柱的长度除以全细胞柱和血浆柱的长度之和,即为血细胞比容。

2.血液分析仪法

日前绝大多数血液分析仪使用电阻抗法进行细胞计数和血细胞比容测定。由测定红细胞计数和红细胞平均体积后导出,HCT＝红细胞计数×红细胞平均体积。

【方法学评价】

HCT 检测的方法学评价见表 2-5。

表 2-5　HCT 检测的方法学评价

方法	优点	缺点
温氏法(离心法)	应用广泛,无须特殊仪器	不能完全排除残留血浆(残留量可达 2%～3%),单独采血用血量大,已渐被血液分析仪法微量法取代
微量法(离心法)	WHO 推荐的首选常规方法,NCCLS(H7-A3)推荐为参考标准。标本用量少,相对离心力高,结果准确、快速、重复性好	需微量高速血液离心机
血液分析仪法	无须单独采血测定,检查快速,精密度高	准确性不及微量离心法,需定期校正仪器

【质量保证】

以微量离心法为例。

(1)器材离心机的质量应符合要求,毛细玻璃管内径一致。

(2)采血皮肤采血应穿刺一定深度,静脉采血应避免淤血和溶血。

(3)测定严格控制离心力、离心时间,测定血量统一,每次双份平行测定。

(4)质量评价双份平行测定结果之差≤0.01。

【参考区间】

温氏法成年:男性 0.380～0.508L/L;女性 0.335～0.450UL。

儿童:0.350～0.490L/L。

新生儿:0.490～0.540L/L。

微量法较温氏法平均低 1%～2%。

【临床意义】

HCT 测定的临床意义与红细胞计数相似,一般红细胞数增高的患者,其 HCT 增高,反之亦然。所不同的是,由于贫血类型不一,HCT 降低的程度与红细胞数的减少不一定平行。

1.血细胞比容增加

在严重呕吐、腹泻、大量出汗、大面积烧伤等病例，由于血液浓缩，使血细胞比容增加。在真性红细胞增多症、慢性心肺疾患、新生儿、高原地区居民，血细胞比容常可高达 0.60 以上。

2.血细胞比容减少

见于各种类型的贫血。由于贫血原因不同，血细胞比容减少的程度并不与红细胞计数减少程度完全一致。由血细胞比容、红细胞数及血红蛋白浓度可以计算平均红细胞容积、平均红细胞血红蛋白含量及平均红细胞血红蛋白浓度，从而有利于区别大细胞性、小细胞性及正细胞性贫血。

3.临床补液量的参考

血细胞比容可用于判断血浆容量的多少，从而判断血液浓缩稀释程度，故可作为计算静脉补液量的指标。

4.血液流变学指标

血液黏度与血细胞比容呈正比。HCT 增高表明红细胞数量偏高，可导致全血黏度增加，严重者表现为高黏滞综合征，易引起微循环障碍、组织缺氧。HCT 与其他血液流变学指标联合应用，可对一些血栓前状态进行监测。

四、红细胞平均指数

红细胞平均指数包括红细胞平均体积（mean corpuscular volume，MCV）、红细胞平均血红蛋白含量（mean corpuscular hemoglobin，MCH）和平均红细胞血红蛋白浓度（mean corpuscular he-moglobin concentration，MCHC）。红细胞平均指数有助于深入认识红细胞特征，对贫血的鉴别诊断有一定参考价值。

【检测原理】

1.手工法

红细胞平均指数根据 RBC、Hb、HCT 测定结果计算出来（表 2-6）。

表 2-6 红细胞平均指数计算指数

指数	含义	计算公式	单位
MCV	全部红细胞体积的平均值	$MCH=\frac{HCT}{RBC(\times L)}\times 10^{15}$	飞升(n) $1fl=10^{-15}L$
MCH	全部红细胞血红蛋白含量的平均值	$MCH=\frac{Hb(g/L)}{RBC(\times /L)}\times 10^{12}$	皮克(pg) $1pg=10^{-12}g$
MCHC	全部红细胞血红蛋白浓度的平均值	$MCHC=\frac{Hb(g/L)}{HCT}$	克/升(g/L)

2.血液分析仪法

MCV 由血液分析仪直接测定导出；由仪器测 RBC、HGB 可计算出 MCH＝HGB/RBC；MCHC＝HGB/（RBC×MCV）。

【方法学评价】

(1)手工法:红细胞平均指数测定由 RBC、HGB、HCT 测定后计算,因此,必须用同一抗凝血标本,且所测数据必须准确。手工计算比较费时、费力。

(2)血液分析仪法:红细胞平均指数测定同样依赖于 RBC、HGB 和 MCV 测定的准确性。血液分析仪自动计算,简便快捷、快捷准确度高。

(3)红细胞平均指数仅反映红细胞群体平均情况,无法阐明红细胞彼此之间的差异。对一些早期贫血(如缺铁性贫血)也缺乏敏感性。如缺铁性贫血合并巨幼细胞性贫血时,小红细胞 MCV 50fl、MCH15pg;大红细胞 MCV150fl、MCH 50pg,而 MCHC 却无明显变化,总体计算 MCV、MCH 也可在正常范围;缺铁性贫血和轻型珠蛋白合成障碍性贫血都表现为小细胞低色素,但血涂片上却见缺铁性贫血的红细胞明显大小不均。

【参考区间】

正常人 MCV、MCH、MCHC 的参考区间见表 2-7。

表 2-7　MCV、MCH、MCHC 的参考区间

人群	MCV(fl)	MCH(pg)	MCHC(g/L)
成人	82～100	26～34	320～360
1～3 岁	79～104	25～32	280～350
新生儿	86～120	27～36	250～370

【临床意义】

综合红细胞平均指数可用于贫血形态学分类(表 2-8)及提示贫血的可能原因:

表 2-8　MCV、MCH、MCHC 在贫血形态学分类中的临床意义

贫血形态学分类	MCV	MCH	MCHC	临床意义
正常细胞性贫血	正常	正常	正常	急性失血、急性溶血、再生障碍性贫血、白血病等
大细胞性贫血	增高	正常	正常	叶酸、维生素 B_{12} 缺乏或吸收障碍
单纯小细胞性贫血	降低	降低	正常	慢性炎症、尿毒症
小细胞低色素性贫血	降低	降低	降低	铁缺乏、维生素 B_6 缺乏、珠蛋白生成障碍性贫血、慢性失血等

五、红细胞形态检查

各种病因作用于红细胞生成过程的不同阶段可引起不同的病理变化,导致某些类型贫血的红细胞发生形态学变化,这些变化包括红细胞大小、红细胞形状、红细胞染色性质和红细胞内含物的异常。因此在贫血的实验室诊断中,红细胞细胞形态检查与血红蛋白浓度测定、红细胞计数结果及其他参数相结合,可以推断贫血的性质,对贫血的诊断和鉴别诊断有重要的临床价值。

【检测原理】

红细胞形态检查检测原理(表 2-9)。

表 2-9　红细胞形态检查检测原理

检测方法	检测原理
显微镜分析法	通过人工显微镜法血涂片染色观察，可识别红细胞形态的，特别是鉴别异常形态。人工显微镜法是仪器法校准的参考方法和检测的复核方法
计算机图像分析	通过计算机图像处理技术，对红细胞形态和图像的特征进行分析，建立红细胞形态变化为特征的分布统计模型，可进行红细胞形态特征的自动统计分类，并能快速自动以正常红细胞形态为参比、按红细胞形态特征做出类型和比例统计分析，可用于与红细胞形态变化相关疾病的辅助诊。
血液分析仪法	能提供红细胞数量及其他相关参数，并对异常结果予以报警提示，但对红细胞形态改变不能提供直接确切的信息，需镜检血涂片核实

【质量保证】

1.有合格的血细胞形态检验人员

有经严格培训、有理论与实践经验的血细胞形态检验人员，是细胞形态学检查质量保证的前提。

2.选择细胞分布均匀区域进行镜检

理想红细胞均匀分布区域是红细胞之间相近排列而不重叠。

3.规范的检查顺序

先低倍镜下检查血涂片，观察细胞分布和染色情况，再用油镜观察血膜体尾交界处的细胞形态，同时浏览是否存在其他异常细胞，如幼稚细胞或有核红细胞等。

【临床意义】

(一)正常红细胞形态

在染色良好的血细胞涂片上，正常成熟的红细胞呈双凹圆盘形，细胞大小均一，形态较为一致，直径为 6～9μm，平均 7.5μm，瑞氏染色后为淡粉红色，中央着色比边缘淡(图 2-2，图 2-3)。正常红细胞形态虽见于健康人，但也可见于急性失血性贫血、部分再生障碍性贫血等。

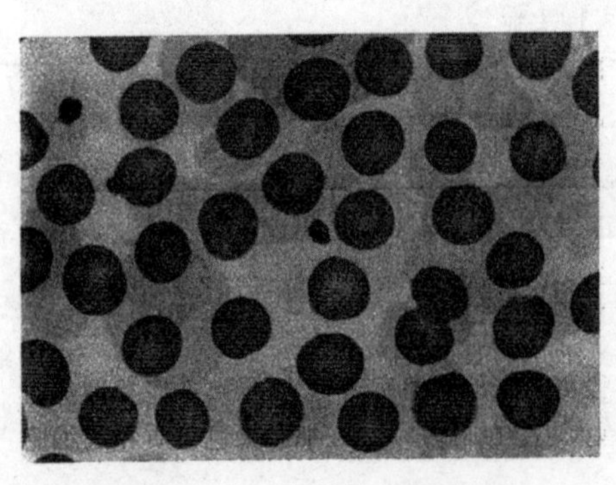

图 2-2　正常红细胞形态

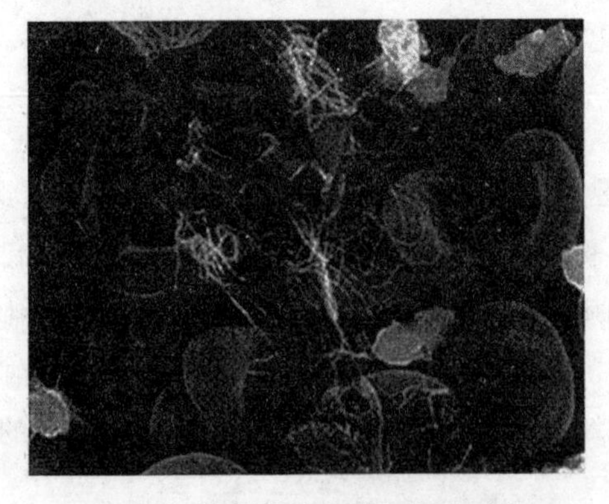

图 2-3　扫描电镜正常红细胞形态

(二)异常红细胞形态

常见红细胞异常形态传统上可分为红细胞大小、形状、血红蛋白含量、结构和排列异常。

1.红细胞大小异常

(1)小红细胞(microcyte):直径小于6μm者称为小红细胞,正常人偶见。如果血涂片中出现较多染色过浅的小红细胞,提示血红蛋白合成障碍,常见于缺铁性贫血、珠蛋白生成障碍性贫血。而遗传性球形细胞增多症的小红细胞,其血红蛋白充盈良好,生理性中央浅染区消失(图2-4)。

(2)大红细胞(macrocyte):直径大于10μm者称为大红细胞。见于溶血性贫血及巨幼细胞性贫血。前者可能与不完全成熟的红细胞增多有关,后者因缺乏叶酸或维生素B_{12},DNA合成障碍、细胞不能及时分裂所致(图2-5)。

(3)巨红细胞(megalocyte):直径大于15μm者称为巨红细胞,直径大于20μm者称为超巨红细胞。常见于缺乏叶酸及维生素B_{12}所致的巨幼细胞性贫血。此类体积较大的红细胞血红蛋白含量高,中心淡染区常消失(图2-6)。

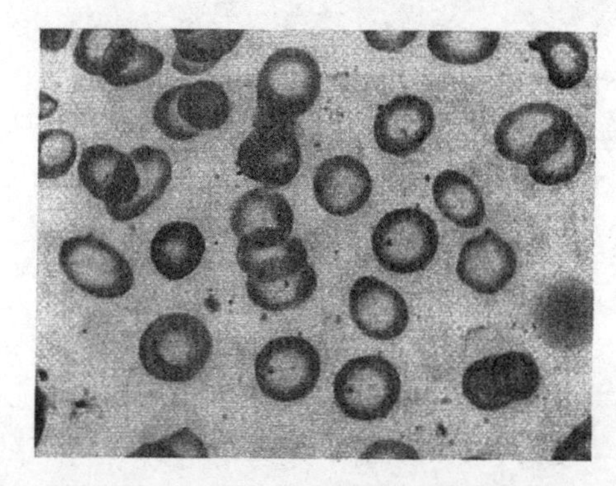

图2-4　小红细胞

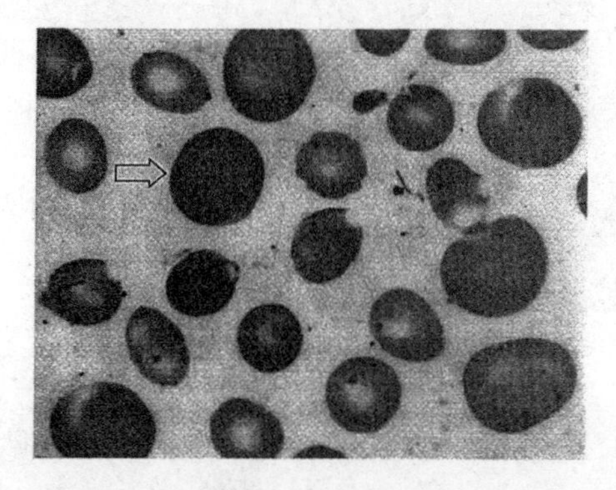

图2-5　大红细胞

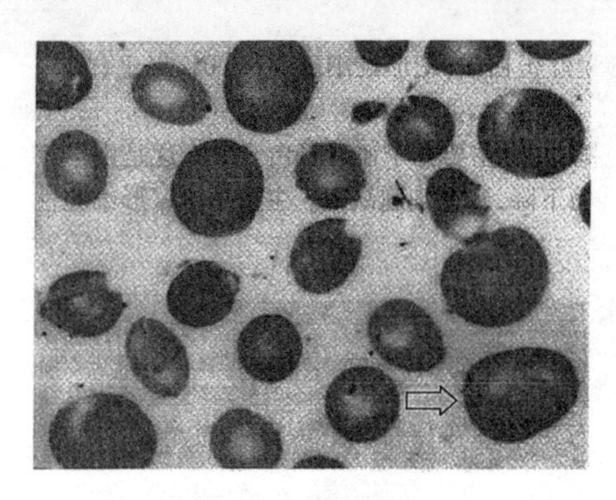

图2-6　巨红细胞

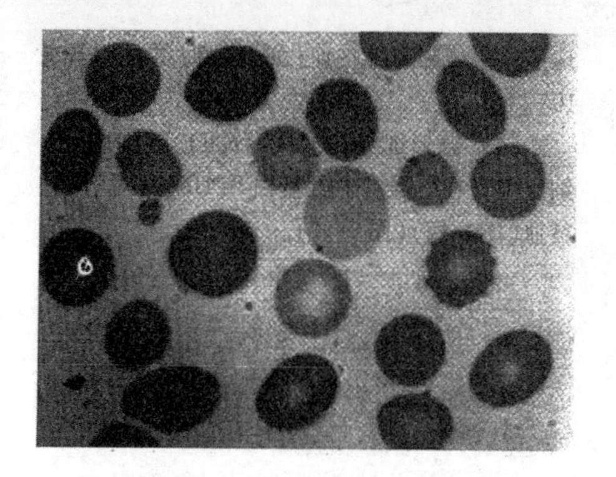

图2-7　红细胞大小不均

(4)红细胞大小不均(anisocytosis):是指红细胞之间直径相差1倍以上而言,其红细胞大小悬殊。见于严重的增生性贫血,而巨幼细胞性贫血时特别明显,可能与骨髓造血功能紊乱,造血调控功能减弱有关(图2-7)。

2.红细胞形态异常

(1)球形红细胞(spherocyte):细胞直径小于 6μm,厚度增加大于 2μm,无中心浅染区,似球形。常见于遗传性球形红细胞增多症,血涂片中此类细胞高达 25%以上。自身免疫性溶血性贫血、新生儿溶血病以及红细胞酶缺陷所致溶血性贫血等可见少量球形红细胞(图 2-8)。

(2)椭圆形红细胞(elliptocyte):细胞呈卵圆形、杆形,长度可大于宽度的 3～4 倍,最大直径可达 12.5μm,横径可为 2.5μm。此种红细胞放置于高渗、等渗、低渗溶液或正常人血清中,其椭圆形保持不变。多见于遗传性椭圆形细胞增多症,一般以计数大于 25%有诊断意义(图 2-9)。

(3)靶形红细胞(target cell):细胞直径大于正常红细胞,但厚度变薄,中心部位染色较深,其外围为苍白区域,而细胞边缘又深染,形如射击之靶。有的中心深染区不像孤岛而像从红细胞边缘延伸的半岛状或柄状,而成为不典型的靶形红细胞。常见于各种低色素性贫血,多见于珠蛋白生成障碍性贫血(如地中海贫血)、异常血红蛋白病,靶形红细胞常占 20%以上(图 2-10)。

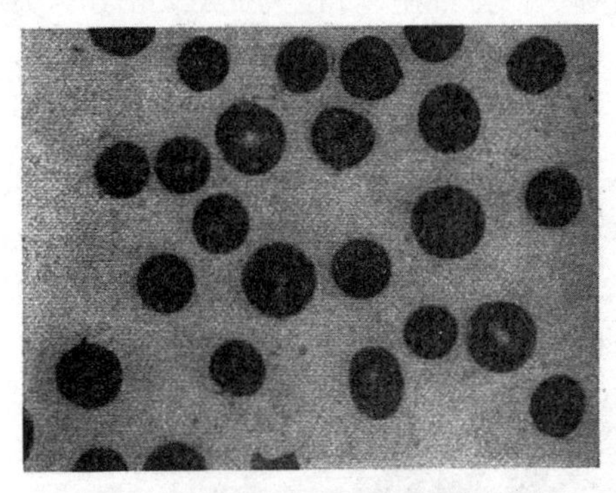

图 2-8 球形红细胞

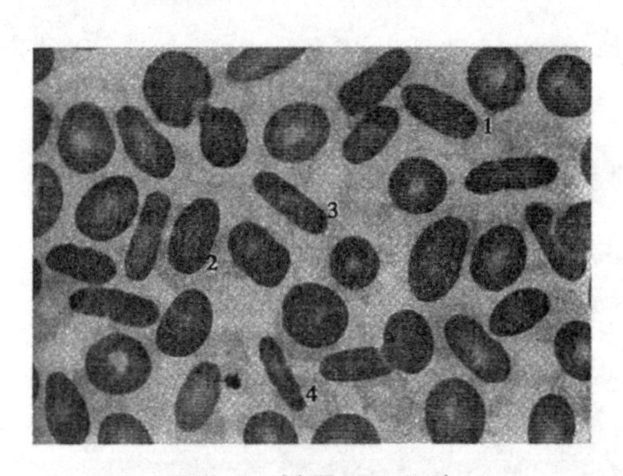

图 2-9 椭圆形红细胞

(4)镰形红细胞(sickle cell):红细胞形如镰刀状,主要见于血红蛋白 S 病。这是由于红细胞内存在着异常血红蛋白 S(HbS),对氧亲和力下降,致使细胞缺氧。主要见于镰形细胞性贫血(HbS 病)(图 2-11)。

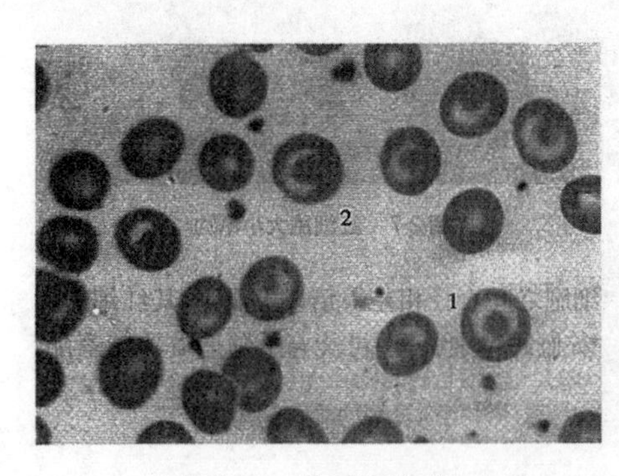

图 2-10 靶形红细胞

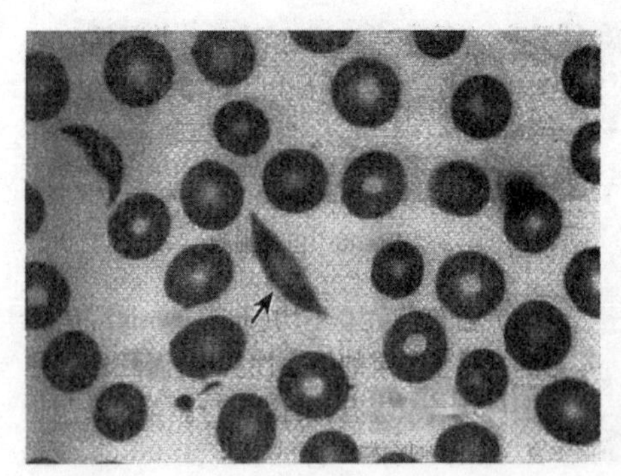

图 2-11 镰形红细胞

(5)口形红细胞(stomatocyte):红细胞中央有裂缝,中心苍白区呈扁平状,周围深染颇似一个张开的嘴形或鱼口。正常人低于 4%,遗传性口形红细胞增多症常可达 10%以上。少量出现可见于弥散性血管内凝血及乙醇中毒等(图 2-12)。

(6)棘形红细胞(acanthocyte):该红细胞表面有针尖状凸起,其间距不规则,凸起的长度和宽度可不一致。在B-脂蛋白缺乏症的血涂片中出现较多，也可见于脾切除后、乙醇中毒性肝脏疾病、尿毒症、铅中毒等。须注意与皱缩红细胞区别。皱缩红细胞周边呈锯齿状，突起排列均匀，长短一致，涂片上分布不均(图2-13)。

(7)裂片红细胞(schistocyte)：指红细胞因机械或物理因素所致细胞碎片及不完整的红细胞。其大小不一致，外形不规则，有各种形态如刺形、盔形、三角形、扭转形等。正常人血涂片中裂片红细胞小于2%。增多见于弥散性血管内凝血、血栓性血小板减少性紫癜、恶性高血压、创伤性心血管性溶血性贫血等(图2-14)。

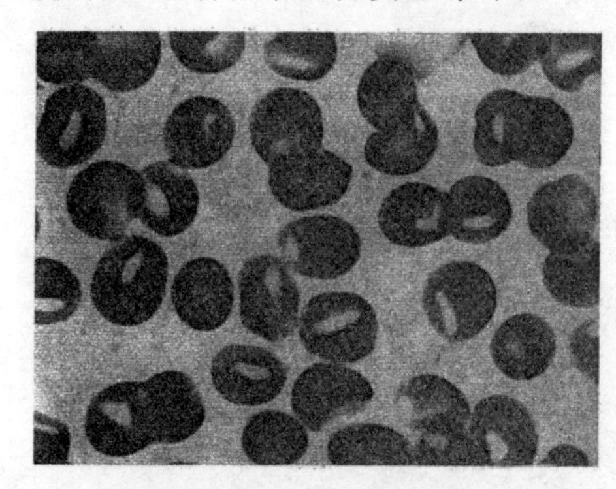

图2-12　口形红细胞

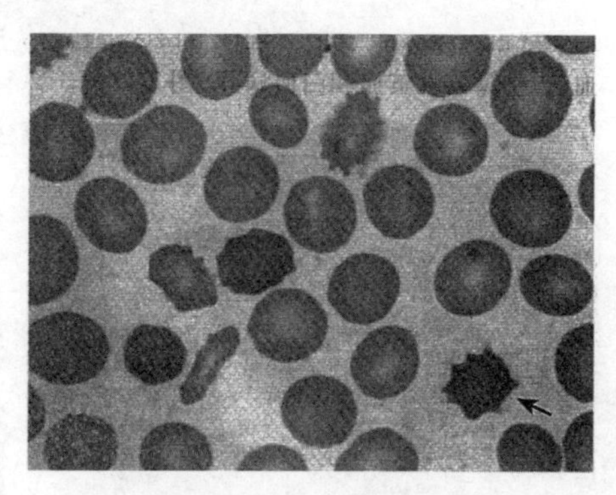

图2-13　棘形红细胞

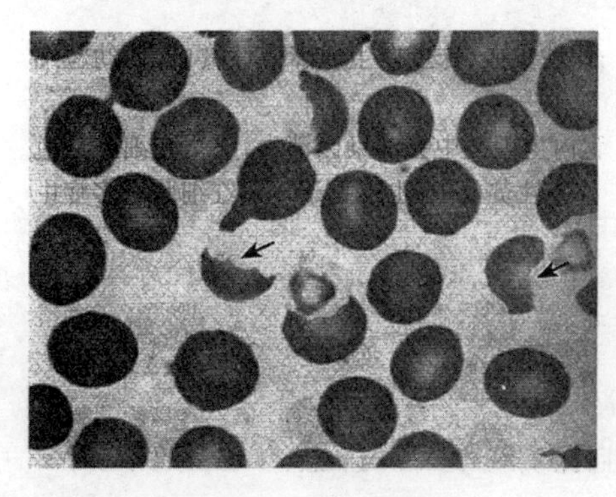

图2-14　裂片红细胞

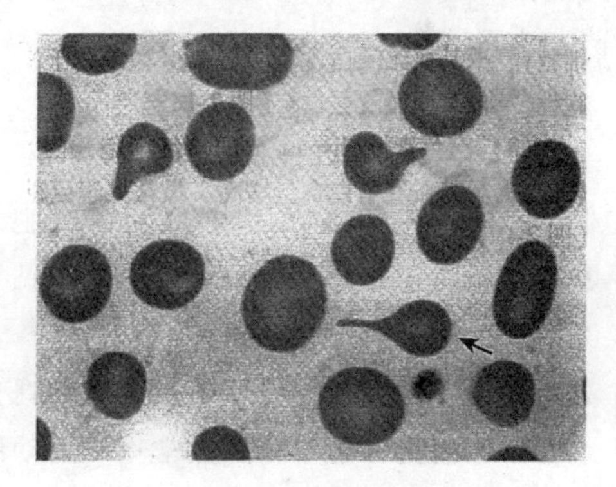

图2-15　泪滴形红细胞

(8)泪滴形红细胞(dacryocyte，tear-drop cell)：因细胞内血红蛋白饱满，形状似泪滴状或手镜状，增多常见于骨髓纤维化、海洋性贫血、溶血性贫血等(图2-15)。

(9)缗钱状红细胞：多个红细胞相互聚集重叠，连接成串，形似缗钱。主要见于多发性骨髓瘤、原发性巨球蛋白血症等(图2-16)。

3.红细胞染色异常

(1)正常色素性(normochromic)红细胞：正常红细胞在瑞氏染色的血涂片中为淡红色圆盘状，中央有生理性空白区，通常称正常色素性。除见于正常人外，还见于急性失血、再生障碍性贫血和白血病等(图2-17)。

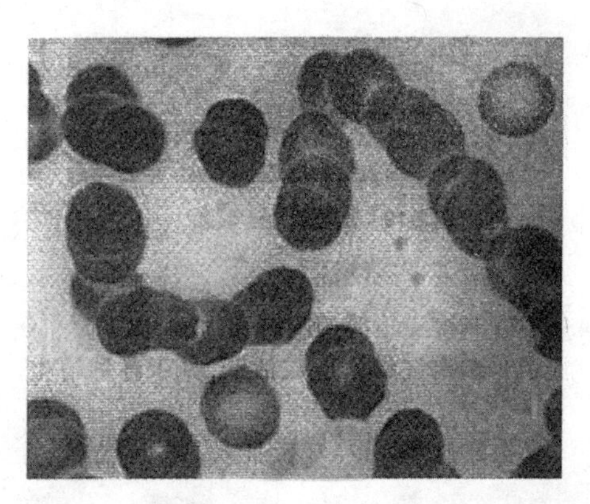

图 2-16 缗钱状红细胞

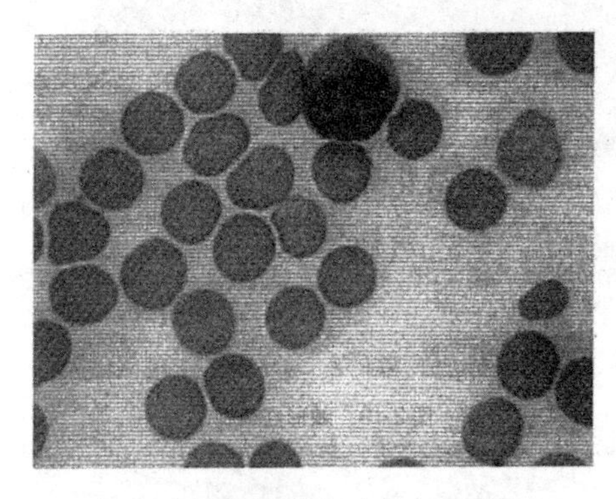

图 2-17 正常色素性红细胞

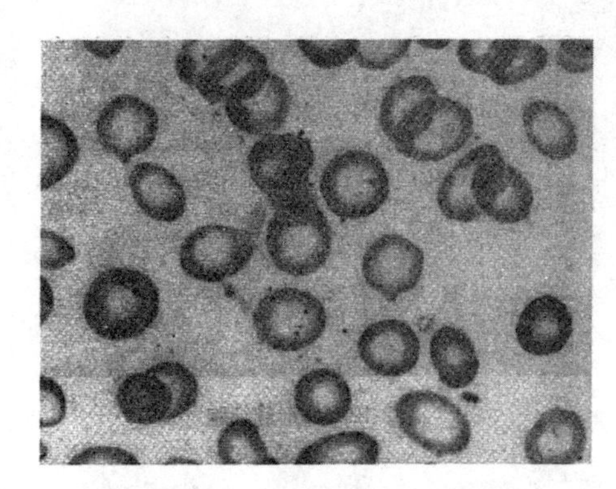

图 2-18 低色素性红细胞

(2)低色素性(hypochromic)红细胞:红细胞的生理性中央浅染区扩大,甚至成为环形红细胞,提示其血红蛋白含量明显减少。常见于缺铁性贫血、珠蛋白生成障碍性贫血、铁幼粒细胞性贫血、某些血红蛋白病(图 2-18)。

(3)高色素性(hyperchromic)红细胞:红细胞内生理性中央浅染区消失,整个红细胞染色较深,提示其血红蛋白含量增高。最常见于巨幼细胞性贫血中,也可见于球形红细胞增多症中(图 2-19)。

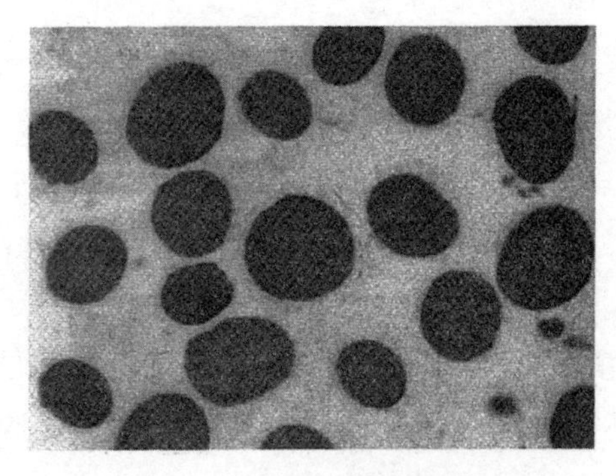

图 2-19 高色素性红细胞

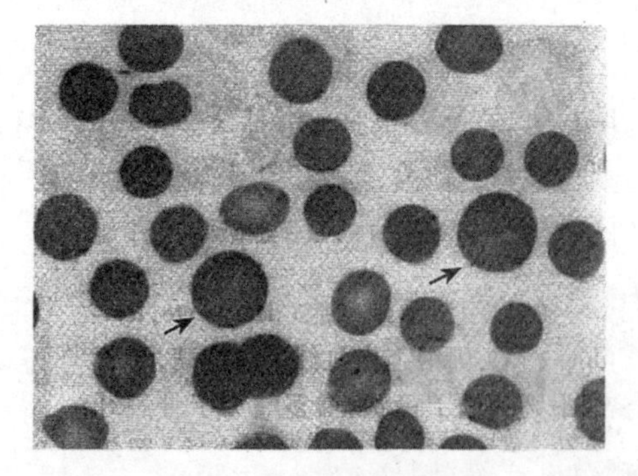

图 2-20 嗜多色性红细胞

(4)嗜多色性(polychromatic)红细胞:属于尚未完全成熟的红细胞,故细胞较大,由于胞质中含有多少不等的嗜碱性物质 RNA 而被染成灰蓝色或灰红色。嗜多色性红细胞增多提示骨髓内红细胞生成活跃，见于各种增生性贫血，尤以溶血性贫血最为多见（图 2-20）。

4.红细胞结构异常

（1）染色质小体（Howell-Jolly body）：又称豪-周小体，位于成熟或幼稚红细胞的胞质中，呈圆形，直径约 0.5～1μm 大小，染紫红色，可 1 至数个，已证实为核染色质残余物，最常见于巨幼细胞性贫血、也可见于溶血性贫血及脾切除术后等（图 2-21）。

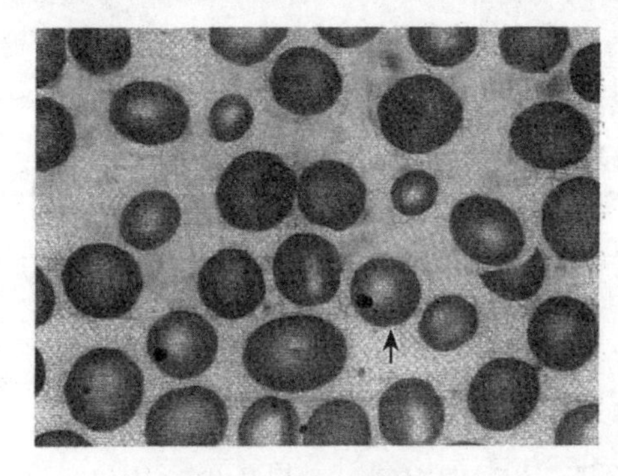

图 2-21　染色质小体

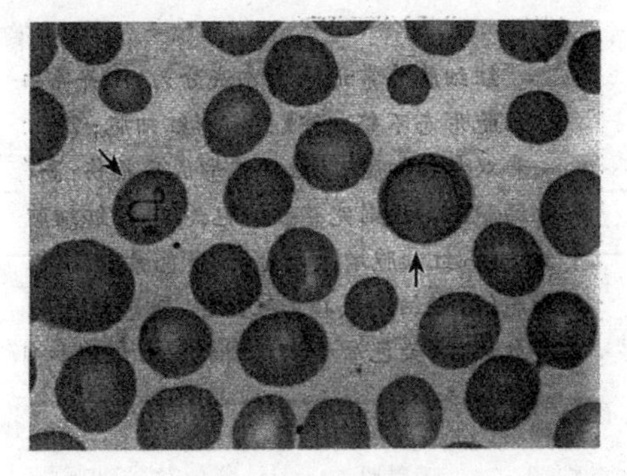

图 2-22　卡-波环

（2）卡-波环（cabot ring）：成熟红细胞内的胞质中出现的紫红色细线圈状或“8”字形。现认为可能是胞质中脂蛋白变性所致，常与染色质小体同时存在。见于溶血性贫血、巨幼细胞性贫血、铅中毒及白血病等（图 2-22）。

（3）嗜碱性点彩红细胞（basopHilic stippling cell）：简称点彩红细胞，在瑞氏染色条件下，红细胞胞质内出现形态大小不一、多少不均的嗜碱性蓝黑色颗粒，是属于未完全成熟的红细胞。正常人血涂片中少见，仅为万分之一。在铅、铋、汞、锌等重金属中毒时增多，常作为铅中毒的诊断筛选指标。有人认为是由于红细胞的膜受重金属损伤后，其胞质中的核糖体发生聚集变性引起，也可能是由于血红蛋白合成过程中卟啉与铁结合受阻所致。嗜碱性点彩红细胞增多亦可见于重症巨幼细胞性贫血和骨髓纤维化等（图 2-23）。

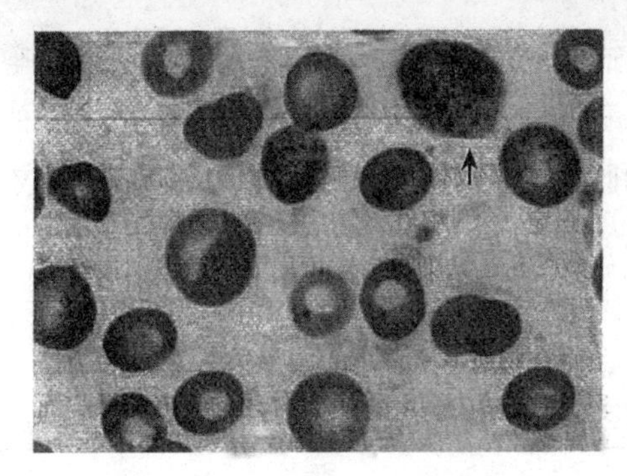

图 2-23　嗜碱性点彩红细胞

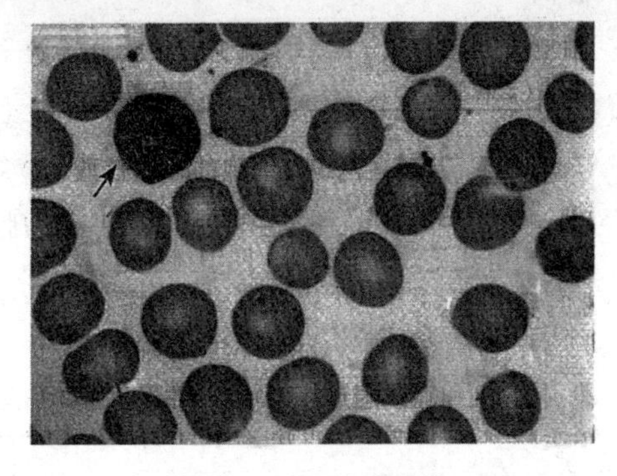

图 2-24　有核红细胞

（4）有核红细胞（nucleated erythrocyte）：即幼稚红细胞，正常成人有核红细胞均存在于骨髓中，外周血液中除新生儿可见到有核红细胞外，成大均不能见到。在成人外周血涂片中出现有核红细胞属病理现象，常见于各种溶血性贫血、白血病、红白血病等（图 2-24）。

六、网织红细胞计数

网织红细胞(reticulocyte,Ret)是晚幼红细胞脱核后到完全成熟的红细胞之间的过渡型细胞,由于其胞质中尚存在嗜碱性的RNA物质,经碱性染料(如天青B、煌焦油蓝或新亚甲蓝等)活体染色后,形成蓝色或紫色的点粒状或丝网状结构沉淀物,故名网织红细胞。

在红细胞发育过程中,胞质中的RNA含量有明显规律性变化,即由原始阶段较为丰富,然后逐渐减低,至细胞完全成熟后消失或接近消失,即红细胞中网状结构越多,表示细胞越幼稚。ICSH将Ret分为4型(表2-10)。

表2-10 网织红细胞分型及特征

分型	形态特征	正常存在部位
Ⅰ型(丝球型)	红细胞几乎被网织物充满	仅在正常骨髓
Ⅱ型(网型)	位于红细胞中央线团样结构松散	大量存在于骨髓,外周血很难见到
Ⅲ型(破网型)	网状结构稀少,呈不规则枝点状排列	少量存在于外周血中
Ⅳ型(点粒型)	嗜碱性物质少,呈分散的细颗粒、短丝状	主要存在于外周血中

【检测原理】

网织红细胞的核糖核酸(RNA)以弥散胶体状态存在。常规血细胞染色法(如瑞氏染色)在涂片及染色过程中对细胞进行了固定,使网织红细胞的核酸物质即使着色也难于在普通显微镜下识别。网织红细胞须经活体染色或荧光染色后才可用显微镜识别或经仪器计数分类。

1.显微镜目视计数法

网织红细胞胞质内嗜碱性物质RNA的磷酸基带负电荷,能与活体染料(新亚甲蓝或煌焦油蓝)的碱性着色基团(带正电荷)结合,使RNA胶体间的负电荷减少而发生凝缩,形成蓝色的点状、线状或网状结构颗粒状或网状结构,沉积于胞质中。

2.仪器法

包括流式细胞仪法、网织红细胞计数仪法和血液分析仪法。荧光染料与网织红细胞中RNA结合,发出特定颜色的荧光进行RNA定量,可精确计数网织红细胞占成熟红细胞的百分数(Ret%)。依据RNA含量荧光强度将网织红细胞分成弱荧光强度网织红细胞比率、中荧光强度网织红细胞比率和强荧光强度网织红细胞比率三类,并计算网织红细胞其他参数。

【方法学评价】

网织红细胞计数方法学评价见表2-11。

表2-11 网织红细胞计数方法学评价

检测方法	方法学评价
显微镜目视计数法	可直接观察细胞形态,不需昂贵仪器,但受主观因素影响较多,计数精确性较差,且耗时费力
试管法	容易掌握,复查方便,被列为手工计数网织红细胞的参考方法

（续表）

检测方法	方法学评价
仪器法	仪器法检测细胞多，精密度高，与手工法相关性好，易标准化，但仪器价格贵
流式细胞术计数法	测定速度快，重复性好，根据荧光强度可反映网织红细胞幼稚程度，但幼稚白细胞和晚幼红细胞可干扰计数结果的准确性
血细胞分析仪法	其操作简单，只需将抗凝血吸入仪器内，便可自动染色、自动分析、自动打印出各阶段网织红细胞的分布图，结果准确

【质量保证】

1.标本

网织红细胞在体外继续成熟，其数量随着保存时间的延长而递减，所以，标本采集后应及时处理；标本染色后也要及时测定，否则会因染料吸附而人为增加了网织红细胞计数值。

2.染液

用于网织红细胞计数的活体染料很多，新亚甲蓝染液对网织红细胞染色力强且稳定，是WHO推荐使用的染液。煌焦油蓝染液溶解度低，染料沉渣易附着红细胞表面，影响辨认。

3.染色过程

染液与血液的比例以1∶1为宜。染色条件控制在25～37℃、8～10分钟。制片时血膜不宜太薄或太厚，制片后放室温自然晾干。

4.计数

选择红细胞分布均匀的部位用油镜计数。一般自血膜体部向尾部迂回移动视野，连续计数1000个红细胞中的网织红细胞数。遇网织红细胞减少的涂片，应计数2000个红细胞中的网织红细胞数。避免重复计数细胞。

【参考区间】

显微镜目视计数法：①成人和儿童：0.005～0.025（0.5%～2.5%）；②新生儿：0.02～0.06（2.0%～6.0%）；③成人和儿童绝对值：(24～84)×10^9/L。

【临床意义】

网织红细胞计数是反映骨髓造血功能的重要指标。

(1)网织红细胞数增多：在骨髓造血功能正常的情况下，网织红细胞数可增多。如机体发生溶血性贫血时，因为红细胞大量破坏，骨髓受缺氧和细胞破坏产物的刺激，导致造血功能代偿性增强。网织红细胞数增加并提前释放入外周血，使网织红细胞数明显增多，常在5%以上，严重时可高达20%以上，甚至超过40%～50%。在机体发生急性失血后网织红细胞数亦可明显增多，出血停止后网织红细胞数逐渐恢复正常。临床上通过这一特点来判断机体出血是否停止。在缺铁性贫血及巨幼细胞贫血时，网织红细胞数正常或轻度升高，当给予补充铁或维生素B1和叶酸后，网织红细胞明显上升，在治疗前后分别检查网织红细胞数，可用作该类贫血的试验性治疗诊断。

(2)网织红细胞数减少：在骨髓造血功能降低的情况下，网织红细胞数可减少。如再生障碍性贫血时，网织红细胞百分数常低于0.5%，部分慢性再生障碍性贫血患者网织红细胞百分数为1%，但绝对值则明显减低。临床上将网织红细胞数的绝对值低于$15\times10^9/L$，作为急性再生障碍性贫血的诊断指标之一。在骨髓病性贫血（如急性白血病、淋巴瘤、骨髓瘤）时，骨髓中异常细胞大量浸润，使红系细胞增生受到抑制，网织红细胞减少。

(3)反映骨髓造血功能的另一指标是网织红细胞生成指数（reticulocyte production index，RPI）表示网织红细胞生成相当于正常人多少倍。正常人RPI为1；当RPI小于1时，提示骨髓增生低下或红细胞系统成熟障碍所致贫血；当RPI大于3时，提示溶血性贫血或急性失血性贫血。

其公式为：

$$\text{RPI}=\frac{\text{患者网织红细胞百分数}\times100}{\text{网织红细胞成熟时间（天）}}\times\frac{\text{患者红细胞比容}}{\text{正常人红细胞比容}}$$

“网织红细胞成熟时间”指网织红细胞转为成熟红细胞的时间，与血细胞比容呈负相关（表2-12）。

表2-12　真空采血管种类和用途

血细胞比容	0.39～0.45	0.34～0.38	0.24～0.33	0.15～0.23	小于0.15
Ret成熟时间（天）	1.0	1.5	2.0	2.5	3.0

七、嗜碱性点彩红细胞

嗜碱性点彩红细胞（Basophilic stippling cell）红细胞内出现嗜碱性点彩颗粒称为嗜碱性点彩红细胞。嗜碱性点彩颗粒是由于幼稚红细胞在发育过程中受到损害，其胞质内残存的核酸变性、聚集形成颗粒，经碱性染料（如亚甲蓝）染色后，细胞内可见到的深染颗粒；若以瑞氏染色，则在粉红色的胞质中见到紫红色或蓝黑色颗粒，故名嗜碱性点彩红细胞。

【检测原理】

常规制备血涂片以甲醇固定和碱性亚甲蓝染色。选择细胞分布均匀的区域，油镜计数1000个红细胞中嗜碱性点彩红细胞的数量，或油镜计数50个视野中的嗜碱性点彩红细胞，同时计数5个视野中的正常红细胞数量，计算百分比。

$$\text{嗜碱性点彩红细胞}=\frac{\text{50个视野内的点彩红细胞数}}{\text{5个视野内的红细胞数}\times10}\times100\%$$

【方法学评价】

目前嗜碱性点彩红细胞计数操作仍采用显微镜血涂片染色检查法。由于嗜碱性点彩红细胞数较少，分布不均，一般计数1000个红细胞中的嗜碱性点彩红细胞数。

【质量保证】

计数时选择红细胞分布均匀的区域计数。

【参考区间】

不超过0.0003(0.03%)。

【临床意义】

，嗜碱性点彩红细胞数增高多见于重金属铅、铋、银、汞及硝基苯、苯胺等中毒的患者，对慢性重金属中毒具有辅助诊断价值。此外，溶血性贫血、恶性贫血、铁粒幼细胞贫血、白血病及恶性肿瘤时，嗜碱性点彩红细胞数也可增高。

八、红细胞沉降率测定

红细胞沉降率(erythrocyte sedimentation rate，ESR)是指红细胞在一定条件下沉降的速度而言，简称血沉。ESR是传统且应用较广的指标，用于诊断疾病虽然缺乏特异性，但操作简便，具有动态观察病情疗效的实用价值。

【检测原理】

1.魏氏(westergren)法

为ICSH推荐的标准方法。血流中的红细胞，因胞膜表面的唾液酸所具有的负电荷等因素而互相排斥，使细胞间距离约为25nm，故彼此分散悬浮而下沉缓慢。如血浆或红细胞本身发生改变，则可使血沉发生变化。

2.自动血沉仪法

红细胞在一定管径的玻璃管中由于重力的作用自由沉降，经过大量的实验观察发现，沉降过程分为三期：第一期为红细胞缗钱样聚集期，沉降较慢，一般约为5～20分钟，快者5～10分钟；第二期为快速期，沉降较快；第三期为堆积期，红细胞试管底部聚集。全自动血沉仪根据红细胞下沉过程中血浆浊度的改变，采用光电比浊、红外线扫描或摄影法动态分析红细胞下沉各个时段血浆的透光度，以微电脑记录并打印结果。

【方法学评价】

血沉测定的方法学评价见表2-13。

表2-13　血沉测定的方法学评价

方法	优点	缺点
魏氏法	为传统方法，简便实用，国内的规范方法。对操作器材、条件和方法有严格规定，一次性血沉管使用方便、卫生安全	一次性血沉管成本较高，质量难以保证。只反映血沉的终点变化
自动血沉仪法	自动化程度高，测量时间短、重复性好、不受环境影响。可动态反映红细胞下沉各个时段的情况	测定结果应与魏氏法比较，制定参考范围

【质量保证】

1.魏氏法

推荐采用30cm(300mm)长、内径不小于2.55mm、刻度清晰(0～200mm，最小分度1mm，误差<0.2mm)的玻璃或塑料管，管壁应清洁、干燥、无尘。特制血沉架应带有可调节的螺旋装置，以固定血沉管和保持血沉管垂直。操作应在室温(18～25℃)下进行，温度升高，血沉会加快。

2.血沉测定的影响因素

影响血沉测定的因素有很多，既有来自实验过程中的因素，也有来自体内的因素等(见表2-14影响血沉测定的因素)。

表 2-14 影响血沉测定的因素

因素	评价
血浆因素	①纤维蛋白原、球蛋白、C反应蛋白、胆固醇、甘油三酯等带电荷，其增多可导致红细胞聚集成缗钱状，使ESR加快；②清蛋白、磷脂酰胆碱带负电荷可抑制红细胞聚集成缗钱状，不使ESR加快
红细胞因素	①红细胞的数量：红细胞的数量越多，沉降时遇到的阻逆力越大，血沉越慢。反之，血沉越快；②红细胞的形态：呈球形、镰形等异常形态红细胞或红细胞严重大小不匀时，不易形成缗钱状聚集，因此血沉不快。在严重病例时，红细胞大小及形态变化对血沉的影响才有意义；③红细胞的聚集状态：病毒、细菌、药物、抗原抗体复合物等改变了红细胞表面的结构和组成，使红细胞表面电荷减少，细胞之间的排斥力减小，易形成红细胞聚集体，血沉会明显增
其他因素	①血沉管的位置：当血沉管垂直时，红细胞受到的阻逆力最大，血沉较慢；当血沉管倾斜时，红细胞多沿一侧管壁下沉，而血浆沿另一侧上升，致使血沉加快；②温度：血沉测定规定在18℃～25℃进行，超过此温度测定结果应予以校正

【参考区间】

成年男性：0～15mm/h；成年女性：0～20mm/h。

【临床意义】

血沉是一项常规筛查试验，虽然特异性差，但对疾病的鉴别和动态观察具有一定的参考价值。

1.生理性血沉增快

血沉受年龄、月经周期影响。新生儿因纤维蛋白原含量低，血沉较慢。12岁以下的儿童，红细胞数量生理性低下，血沉略快。妇女月经期血沉增快，可能与子宫内膜损伤及出血有关。妊娠妇女（孕3个月～产后3周）生理性贫血、胎盘剥离、产伤、纤维蛋白原含量增高血沉增快。老年人因纤维蛋白原含量逐渐增高，血沉常见增快。

2.病理性血沉增快

对于疾病鉴别和动态观察具有一定参考价值。见于各种炎症如急性细菌性炎症，血中急性期反应蛋白迅速增多；组织损伤及坏死如严重创伤、大手术、心肌梗死等；良、恶性肿瘤的鉴别（恶性肿瘤血沉多增快，可能与肿瘤组织坏死，继发感染和贫血因素有关；良性肿瘤血沉多正常）；各种原因导致的高球蛋白血症如系统性红斑狼疮、多发性骨髓瘤、巨球蛋白血症、类风湿关节炎、亚急性细菌性心内膜炎、黑热病、肝硬化、慢性肾炎等；贫血如患者血红蛋白低于90g/L时，血沉会轻度增快，并随贫血加重而增快；高胆固醇血症如动脉粥样硬化、糖尿病等，血沉均见增快。

3.病理性血沉减慢

见于真性红细胞增多症、低纤维蛋白原血症、充血性心力衰竭、红细胞形态异常（如异形红细胞、球形红细胞、镰形红细胞）等。

第二节　白细胞检查

白细胞(white blood cell,WBC/leukocyte,LEU)是外周血中的有核细胞,与红细胞的比例为1∶(500～750),包括中性粒细胞(neutrophil,N)、嗜酸性粒细胞(eosinophil,E)、嗜碱性粒细胞(basophil,B)、淋巴细胞(lymphocyte,L)和单核细胞(monocyte,M)五种白细胞。它们的主要功能是通过不同的方式和机制消除病原体及变应原,是机体抵御病原微生物等异物入侵的主要防线。可通过检测白细胞参数和形态变化对某些疾病进行诊断或鉴别诊断。

一、白细胞计数

白细胞计数(white blood cell count)是指测定单位容积(每升)外周血循环池中的白细胞总数。

【检测原理】

显微镜计数法白细胞计数原理:用白细胞稀释液(稀乙酸)将血液稀释一定倍数,并破坏红细胞和固定白细胞后,混匀充入改良牛鲍(neubauer)计数池内,在显微镜下计数一定体积内的白细胞数,经过换算求得每升血液中的白细胞总数。

【方法学评价】

白细胞计数方法有显微镜计数法和血细胞分析仪计数法,其计数方法及基本原理见表2-15,方法学评价见表2-16。

表2-15　白细胞计数方法及基本原理

测定方法	测定原理
显微镜计数法	普通光学显微镜目视计数
血细胞分析仪计数法	电阻抗、射频电导(电学)
	流式、激光散射[光(化学)]

表2-16　白细胞计数的方法学评价

测定方法	优点	缺点
显微镜计数法	①WHO推荐的参考方法;②设备简单、费用低廉、简便易行;③在严格规范条件下可用于校准血液分析仪及其计数结果异常的复查;④适用于每天标本量较少的基层医疗单位和分散检测	①耗时费力;②受微量吸管和血细胞计数板的质量、细胞分布状态以及检验人员技术水平等因素影响;③精密度和准确度相对较低
血细胞分析仪计数法	①目前常规采用的筛检方法;②标本用量少、操作便捷,计数细胞数量多、检测速度快,易于标准化,便于质量控制;③经校准后,在严格规范条件下,精密度和准确性高;④适用于大规模健康人群筛查	①仪器昂贵,试剂成本高;②检测前某些人为因素或非病理因素(如抗凝不充分、出现有核红细胞、巨大血小板、血小板聚集等)可干扰计数;③仪器性能及工作状态不佳或质控成绩较差时可干扰其准确性,误差常可成批出现

【质量保证】

1.计数误差

(1)技术误差:可通过仪器的校正、试剂的标准化、检验人员责任心的增强和规范、熟练的操作,使其误差得以减少或消除。

1)器材:必须洁净、干燥,并经过严格的校准,采用合格的检测试剂。

2)标本要求:显微镜计数法检测标本要求及质量保证见表 2-17。

3)操作过程:见表 2-18。

4)消除有核红细胞的影响:白细胞稀释液不能破坏有核红细胞。外周血出现有核红细胞可使白细胞计数结果偏高。因此,白细胞计数结果必须加以校正(有核红细胞是分类 100 个白细胞时所见到的有核红细胞数),校正公式:

$$\text{校正后白细胞/L}=\frac{100}{100+\text{有核红细胞数}}\times\text{校正前白细胞数/L}$$

表 2-17 白细胞显微镜计数法的标本要求及质量保证

要求	质量保证
标本种类	①新鲜末梢血液标本;②新鲜静脉血液标本,血液与抗凝剂应立即充分混匀;③血标本不得有溶血或凝块
抗凝剂	静脉血采用对血细胞影响很小的 EDTA-Kz 抗凝剂,其浓度为 3.7～5.4μmol/ml 血液($EDTA\text{-}K_2\cdot 2H_2O$1.5～2.2mg/ml 血液)
采血部位	见第一章
采血	顺利、准确,防止组织液混入
稀释与混匀	稀释液应定期配制,过滤(以免杂质、微粒干扰),稀释液或血液加样需准确,吸管外血液需擦去,将微量吸管插入小试管中白细胞稀释液底部,缓慢放出血液,并吸取上清液清洗吸管 2～3 次,立即充分混匀

表 2-18 白细胞计数操作过程的质量保证

项目	质量保证
加盖玻片	采用"推式"法
充液	①充液前应适当用力、快速振荡白细胞悬液 30 秒,使其充分混匀。但不能产生过多气泡,以免影响充液和准确计数;②一次性充液,满而不溢,避免气泡及充液后移动盖玻片
细胞分布要均匀	白细胞总数在正常范围内时,各大方格内的细胞数不得相差 8 个以上。2 次重复计数误差不超过 10%,否则应重新充液计数
计数原则	计数压线细胞时,应遵循"数上不数下、数左不数右"的原则

(2)固有误差:白细胞计数的固有误差包括使用吸管次数、计数池数和细胞分布(计数域)

造成的误差。计数域误差(field error)是由于每次充液后血细胞在计数池内分布不可能完全相同所造成的误差,属于偶然误差。根据统计学原理,血细胞在计数池内的随机分布符合泊松分布(poisson distribution),其标准差 $s=\sqrt{m}$(m 为白细胞多次计数的均值),其变异系数(CV):

$$CV=\frac{s}{m}\times100\%=\frac{1}{\sqrt{m}}\times100\%$$

计数域误差变异系数(CV)可随着计数范围增加和计数细胞数量增多而减小。因此,可通过增加计数池计数面积或增加细胞计数量来减少计数域误差。按照 ICSH 规定要求,计数满 100 个细胞后,再根据所计数的面积来换算白细胞计数结果。减少计数域误差的措施见表 2-19。

表 2-19　减少计数域误差的措施

白细胞数量($\times10^9$/L)	措施
<3	①扩大计数范围(计数 8 个大方格内的白细胞数);
	②缩小稀释倍数(如采集 40μl 血液、稀释液 0.38ml)
>15	①适当减少采血量(如采集 10μl 血液、稀释液 0.38ml);
	②增加稀释倍数(如取 0.78ml 稀释液、采集 20μl 血液)

计数池误差(chamber error)和吸管误差(pipet error),同一稀释血液采用多支吸管稀释,在多个计数池内计数,较同一稀释血液在同一计数池进行同样多次计数所得的结果更接近真值。白细胞计数固有误差总变异系数(cv)的计算公式为:

$$CV=\sqrt{\frac{100^2}{n_b}+\frac{4.6^2}{n_c}+\frac{4.7^2}{n_p}}$$

公式中,n_b:计数的白细胞总数,n_c:使用计数板数,n_p:使用吸管数。

(3)质量考核与评价:白细胞在计数池分布均匀性的判定,可采用常规检查标准(routine checking standard,RCS)的方法来衡量。

$$RCS=\frac{\text{四大格所见白细胞最大值-最小值}}{\text{四大格所见白细胞平均值}}\times100\%$$

常规检查标准受白细胞总数的数量多少而改变,见表 2-20。符合表中 RCS 标准为合格,超过该标准为不合格,说明白细胞在计数池中的分布不均匀,差异较大,应重新混匀充池再计数。

表 2-20　不同白细胞总数 RCS 标准

白细胞总数($\times10^9$/L)	RCS
<4.0	30%～20%
4.1～14.9	20%～15%
>15.0	15%

2.生理状态影响

运动、劳动、冷热水浴、酷热、严寒等常出现一过性白细胞增高；一天之内白细胞数量最高值与最低值可相差1倍；体位变化，直立时血浆总量比卧位平均减少12%左右，坐位时RBC、WBC、HGB、PLT、HCT等几项主要血细胞检测项目比卧位平均升高10%左右。因此，对住院患者，特别是对需要进行动态观察的患者，最好固定检查时间和采血的体位。另外，吸烟者白细胞总数平均较非吸烟者高30%。

【参考区间】

(1)成人：$(3.5\sim9.5)\times10^9/L$。

(2)儿童：$(5\sim12)\times10^9/L$。

(3)6个月～2岁：$(11\sim12)\times10^9/L$。

(4)新生儿：$(15\sim20)\times10^9/L$。

【临床意义】

白细胞总数高于$10\times10^9/L$称为白细胞增多(leukocytosis)；低于$4\times10^9/L$称为白细胞减少(leukopenia)，通常将其减少的临界值定为$(4\sim2.5)\times10^9/L$，低于$2.5\times10^9/L$肯定异常。外周血液白细胞数量的变化受生理状态和病理因素影响，其变化的临床意义见白细胞分类计数。

二、白细胞分类计数

白细胞分类计数(differential leukocyte count，DLC)是在显微镜下观察经wright或Wright-Giemsa染色后血涂片上白细胞的形态，并进行分类计数，以求得各种白细胞的比值(百分率)和绝对值。由于不同类型的白细胞具有不同的生理功能，不同影响因素可导致其数量或形态发生不同的变化，其临床意义也各异。因此，白细胞分类和形态的变化结合白细胞总数的变化较单一观察白细胞总数的变化更能反映机体的生理或病理状态。

白细胞分类计数的目的：①观察白细胞增多症、白细胞减少症、感染、中毒、恶性肿瘤、白血病或其他血液系统疾病和其他系统疾病白细胞分类数量和形态特征的变化情况；②评估红细胞和血小板形态。

【检测原理】

显微镜目视计数法的检测原理：将血液制备成血涂片，经wright或wright-gi-emsa染色后，在油镜下，根据白细胞形态特征和着色差异逐个分类计数一定量的白细胞数(一般计数100～200个)，并观察其形态变化，然后求得各种白细胞的比值(百分率)。根据白细胞计数的结果，求得每升血液中各种白细胞的绝对值(绝对值＝白细胞计数值×该种白细胞分类计数的百分率)。

【方法学评价】

白细胞分类计数的方法有显微镜法和血液分析仪法。其方法学评价见表2-21。

表 2-21　白细胞分类计数的方法学评价

方法	优点	缺点
显微镜法	①DLC 的参考方法；②分类较准确，能及时发现各种细胞形态的病理变化	耗时费力，受血涂片质量、染色质量和检验人员经验等影响，精密度较差。不适用于患者标本量大的检验和大批量健康人群的筛查
血液分析仪法	①DLC 筛检的首选方法；②分析细胞多，检测速度快，准确性高，重复性好，易于标准化；③报告可给出数据、图形和异常结果提示等，有异常结果报警，提示诊断方向；④可与全自动推片染片机连接	不能准确识别细胞类别和病理变化，只能作筛检，异常标本必须采用显微镜法复查

【质量保证】

1.计数误差

(1)白细胞分类计数的计数误差与质量保证：见表 2-22。

表 2-22　白细胞分类计数的计数误差与质量保证

项目	误差	质量保证
血涂片制备	①血滴大小、血黏度高低、推片角度的大.小、推片速度快慢；②推玻片边缘不齐有缺损或不直呈弧形、推片用力不均、载玻片不清洁等以上因素均可影响血涂片的质量，影响白细胞形态观察和分类计数	用楔形技术制备血涂片，一张合格的血涂片，要求血膜为楔形，约 3cm×2cm(约为载玻片中间 3/5 的面积)、血膜厚薄适宜，头体尾分明，细胞分布均匀，血膜边缘整齐，两端各留有约载玻片 1/5 面积的空隙
血涂片染色	染液质量、染色时间、染色效果(偏酸、偏碱)、染料沉着，会导致辨认误差	要求染色后的细胞有鲜明颜色，能显示出各种细胞特有的色彩，胞核结构、胞质颗粒和核浆分界清楚可辨
观察部位	各种 WBC 体积大小不等，在血涂片中分布不均：①头和体部：主要是体积较小的淋巴细胞；②尾部和两侧：主要是体积较大的单核细胞、幼稚细胞、粒细胞和异常大的细胞；如分类区域的选择不佳，可导致 DLC 误差	为避免白细胞在血涂片上的自然分布差异，应选择细胞分布均匀、染色效果好的部位(一般在血膜体尾交界处)进行分类
分类的规律	分类时如任意无规律的移动视野或主观选择视野，可造成重复计数或遗漏，导致白细胞分类误差	按一定方向有规律地移动视野，(一般采用"城垛式"移动方式)(图 2-25)，避免重复、遗漏、主观选择视野
分类细胞数量	DLC 的准确性与分类计数的细胞数量有关，被计数的 WBC 占 WBC 总数的比例越大，误差越小	一般分类计数 100～200 个白细胞，其数量可根据白细胞总数而定

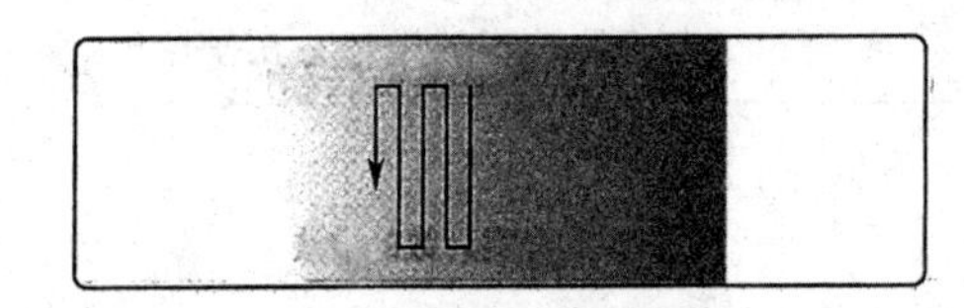

图 2-25　血涂片制备与"城垛式"白细胞分类计数示意图

(2)白细胞总数与分类白细胞数量的关系:1983 年全国临床检验方法学学术研讨会推荐白细胞分类计数的方案见表 2-23。

表 2-23　白细胞总数与分类白细胞数量的关系

白细胞总数($\times10^9$/L)	应分类白细胞数量(个)
3～15	100(1 张血涂片)
>15	200(1 张血涂片)
<3	50～100(2 张血涂片)

(3)注意事项:白细胞分类计数的注意事项见表 2-24。

表 2-24　白细胞分类计数的注意事项

项目	注意事项
观察全片	低倍镜观察全血涂片,以判断其染色质量及细胞分布情况,并注意血涂片边缘及尾部有无异常细胞及寄生虫等,如发现巨大异常细胞及时改用油镜鉴别
幼稚细胞	①分类计数中若发现幼稚或异常白细胞,应逐个分类计数入 100 个白细胞中,并报告之; ②分类计数中见到幼稚红细胞,应逐个单独计数,以分类 100 个白细胞时见到幼稚红细胞的数量来报告(×/100),并注明其所属阶段
破碎细胞或不能	识别细胞除某些病理情况(如慢性淋巴细胞白血病)外,破碎细胞或不能识别细胞的数量不超过 白细胞总数的 2%。若破碎细胞仍能明确鉴别(如破碎的嗜酸性粒细胞)应包括在分类计数中。在结果报告中,应设其他栏,以备填写破碎细胞或不能识别细胞,并作适当描述
其他细胞	注意观察成熟红细胞和血小板的形态、染色及其分布情况

2.质量考核与评价

由于手工制备的血涂片上白细胞存在自然分布差异,即细胞分布不均匀,分类计数结果变化较大,很难对每张血涂片进行严格的质量控制。目前,尚缺乏统一的质量保证方法与措施,关键在于熟练操作技术、严格控制各个操作环节,特别是提高识别各种正常和异常白细胞形态特征、寄生虫、细菌等能力,以尽量减少误差。

按照 2005 年卫计委发布《中华人民共和国卫生行业标准 WS/T 246—2005》中关于白细胞分类计数参考方法血涂片考核要求,参加检验的人员必须每张血涂片做 200 个白细胞的分类计数，然后计算计数百分率的标准误，再计算95%可信区间，判断结果是否在可信区间内。若结果不在可信区间内，表示存在样本处理过程或操作错误（如样本标签错误，制片不佳，读片区域不当或细胞分类错误），在分析出可能误差来源后，必须重新进行考核。

百分率标准误（SEp）计算公式：

$$SEp=\sqrt{\frac{p\times q}{n}}$$

某一参数百分率的95%可信区间：$p\pm 1.96\times SEp$

式中：n= 200（每位检验人员观察的白细胞数）；p=均值（两个或更多检验人员的百分率结果）；q=100-p；当自由度为199时，95%可信限的t分布因子（St）=1.96，99%可信限的St=2.57。

【参考区间】

成人白细胞分类计数参考区间见表2-25。

表2-25　成人白细胞分类计数参考范围

细胞	比值	百分率（%）	绝对值（$\times10^9$/L）
中性杆状核粒细胞（Nst）	0.01～0.05	1～5	0.04～0.50
中性分叶核粒细胞（Nsg）	0.40～0.75	40～75	1.80～6.30
嗜酸性粒细胞（E）	0.004～0.08	0.4～8.0	0.02～0.52
嗜碱性粒细胞（B）	0～0.01	0～1	0～0.06
淋巴细胞（L）	0.20～0.50	20～50	1.10～3.20
单核细胞（M）	0.03～0.10	3～10	0.1～0.60

【临床意义】

（一）中性粒细胞

1.中性粒细胞动力学及常见增多减少的原因

为便于分析引起外周血中性粒细胞增多或减少的原因，常根据其发育阶段及分布特点将其人为分为五个池（表2-26），在正常情况下，边缘池与循环池的粒细胞几乎各占一半，可以互换，处于动态平衡。生理因素影响下，这两个池中的粒细胞可一过性地从一方转向另一方面，从而导致白细胞计数结果呈较大幅度甚至成倍的波动。病理因素影响下，分裂池和成熟池的粒细胞可提前释放进入循环池中，即外周血中出现分裂池和成熟池的幼稚粒细胞均属于病理现象。我们计数的白细胞数和分类数所反映的是循环池中的白细胞数。

2.白细胞总数与中性粒细胞增多

外周血液中性粒细胞绝对值＞7.0×10^9/L称为中性粒细胞增多症（neutrophilia，neutrophilic leukocyte-sis）。

（1）生理性增多：白细胞或中性粒细胞生理性增多一般为暂时性的，去除影响因素后则可恢复正常。这种变化与内分泌因素有关，增多的粒细胞大多为成熟的中性分叶核粒细胞，但一般不伴有白细胞质量的改变。中性粒细胞生理性变化的意义见表2-27。

表 2-26 中性粒细胞的动力学特点

中性粒细胞池	部位	细胞种类	动力学特点
分裂池 (mitotic pool)	骨髓	原粒细胞、早幼粒细胞、中幼粒细胞	具有分裂能力的细胞，1个原始粒细胞经过3～5次分裂，可增殖为16～32个晚幼粒细胞
成熟池 (maturation pool)	骨髓	晚幼粒细胞、杆状核粒细胞	丧失细胞分裂能力，经历3～5天，细胞逐渐发育成熟
储备池 (storage pool)	骨髓	分叶核粒细胞及部分杆状核粒细胞	储存粒细胞3～5天，数量是外周血的5～20倍左右，可视需要释放入血液中
循环池 (circulating pool)	外周血	分叶核粒细胞及少量杆状核粒细胞	随血液循环，停留10～12小时，半衰期6～7小时
边缘池 (marginal pool)	外周血	分叶核粒细胞及少量杆状核粒细胞	附着于微静脉及毛细血管壁上，与循环池的粒细胞随时交换，保持动态平衡

表 2-27 中性粒细胞生理性增多的意义

状态	意义
年龄	出生时白细胞总数为(15～20)×10^9/L，生后6～12小时达(21～28)×10^9/L，然后逐渐下降，1周时平均为12×10^9/L，婴儿期白细胞维持在10×10^9/L左右。中性粒细胞在初生婴儿时较高，6～9天与淋巴细胞大致相等，以后淋巴细胞逐渐增多，至2～3岁后又逐渐降低，而中性粒细胞逐渐增高，至4～5岁二者又基本相等，以后逐渐增高至成人水平(图2-26)
日间变化	静息状态、早上WBC较低；活动、进食、下午WBC较高；1天内变化可相差1倍
运动、疼痛和情绪	运动、疼痛、情绪变化、一般体力劳动、饱餐、冷热水浴、高温、严寒、日光、紫外线照射等，可使WBC轻度增多；剧烈运动、剧烈疼痛、激动时白细胞显著增多(可达35×10^9/L)；刺激停止后较快恢复到原有水平
妊娠、分娩	月经期及排卵期可略增多；妊娠期，尤其妊娠5个月以后白细胞常可达15×10^9/L；分娩时由于产伤、产痛、失血等刺激，白细胞可达35×10^9/L，产后2周内可恢复正常
吸烟	吸烟者平均白细胞总数高于非吸烟者30%，可达12×10^9/L，重度吸烟者可达15×10^9/L

白细胞数量的生理性波动很大(图2-26)，白细胞计数结果在30%以内波动多无意义，只有通过定时和连续的观察才有诊断价值。

(2)病理性增多：其增多的原因大致上可归纳为：反应性增多和异常增生性增多。另外，某些药物也可引起中性粒细胞增多，如乙酰胆碱、类固醇、洋地黄、肾上腺素、组胺、肝素、氯化钾等。

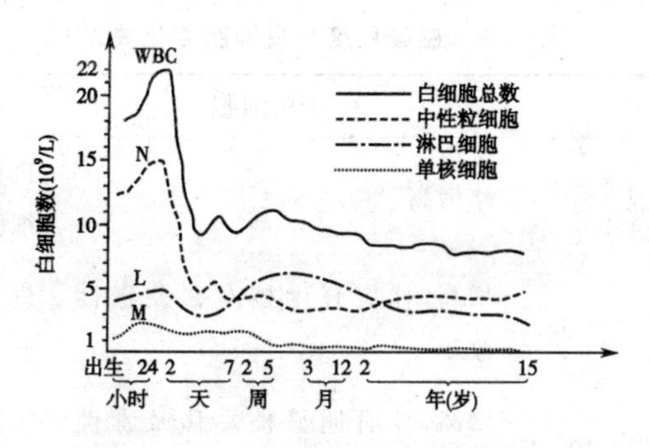

图 2-26　白细胞数量的生理性变化

1)反应性增多：是机体对各种病理因素刺激产生应激反应，动员骨髓储备池的粒细胞释放和(或)边缘池的粒细胞进入循环池所致。故增多的粒细胞多为成熟的分叶核粒细胞或杆状核粒细胞。白细胞和(或)中性粒细胞反应性增多的原因见表 2-28。急性感染是白细胞和(或)中性粒细胞增多最常见的原因，其增多的程度与病原体的种类、感染的部位、感染的范围和严重程度以及机体的反应性有关(表 2-29)。

表 2-28　白细胞和(或)中性粒细胞反应性增多的原因

类别	原因
急性感染	细菌、某些病毒、真菌、螺旋体、立克次体及寄生虫感染等，特别是化脓性球菌(如金黄色葡萄球菌、溶血性链球菌、肺炎链球菌的感染等)感染为中性粒细胞增多最常见的原因
严重组织损伤	严重外伤、大手术、大面积烧伤、急性心肌梗死(急性心肌梗死后 1～2 天，WBC 常增多，并可持续 1 周，借此可与心绞痛鉴别)
血细胞破坏	严重血管内溶血(红细胞破坏产物刺激骨髓释放)
急性大出血	急性大出血 1～2 小时内，由于毛细血管通透性增加，血浆渗出，血液浓缩，故外周血中 Hb、RBC 尚未减少，而 WBC 及中性粒细胞却由于应急反应和从新分布明显增多，特别是内出血(如脾破裂，宫外孕输卵管破裂、消化道大出血)时，WBC 可高达 $20\times10^9/L$。WBC 及中性粒细胞明显增多可为早期诊断内出血的重要指标
恶性肿瘤	非造血系统恶性肿瘤，尤其是消化道恶性肿瘤(如肝癌、胃癌)和肺癌等(与肿瘤坏死产物或肿瘤对周围正常组织的浸润破坏刺激骨髓释放、肿瘤细胞产生促粒细胞生成素以及肿瘤骨髓转移有关)
急性中毒	内源性：代谢性(如糖尿病酮症酸中毒、慢性肾炎尿毒症、妊娠毒血症等)；外源性：化学物质(急性铅、汞等中毒)、药物(安眠药、敌敌畏等中毒)、生物毒素(昆虫、蛇毒、毒蕈)等中毒(与趋化因子增多有关)

表 2-29 感染程度与白细胞变化关系

感染程度	白细胞	中性粒细胞	原因
轻度感染	可正常	略增高	机体反应性良好，边缘池的粒细胞进入循环池
中度感染	增高 $>10\times10^9/L$	增高，伴有轻度核左移及毒性改变	机体反应性良好，骨髓细胞释放入血
重度感染	显著增高 $>20\times10^9/L$	增高，伴有明显核左移及毒性改变	机体反应性良好，骨髓细胞释放人血
极重度感染	突然 WBC 减少	减少，伴有明显核右移及毒性改变	机体反应性差，WBC 大量聚集于内脏血管及炎症局部，预后差

某些严重急性感染可使某些患者出现类似白血病表现的血象反应称为类白血病反应(leu-kemoid reaction)，该反应随感染病因的好转而逐渐消失。根据外周血液白细胞总数的变化分为白细胞增多性(多见)和白细胞不增多性类白血病反应。根据增多的细胞类型可分为中性粒细胞型、嗜酸性粒细胞型类白血病反应。中性粒细胞型类白血病反应与慢性粒细胞白血病相鉴别(表 2-30)。

表 2-30 中性粒细胞型类白血病反应与慢性粒细胞白血病的鉴别

诊断鉴别点	类白血病反应	慢性粒细胞白血病
明确的病因	有原发感染性疾病	无
临床表现	感染性的原发病症状明显	消瘦、乏力、低热、盗汗、脾明显肿大
白细胞计数及分类计数	中度增高，大多数 $<100\times10^9/L$，以分叶核及杆状核粒细胞为主，原始粒细胞少见，严重时也可见各发育阶段粒系细胞(类似白血病的血细胞改变)	显著增高，典型患者常 $>100\times10^9/L$，可见各发育阶段粒系细胞(与骨髓象相似)
粒细胞中毒性改变	中性粒细胞中毒颗粒、空泡等中毒性改变常较明显	不明显
嗜碱及嗜酸性粒细胞	不增多	常增多
红细胞及血小板	无明显变化	早期患者轻至中度贫血，血小板可增高，晚期均减少
骨髓象	一般无明显改变	极度增生，粒系细胞常占 0.90 以上，以中幼粒、晚幼粒为主，早幼粒＋原粒 <0.10
中性粒细胞碱性磷酸酶	积分显著增高	积分显著减低，甚至为 0

（续表）

诊断鉴别点	类白血病反应	慢性粒细胞白血病
Ph染色体	无	可见于90%以上的患者
疾病转归	随感染病因的好转，类白血病反应逐渐消失，疾病痊愈	随疾病的发展，病情逐渐加重，预后不佳

2）异常增生性增多：系造血干细胞克隆性疾病，增多的粒细胞主要是病理性粒细胞或未成熟粒细胞，常伴其他细胞改变，如红细胞或血小板增多或减少。主要见于：①粒细胞性白血病［（包括急性粒细胞白血病（acute myelocytic leukemia，AML）和慢性粒细胞白血病（chronic-myelocytic leukemia，CML）］：为造血系统的恶性肿瘤，因造血组织中病理性白细胞大量异常增生并释放到外周血所致；②骨髓增殖性疾病（myeloproliferative disorders，MPD）：为一组多能干细胞病变引起的疾病。

3.中性粒细胞减少

外周血液中性粒细胞绝对值：成人 $<1.5\times10^9/L$；儿童：>10岁者 $<1.8\times10^9/L$，<10岁者 $<1.5\times10^9/L$，称为粒细胞减少症（granulocytopenia），外周血液白细胞 $<2.0\times10^9/L$，中性粒细胞绝对值 $<0.5\times10^9/L$ 或消失，称为粒细胞缺乏症（agranulocytosis）。

引起中性粒细胞减少的机制主要有：①中性粒细胞增殖障碍（分裂池粒细胞减少）和成熟障碍（成熟池粒细胞减少）；②中性粒细胞在血液或组织中消耗或破坏过多（循环池中粒细胞受破坏）；③中性粒细胞分布异常（WBC从循环池进入边缘池）。

引起中性粒细胞减少的原因很多（表2-31），其临床表现亦随着病因及粒细胞减少的严重程度而不同。当粒细胞 $<1.0\times10^9/L$ 时，极易发生感染；当粒细胞 $<0.5\times10^9/L$ 时，严重感染和疾病复发的危险性增加。

表2-31　中性粒细胞减少的原因及机制

类别	原因	机制
感染	病毒、革兰氏阴性杆菌（伤寒）、某些原虫（疟疾和黑热病）等感染，病毒感染是最常见的原因	病毒、细菌内毒素和异体蛋白使大量粒细胞转至边缘池及抑制骨髓释放粒细胞，亦与抗感染消耗增多有关
血液病	再生障碍性贫血、阵发性夜间性血红蛋白尿、非白血性白血病、骨髓转移癌、巨幼细胞性贫血	造血干细胞功能障碍、粒细胞增殖异常或营养缺乏导致骨髓粒细胞生成、成熟障碍或无效生成
理化损伤	放射线、苯、铅、汞以及化学药物（氯霉素和合霉素、氮芥等抗癌药物）等	直接损伤造血干细胞或抑制骨髓粒细胞有丝分裂，直接或通过抗原或抗原抗体复合物破坏白细胞

（续表）

类别	原因	机制
单核-巨噬细胞系统功能亢进	脾淋巴瘤、脾血管瘤、肝硬化、门静脉或脾静脉栓塞、心力衰竭、类脂质沉积病、脾功能亢进、尼曼匹克病、高雪氏病等	粒细胞被脾脏滞留，单核-巨噬细胞系统吞噬破坏过多；脾脏产生某些体液因子（如脾素），抑制骨髓造血或加速血细胞破坏
自身免疫疾病	特发性血小板减少性紫癜、自身免疫性溶血性贫血、新生儿同种免疫性粒细胞减少症、系统性红斑狼疮、类风湿关节炎	可能与机体存在白细胞自身抗体，导致其破坏增多有关

但粒细胞缺乏可因严重感染而导致，也可因粒细胞缺乏引起的感染，故应根据临床病史进行鉴别。

在理化因素损伤中，药物诱导性中性粒细胞减少较常见，主要有以下药物：

1)抗生素：氯霉素、头孢菌素、青霉素、链霉素、庆大霉素、异烟肼、利福平、对氨基水杨酸。

2)磺胺药：磺胺、磺胺嘧啶、磺胺甲嗯唑、磺胺-6-甲氧嘧啶、磺胺甲氧吡嗪、磺胺噻唑。

3)镇痛抗炎药：氨基比林、保泰松、对乙酰氨基酚、喷他佐辛、吲哚美辛、阿司匹林、非那西丁、金盐。

4)抗糖尿病药：氯磺丙脲、甲苯磺丁脲。

5)抗甲状腺药：卡比马唑、丙硫氧嘧啶、甲巯咪唑。

6)抗癌药：环磷酰胺、白消安、氨甲蝶呤、氟尿嘧啶、长春新碱、氮芥、别嘌醇、秋水仙碱。

7)抗疟疾药：奎宁、伯氨喹、帕马喹。

8)抗抑郁药：多塞平、阿米替林、丙米嗪。

9)镇静、催眠药：苯巴比妥、氯氮、戊巴比妥、氯氮平。

10)降压利尿药：依他尼酸、汞利尿剂、氢氯噻嗪、乙酰唑胺、氨苯蝶啶、甲基多巴。

11)心血管药：卡托普利、奎尼丁、普鲁卡因胺、托卡胺、氟卡尼。

12)其他：有机砷、苯丙胺、青霉胺、苯海拉明、普鲁卡因、维A酸、甲硝唑。

药物诱导性中性粒细胞减少的年发病率约为$(3\sim4)/10^6$，儿童及年轻患者约占10%，老年患者约占50%。

4.中性粒细胞核象变化

中性粒细胞核象是指粒细胞的分叶状况，反映粒细胞的成熟程度，有助于判断某些疾病的病情和预后。正常情况下，外周血液中性粒细胞核常分为2～5叶，以3叶核为主，杆状核较少，分叶核与杆状核中性粒细胞的比值为13∶1。病理情况下，中性粒细胞的核象可发生核左移或核右移(图2-27)。

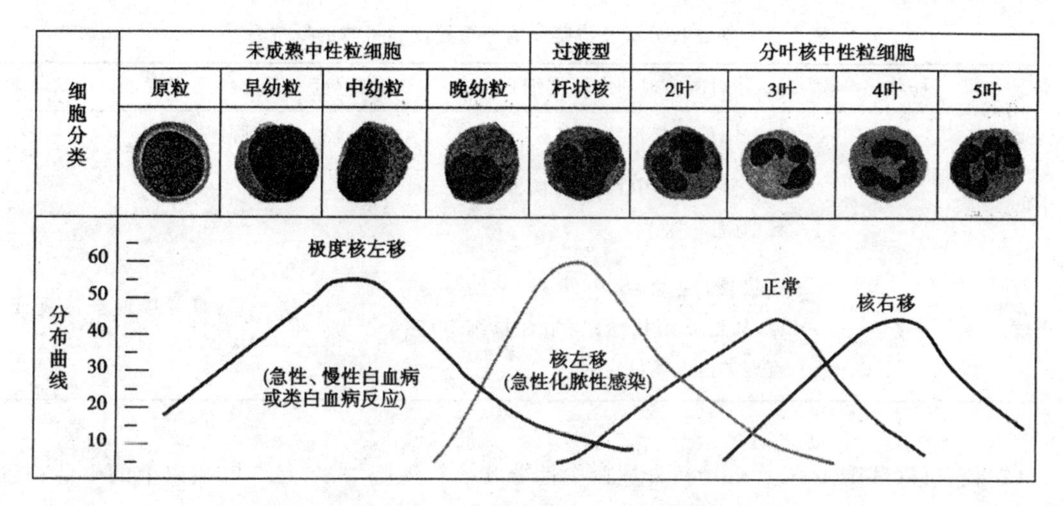

图 2-27　中性粒细胞核象变化示意图

(1)核左移(shift to the left):外周血液的中性杆状核粒细胞增多,甚至出现晚幼粒细胞(metamyelocyte)、中幼粒细胞(myelocyte),早幼粒细胞(promyelocyte)的现象称为核左移(图 2-28)。

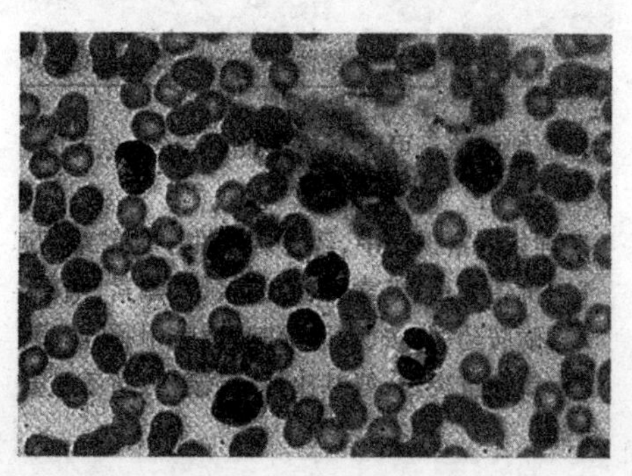

图 2-28　中性粒细胞核左移

核左移是机体的一种反应性改变,常伴有中毒颗粒、空泡形成、退行性变等毒性变化。核左移多伴有白细胞总数增高,但也可正常甚至减少。根据骨髓功能的盛衰将核左移分为:

1)再生性核左移(regenerative shiftto the left):核左移伴白细胞总数增高称为再生性核左移,提示骨髓造血功能和释放能力旺盛,机体抵抗力强,多见于急性化脓性感染、急性中毒、急性溶血和急性失血等。

2)退行性核左移(degenerative shift to the left):又称为变质性核左移,核左移伴白细胞总数正常或减少称为退行性核左移,提示骨髓释放功能受到抑制,机体抵抗力差,见于再生障碍性贫血、粒细胞缺乏症、伤寒等。

核左移分为轻、中、重度三级,与感染的严重程度和机体的抵抗力密切相关(表 2-32)。

表 2-32　核左移分级及与感染的严重程度和机体的抵抗力

类型	杆状核	外周血出现的中性粒细胞	感染程度	患者抵抗力
轻度	>5%～≤10%	仅有中性杆状核粒细胞	感染轻	强
中度	>10%～≤25%	杆状核，少量中性晚幼粒、中幼粒细胞	感染严重	较强
重度	>25%	杆状核，晚幼粒、中幼粒、早幼粒、甚至原始粒细胞（中性粒细胞型类白血病反应）	感染极为严重	差（患者接近于休克或休克状态）

(2)核右移(shift to the right)：外周血中性分叶核粒细胞增多，且5叶核以上的中性粒细胞>3%时称为核右移(图 2-29)。常伴有白细胞总数减少，为造血功能衰退的表现。可由于造血物质缺乏、DNA合成减少或骨髓造血功能减退所致。

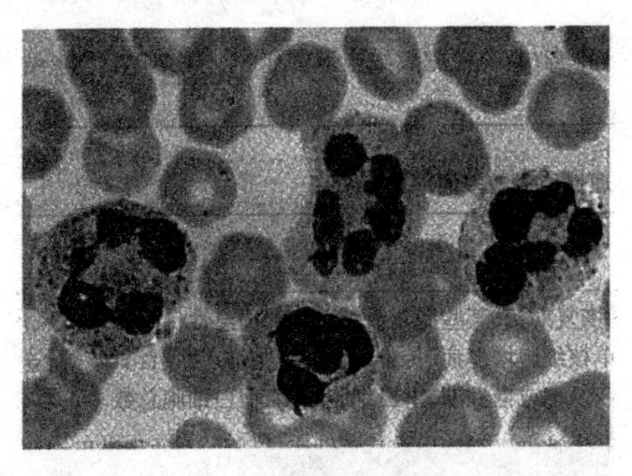

图 2-29　中性粒细胞核右移

常见于巨幼细胞性贫血、恶性贫血、感染、尿毒症、骨髓增生异常综合征等，应用抗代谢药物(如阿糖胞苷或6-巯基嘌呤等)治疗肿瘤时也会出现核右移。在炎症恢复期，出现一过性核右移是正常现象，但在患病期突然出现核右移表示预后不良。

(二)嗜酸性粒细胞

临床意义见“嗜酸性粒细胞计数”章节。

(三)嗜碱性粒细胞

其形态和功能与肥大细胞相似，主要参与超敏反应。

1.嗜碱性粒细胞增多(basophilia)

外周血液嗜碱性粒细胞绝对值>0.1×10^9/L称为嗜碱性粒细胞增多。其临床意义见表2-33。

2.嗜碱性粒细胞减少(basopenia)

由于嗜碱性粒细胞数量很少(0～1%)，其减少多无临床意义。

(四)淋巴细胞

1.淋巴细胞增多(lymphocytosis)

外周血液淋巴细胞绝对值增多(成人>4.0×10^9/L；儿童：4岁以上>7.2×10^9/L，4岁以下

$>9.0\times10^{9}/L$)称为淋巴细胞增多。淋巴细胞数量受某些生理因素的影响,如午后和晚上比早晨高;初生婴儿淋巴细胞低于中性粒细胞,出生1周后婴儿淋巴细胞可达50%以上,可持续至6~7岁后逐渐降至成人水平(图2-26)。淋巴细胞病理性增多分为相对增多和绝对增多,淋巴细胞病理性相对增多是由于各种原因导致中性粒细胞显著减少,致使淋巴细胞比值相对增高,如再生障碍性贫血、粒细胞减少症及粒细胞缺乏症等;淋巴细胞病理性绝对增多的原因和意义见表2-34。

表2-33　嗜碱性粒细胞增多的临床意义

类别	临床意义
过敏性和炎症性疾病	过敏性结肠炎、食物、药物、吸入性过敏性反应;溃疡性结肠炎、荨麻疹、红皮病、类风湿关节炎等
血液病	①慢性粒细胞白血病、嗜碱性粒细胞白血病、原发性骨髓纤维化、真性红细胞增多症、原发性血小板增多症等 ②外周血液嗜碱性粒细胞达10%~20%是慢性粒细胞性白细胞的特征之一,若嗜碱性粒细胞突然$>20\%$,预示病情恶化
内分泌疾病	糖尿病、甲状腺功能减退症、雌激素治疗等
恶性肿瘤	特别是转移癌时嗜碱性粒细胞增多
其他	重金属(如铅、汞、铬等)中毒、系统性肥大细胞增多症、流感、天花、水痘、结核病、放射线照射等

表2-34　淋巴细胞病理性绝对增多的原因和意义

原因	意义
感染性疾病	①典型急性细菌感染的恢复期;②某些病毒或细菌所致的急性传染病,如、风疹、流行性腮腺炎、传染性单核细胞增多症、传染性淋巴细胞增多症、百日咳等;③某些慢性感染,如结核病恢复期或慢性期,淋巴细胞增多,但白细胞总数多正常
淋巴细胞系统恶性肿瘤	①急性淋巴细胞白血病、慢性淋巴细胞白血病急性变,以原始及幼稚淋巴细胞增多为主;②慢性淋巴细胞白血病、淋巴细胞性淋巴肉瘤等,以成熟淋巴细胞增多为主
器官移植排斥反应	排斥反应前淋巴细胞绝对值增高,可作为监测组织或器官移植排异反应的指标之一
药物	阿司匹林、氟哌啶醇、铅、左旋多巴、苯妥英

2.淋巴细胞减少(lymphopenia)

外周血液淋巴细胞绝对值减少(成人$<1.0\times10^{9}/L$)称为淋巴细胞减少。淋巴细胞减少也

分为相对减少和绝对减少，凡是导致中性粒细胞显著增高的各种原因，均可导致淋巴细胞相对减少，如急性化脓性感染；淋巴细胞绝对减少的原因及意义见表 2-35。某些药物也可引起淋巴细胞减少，如门冬酰胺酶、苯丁酸氮芥、可的松、肾上腺素、锂、烟酸、氮芥、类固醇等。

(五)单核细胞

成人外周血液单核细胞绝对值＞0.8×10^9/L 称为单核细胞增多(monocytosis)。

1.生理性增多

正常成人单核细胞占白细胞总数的 3%～8%。儿童外周血液单核细胞可较成人稍高，平均为 9%；2 周内的婴儿可达 15%或更多；妊娠中、晚期及分娩时亦可增多。

2.病理性增多

单核细胞病理性增多的原因和意义见表 2-36。

表 2-35　淋巴细胞绝对减少的原因及意义

原因	意义
流行性感冒	流行性感冒恢复期淋巴细胞减少
HIV 感染	可选择性地破坏 $CD4^+$ 细胞，导致 $CD4^+$ 细胞明显减少，$CD4^+/CD8^+$ 比例倒置
结核病	早期淋巴细胞减少，伴 $CD4^+$ 细胞明显减少
药物治疗	肾上腺皮质激素、烷化剂(环磷酰胺等)、抗淋巴细胞球蛋白等，其中烷化剂可引起白细胞和淋巴细胞明显减少。停止治疗后，淋巴细胞减少可持续数年
放射病	长期接触放射线或放射治疗可破坏淋巴细胞
免疫性疾病	类风湿关节炎、系统性红斑狼疮、混合性结缔组织病、多发性肌炎，因机体产生抗淋巴细胞抗体，导致淋巴细胞破坏而减少。其减少的程度与抗体滴度相关
先天性免疫缺陷症	各种类型的重症联合免疫缺陷症、共济失调性毛细血管扩张症、营养不良或锌缺乏，可引起不同程度的淋巴细胞减少

表 2-36　单核细胞病理性增多的原因和意义

原因	意义
感染	亚急性感染性心内膜炎、伤寒、结核、疟疾、黑热病、严重的浸润性和粟粒性肺结核、急性感染的恢复期、慢性感染(如巨细胞病毒、疱疹病毒、结核菌、布氏杆菌等)
结缔组织病	系统性红斑狼疮、类风湿关节炎、混合性结缔组织病、多发性肌炎、结节性动脉炎
血液病	急性、慢性单核细胞或粒-单核细胞白血病，恶性组织细胞病、组织细胞增多症、淋巴瘤、多发性骨髓瘤、慢性淋巴细胞白血病、骨髓增生异常综合征、粒细胞缺乏症的恢复期、特发性血小板减少性紫癜、溶血性贫血
恶性疾病	胃癌、肺癌、结肠癌、胰腺癌
胃肠道疾病	乙醇性肝硬化、局限性回肠炎、溃疡性结肠炎、口炎性腹泻
其他	化疗后骨髓恢复、骨髓移植后、粒细胞-单核细胞集落刺激因子(GM-CSF)治疗、药物反应、烷化剂中毒

3.单核细胞减少

意义不大。

三、嗜酸性粒细胞计数

嗜酸性粒细胞(eosinophil,E)主要存在于骨髓和组织中,外周血液中很少,仅占全身嗜酸性粒细胞总数的1%左右。因此,嗜酸性粒细胞经外周血液间接计算的绝对值误差较大,要准确了解嗜酸性粒细胞的变化,应采用直接计数法。

【检测原理】

显微镜法嗜酸性粒细胞计数原理:采用嗜酸性粒细胞稀释液(丙酮-伊红稀释液)将血液稀释一定倍数后,同时破坏红细胞和大部分其他白细胞,嗜酸性粒细胞则着色(红色)。将稀释的细胞悬液充入改良牛鲍(Neubauer)血细胞计数板,在低倍镜下计数2个计数池共10个大方格内的嗜酸性粒细胞,经换算求出每升血液中嗜酸性粒细胞数量。

【方法学评价】

嗜酸性粒细胞计数方法有显微镜法和血液分析仪法。方法学评价见表2-37。

表2-37　嗜酸性粒细胞计数的方法学评价

测定方法	优点	缺点
显微镜法	①设备简单,费用低廉,简便易行;②求得嗜酸性粒细胞绝对值的准确性高于用白细胞总数和分类计数间接计算出的绝对值	①耗时费力;②受微量吸管和血细胞计数板的质量、细胞分布状态以及检验人员技术水平等因素影响。准确性、重复性不如血液分析仪法
血细胞分析仪法	五分类血液分析仪是目前最有效的嗜酸性粒细胞计数的筛检方法,标本用量少、操作便捷,计数细胞数量多、检测速度快、准确性较高	①仪器昂贵,试剂成本高,暂时难以全面普及;②三分类血液分析仪不能进行嗜酸性粒细胞计数和分类,其分出的中间细胞群中除嗜酸性粒细胞外,还包含了多种其他白细胞;③仪器提示嗜酸性粒细胞增多伴直方图或散点图异常时,还应采用显微镜法复查

嗜酸性粒细胞显微镜计数法可用的嗜酸性粒细胞稀释液配方很多,其所含成分的作用各异,①丙酮、乙醇、甲醛保护嗜酸性粒细胞;②碳酸钾、碳酸钠、草酸铵、苯酚破坏红细胞和中性粒细胞;③伊红、石南红、溴甲酚紫、固绿使嗜酸性粒细胞着色;④甘油可防止乙醇挥发;⑤抗凝剂可防止血液凝固。嗜酸性粒细胞计数稀释液的优缺点见表2-38。

【质量保证】

1.采样时间

应力求统一(上午8时或下午3时),以免嗜酸性粒细胞计数受日间生理变化的影响。

2.标本

稀释液或血液加样需准确,吸管外血液需擦去,血液稀释后应及时混匀。

表 2-38　嗜酸性粒细胞计数稀释液的优点和缺点

稀释液	优点	缺点
Hinkelman 液	含有伊红、苯酚、甲醛，在室温中保存时间较长，为全国临检专业讨论会(1983)推荐	
伊红-丙酮	试剂简单，简便易行，嗜酸性粒细胞着鲜明的红色，易于辨认	①丙酮易挥发，故久置效果差，应新鲜配制为宜；②器材污染酸、碱后，RBC 破坏不完全，细胞悬液呈红色浑浊，滴入计数池后，可见满视野的 RBC 影，不能进行嗜酸性粒细胞计数
石南红-丙二醇	含碳酸钠，溶解红细胞和其他白细胞作用强。试剂可保存 1 月，为全国临床检验操作规程第三版的方法	
皂素-甘油	使细胞稳定，着色鲜明易于鉴别；因含甘油，液体不易挥发，置于冰箱内可保存半年以上	因含甘油，计数前应充分混匀
乙醇-伊红	①含碳酸钾，溶解红细胞和其他白细胞作用强，视野背景清晰；②嗜酸性颗粒呈鲜明橙色，2 小时内不被破坏；③含甘油，液体不易挥发，试剂可保存半年以上	含 10%甘油，比较黏稠，细胞不易混匀，计数前应充分混匀
溴甲酚紫	低渗配方，红细胞和其他白细胞被溶解破坏，嗜酸性粒细胞呈蓝色，易于识别	
固绿	①含丙酮、乙醇保护剂，嗜酸性粒细胞膜完整、无破损；②含碳酸钾、草酸铵，其他细胞破坏完全；③固绿使嗜酸性颗粒呈折光较强的蓝绿色	①丙酮、乙醇容易挥发，应新鲜配制为宜；②注意与残存的不着色或着色很淡的中性粒细胞相区别

3.细胞鉴别

必须区别嗜酸性粒细胞与中性粒细胞，少数残留的中性粒细胞一般不着色或着色浅，胞质颗粒细小或不清晰。

4.计数

稀释后的血液应在 1 小时内计数完毕，否则嗜酸性粒细胞易逐渐破碎。

5.保护细胞

①因嗜酸性粒细胞易于破碎，故混匀时用力不宜过大；②若使用含有甘油的稀释液，因其黏稠度大，要适当延长混匀时间；③丙酮、乙醇、甲醛等为嗜酸性粒细胞的保护剂，但均具有挥发性，如果计数时发现嗜酸性粒细胞被破坏，可适当增加细胞保护剂的量，若中性粒细胞破坏不全，则可适当减少细胞保护剂用量。

【参考区间】

(0.05～0.50)×10^9/L。

【临床意义】

1.生理性变化

(1)日间变化:正常人嗜酸性粒细胞在白天较低,夜间较高;上午波动较大,波动可达40%,下午比较恒定。这是由于白天交感神经兴奋,通过下丘脑刺激垂体前叶产生促肾上腺皮质激素(ACTH),使肾上腺皮质分泌肾上腺皮质激素。肾上腺皮质激素的作用:①可抑制骨髓释放嗜酸性粒细胞;②促使血液中嗜酸性粒细胞向组织内浸润;因而使白天外周血中嗜酸性粒细胞减少。夜间由于迷走神经兴奋,交感神经抑制,因而肾上腺皮质激素分泌减少,使其对嗜酸性粒细胞作用减弱,故夜间嗜酸性粒细胞较高。

(2)运动和刺激:劳动、运动、饥饿、冷热及精神刺激等,均可引起交感神经兴奋,使血液中的嗜酸性粒细胞减少。

2.病理变化

嗜酸性粒细胞增多(eosinophilia):成人外周血液嗜酸性粒细胞绝对值>0.5×10^9/L称为嗜酸性粒细胞增多。①轻度增多:(0.5～1.5)×10^9/L;②中度增多:(1.5～5.0)×10^9/L;③重度增多:>5.0×10^9/L;引起嗜酸性粒细胞增多的常见疾病、原因及可能机制见表2-39。

表2-39　嗜酸性粒细胞增多的常见疾病、原因及机制

分类	原因	机制
过敏性疾病	支气管哮喘、血管神经性水肿、食物或药物过敏、荨麻疹、风疹、过敏性脉管炎、血清病等	肥大细胞、嗜碱性粒细胞致敏,释放嗜酸性粒细胞趋化因子,致其反应性增多
寄生虫病	血吸虫病、肺吸虫病、蛔虫病、钩虫病、包囊虫、丝虫、绦虫等	嗜酸性粒细胞趋化因子增多;与相应抗体结合激活补体,引起反应性增多
皮肤病	湿疹、剥脱性皮炎、天疱疮、银屑病、疱疹样皮炎、多形性红斑	变应性因素导致反应性增多
感染性疾病	猩红热感染期,急性传染病恢复期	反应性增多
血液病	骨髓增殖性疾病、恶性淋巴瘤、多发性骨髓瘤、慢性粒细胞白血病、脑膜白血病、嗜酸性粒细胞白血病	造血干细胞克隆异常,嗜酸性粒细胞异常增殖、细胞周期及血中时间延长
恶性肿瘤	肺癌、胃癌、结肠癌、霍奇金病、宫颈癌、鼻咽癌等	淋巴因子及肿瘤因子所介导
高嗜酸性粒细胞增多综合征	肺浸润的嗜酸性粒细胞增多症、过敏性肉芽肿、嗜酸性粒细胞心内膜炎、弥散性嗜酸性粒细胞结缔组织病	

（续表）

分类	原因	机制
其他	脾切除、腺垂体功能减退症、肾上腺皮质功能减退症、风湿病、过敏性间质性肾炎	嗜酸性粒细胞清除减少、骨髓释放嗜酸性粒细胞增多

某些药物如别嘌醇、抗生素（过敏反应）、抗惊厥药、头孢菌素、洋地黄、肝素、氨甲蝶呤、青霉素、丙卡巴肼、普萘洛尔、奎尼丁、链霉素、磺胺类药物、四环素等也可以引起嗜酸性粒细胞增多。

3.嗜酸性粒细胞减少（eosinopenia）

成人外周血液嗜酸性粒细胞绝对值＜0.05×10^9/L 称为嗜酸性粒细胞减少。见于伤寒、副伤寒初期、大手术、烧伤等应激状态，应用肾上腺皮质激素或促肾上腺皮质激素后。

4.嗜酸性粒细胞计数其他应用的临床意义

（1）观察急性传染病的病情及判断预后：急性感染期，机体处于应激状态，肾上腺皮质激素分泌增加，嗜酸性粒细胞随之减少，恢复期嗜酸性粒细胞又逐渐回升。若治疗期间，嗜酸性粒细胞持续降低，甚至消失，说明感染没有控制，病情严重。若症状严重而嗜酸性粒细胞不减少，说明肾上腺皮质功能衰竭。

（2）作为观察预后的指标：大手术 4 小时后嗜酸性粒细胞显著减少，甚至消失，24～48 小时后逐渐回升，回升的速度与病情变化基本一致。大面积烧伤患者数小时后嗜酸性粒细胞完全消失，且持续时间较长，若大手术和大面积烧伤患者嗜酸性粒细胞不下降或持续下降，则表明肾上腺皮质功能衰退、病情严重，预后不良。

（3）判断垂体或肾上腺皮质功能：垂体或肾上腺皮质功能亢进时，嗜酸性粒细胞减少。因此，可通过垂体或肾上腺皮质刺激试验，观察嗜酸性粒细胞数量变化，以判断垂体或肾上腺皮质的功能。

另外，肾上腺素、烟酸、普鲁卡因、类固醇和甲状腺素等可引起嗜酸性粒细胞减少。

四、白细胞形态检查

正常情况下，各类型白细胞的形态学特点各不相同。在病理状态下，不仅白细胞数量和分类的各种白细胞比例发生变化，且随病情程度的加重和病因的不同而出现白细胞质的改变，即白细胞形态的改变。因此，通过血涂片 wright 或 wright-giemsa 染色后，在显微镜下观察白细胞的形态变化，结合白细胞数量和分类的各种白细胞比例变化分析，对疾病诊断和疗效观察等具有重要的意义。

（一）正常形态白细胞

1.外周血正常白细胞形态特征

正常形态白细胞特征见表 2-40、图 2-30。

表 2-40　外周血液正常形态白细胞特征

细胞	直径(μm)	形态	细胞质	细胞核	染色质
中性杆状核粒细胞	10～15	圆形	丰富，粉红色，颗粒量多、细小、均匀、淡紫红色中性颗粒	弯曲盘绕，呈马蹄形、S形、U形、V形或W形等	粗糙不匀，深紫红色
中性分叶核粒细胞	10～15	圆形	丰富，粉红色，颗粒量多、细小、均匀、淡紫红色中性颗粒	分2～5叶，以3叶核为主（40%～50%）	粗糙不匀，深紫红色
嗜酸性粒细胞	13～15	圆形	着色不清，橘红色圆形嗜酸性颗粒、粗大、整齐、排列紧密、均匀充满胞质	多分2叶，眼镜形	粗糙不匀，深紫红色
嗜碱性粒细胞	10～12	圆形	较少，着色不清，紫黑色嗜碱性颗粒、量少、大小不均、排列不规则、可盖于核上	因颗粒遮盖而胞核结构不清晰，且有模糊不清感	粗糙，深紫红色
小淋巴细胞	6～10	圆形或椭圆形	透明、淡蓝色，量少，可仅见核旁一线天胞质或甚至看不见，多无颗粒	圆形、椭圆形、肾形	深紫红色，粗糙成块，核外缘光滑
大淋巴细胞	10～15	圆形或椭圆形	透明、淡蓝色，量较小淋巴细胞多，可见少量粗大、不均匀紫红色嗜天青颗粒	圆形、椭圆形、肾形	深紫红色，粗糙成块，但较小淋巴细胞疏松，核外缘光滑
单核细胞	12～20	圆形、椭圆形或不规则形	丰富，常有钝性伪足突出，半透明、灰蓝色。细小、灰尘样紫红色或灰红色嗜天青颗粒	肾形、山字形、马蹄形、扭曲折叠不规则形	细致，疏松网状，淡紫红色，有膨胀和立体起伏感

2.中性粒细胞核形界定

凡胞核完全分离或核间以一丝相连者为分叶核粒细胞，或细胞核径最窄处＜最宽处1/3者为分叶核粒细胞，＞1/3者为杆状核粒细胞（图2-31，图2-32，图2-33）。

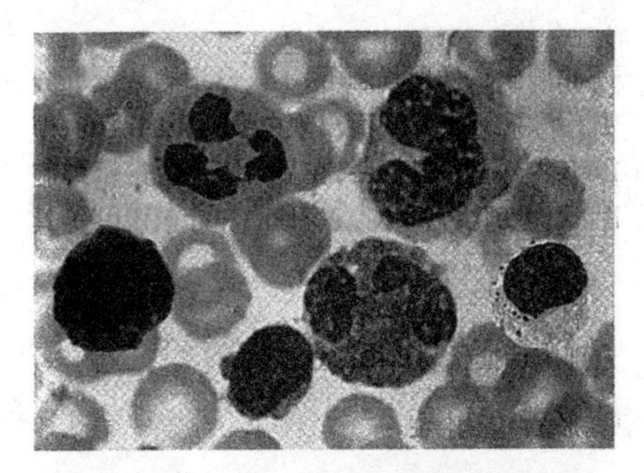

图 2-30　外周血正常白细胞形态图

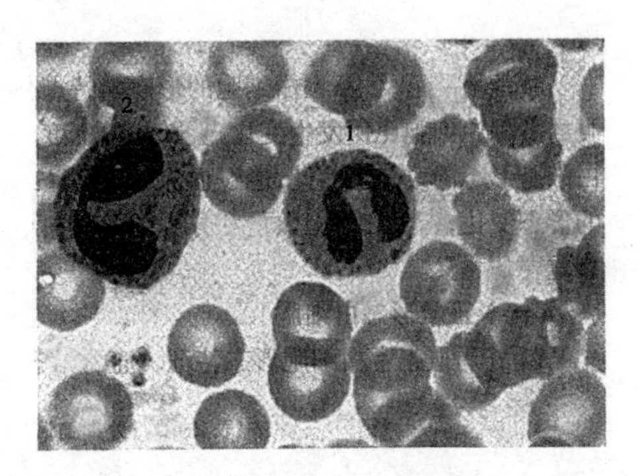

图 2-31　杆状核与分叶核的界定

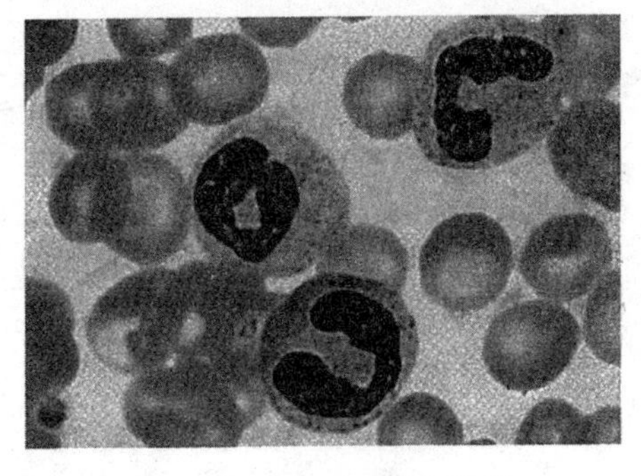

图 2-32　中性粒细胞杆状核

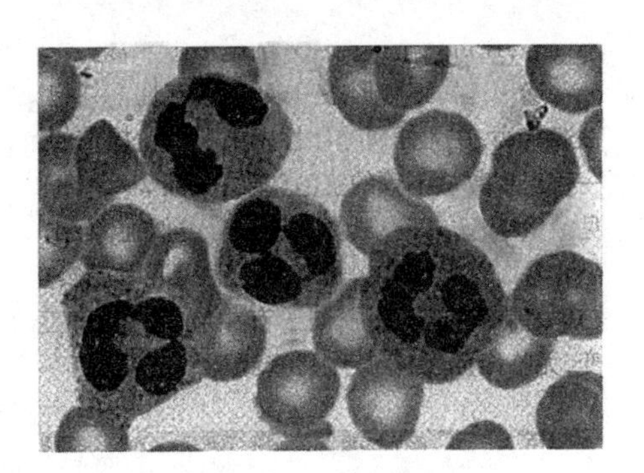

图 2-33　中性粒细胞分叶核

(二)中性粒细胞异常形态

1.毒性变化

在严重的化脓性感染、败血症、恶性肿瘤、急性中毒、大面积烧伤等病理情况下，中性粒细胞可发生中毒颗粒、空泡、大小不均、杜勒小体、退行性变等形态改变，为中性粒细胞毒性变化。观察这些形态变化对于了解病情变化和判断预后有一定意义。

(1)中毒颗粒(toxic granulation)：在严重感染或大面积烧伤等情况下，中性粒细胞的胞质中出现部分或全部比正常中性颗粒粗大、大小不等、分布不均、有时很粗大，有时较小或稀疏散杂在正常中性颗粒中，且较正常中性颗粒深染的紫黑色或深紫褐色颗粒，该颗粒称为中毒颗粒(图 2-34)。可能与特殊颗粒生成过程受阻或颗粒变性，造成 2～3 个嗜天青颗粒融合有关。

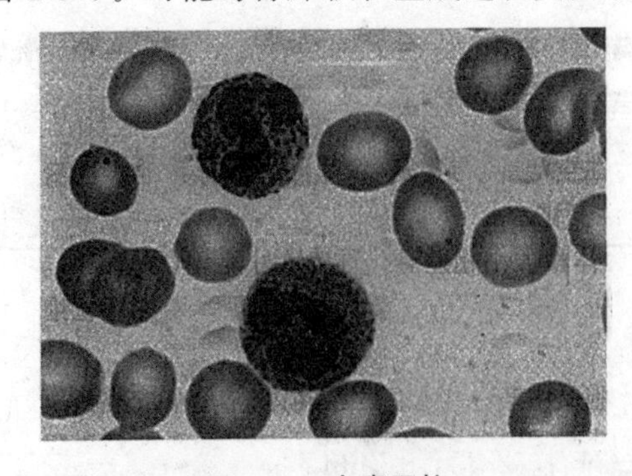

图 2-34　中毒颗粒

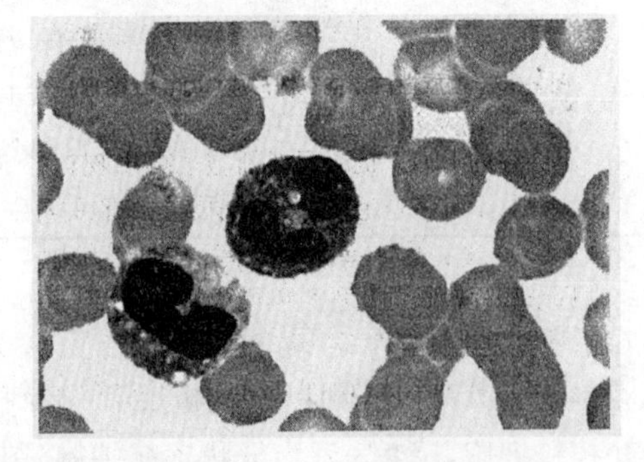

图 2-35　空泡形成

1)鉴别：中毒颗粒极易与嗜碱性粒细胞的颗粒、血涂片染色偏碱的中性颗粒相混淆，应注意鉴别：①中毒颗粒与嗜碱性颗粒间的鉴别要点为嗜碱性颗粒可覆盖于细胞核上，而中毒颗粒则不可；②血涂片染色偏碱或染色时间过长，造成正常中性粒细胞颗粒染色过深，此时应注意血涂片的整体染色情况，并加以鉴别。

2）中毒指数：含有中毒颗粒的细胞在中性粒细胞中所占的比值称为中毒指数。中毒指数愈大，感染、中毒的情况愈严重。

$$中毒指数=\frac{含有中毒颗粒的中性粒细胞数}{所计数的中性粒细胞总数}$$

（2）空泡形成（vacuolation，vacuolization）：中性粒细胞的胞质或胞核出现1个或数个空泡称为空泡形成（图2-35）。空泡（vacuole）是细胞发生脂肪变性或颗粒缺失的结果，常见于严重感染等，还可见于遗传性白细胞形态异常。

遗传性白细胞形态异常：如家族性白细胞空泡形成（Jordan畸形）（图2-36），属常染色体隐性遗传病，在无任何化脓性感染和理化损伤的情况下却主要在外周血、骨髓中性粒细胞胞质中一直出现数量不等的空泡（直径一般2～3μm）为其特点。在嗜酸性粒细胞及单核细胞中也可见少量空泡。家庭成员中也可有类似血象，本异常可与肌营养不良，鱼鳞癣并存。本症少见，患者常无任何症状。长年健康生活可因偶然查血而发现。故应以鉴别，前者的空泡形成常常与中毒颗粒同时出现，同时有相应的病史和症状，而后者的白细胞空泡形成则无细胞毒性改变，无临床症状，家族中可查到类似血象。

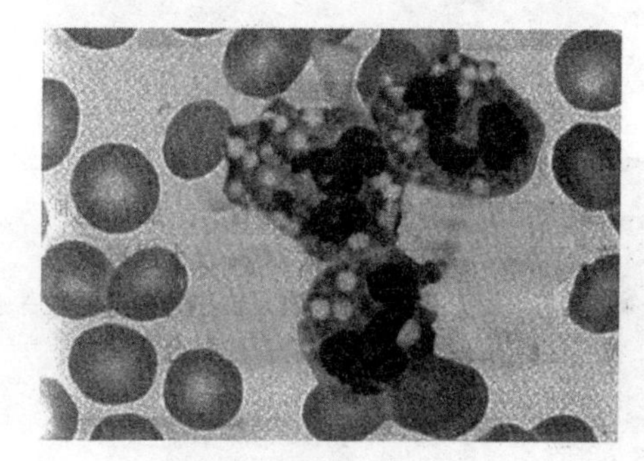

图2-36　家族性白细胞空泡形成（Jordan畸形）

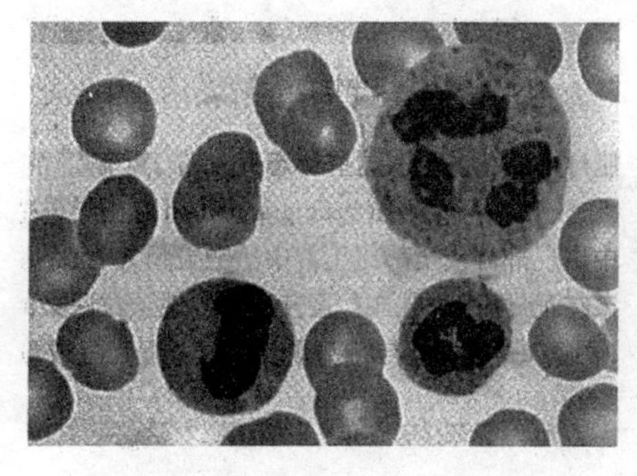

图2-37　中性粒细胞大小不均

储存的EDTA抗凝血液细胞也可出现退行性空泡，应与鉴别，除非同时伴有其他毒性变化，否则，不宜将空泡变性归于中性粒细胞的毒性变化。

（3）大小不均（anisocytosis）：中性粒细胞的体积大小相差悬殊称为大小不均（图2-37）。常见于病程较长的化脓性感染或慢性炎症，这可能是内毒素等因素作用于骨髓早期中性粒细胞，使其发生顿挫性不规则分裂、增殖所致。

（4）杜勒小体（Dohle body）：是中性粒细胞胞质中蓝色或灰色的包涵体，常单个或成群位于细胞边缘，大小为1～2μm，甚至可达5μm，由糖原颗粒和内质网组成，与正常染色区域界限模糊，该小体称为杜勒小体。杜勒小体是中性粒细胞毒性变化致胞质局部不成熟，保留的嗜碱性区域，即核质发育不平衡的表现（图2-38）。常见于严重感染，如肺炎、麻疹、败血症和烧伤等，也可见于妊娠、骨髓增生异常综合征、May-Hegglin畸形以及应用细胞因子（G-CSF和GM-CSF）等。

(5)退行性变(degeneration):是细胞发生胞体肿大、结构模糊、边缘不清晰、核固缩(深染的紧块)、核肿胀和核溶解(染色质模糊、疏松)、胞膜破裂,颗粒消失形成裸核等现象称为退行性变,为衰老和病变的细胞(图 2-39),正常血片中偶见,常见于严重感染或放射线损伤,在急性白血病的血片中易见裸核细胞。

2.中性粒细胞胞质异常

(1)棒状小体(auer body):为白细胞胞质中出现的紫红色细杆状物质,1 个或数个,可呈单、成双、呈栅栏状排列,长约 1～6μm,是初级嗜天青颗粒结晶化的形态,称为棒状小体(图 2-40)。出现数个棒状小体,呈束状排列(柴束状)的白细胞称为 faggot 细胞(图 2-41)。棒状小体对鉴别急性白血病的类型有重要价值,主要见于急性粒细胞白血病(多见)和急性单核细胞白血病(少见),而急性淋巴细胞白血病则无。

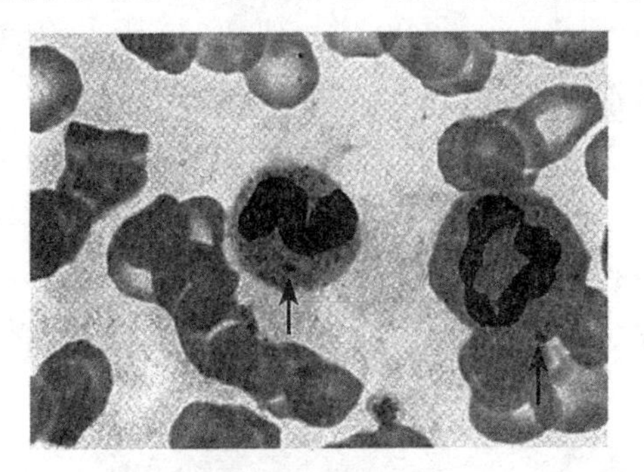

图 2-38 杜勒小体

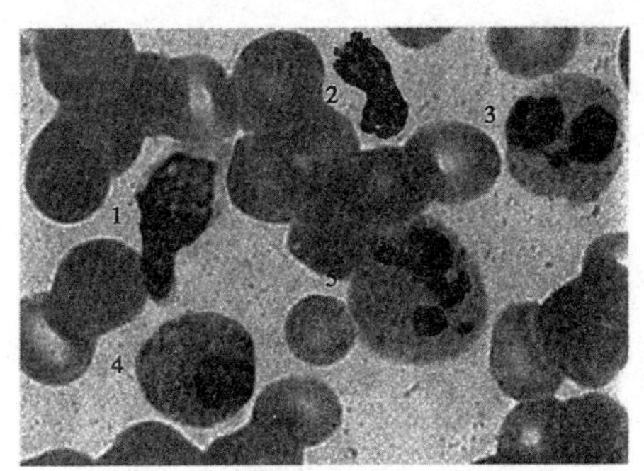

图 2-39 中性粒细胞退行性变

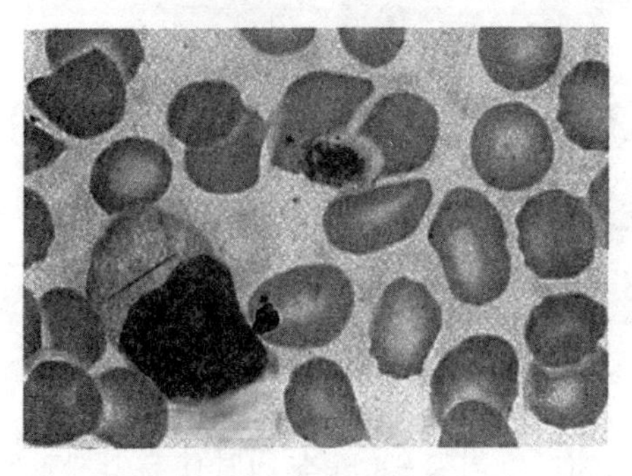

图 2-40 棒状小体

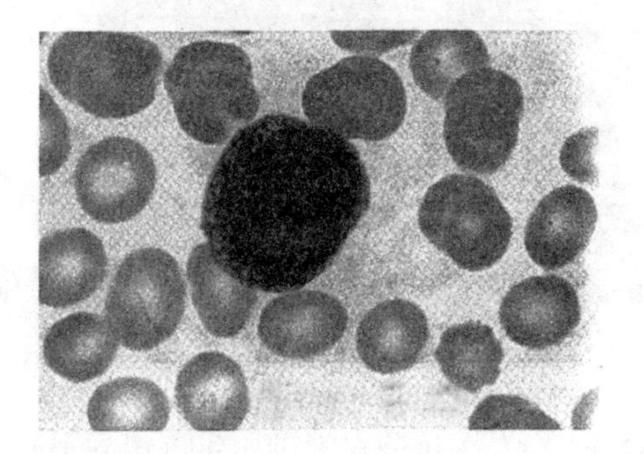

图 2-41 faggot 细胞

(2)Chediak-Higashi 畸形:骨髓和血液的各期粒细胞胞质中含几个～数十个直径为 2～5μm 的包涵体,呈异常巨大的紫蓝色或淡灰色块状(图 2-42)。也可见于其他粒细胞、单核细胞、淋巴细胞、黑素细胞、肾小管细胞。为常染色体隐性遗传性缺陷,可影响粒细胞功能,易出现严重感染,常伴白化病。

(3)Alder-Reilly 畸形:中性粒细胞胞质中含巨大深染嗜天青颗粒(呈深红或紫色包涵体)(图 2-43),但不伴有白细胞增多及核左移、空泡等,有时似 Dohle 小体,也可见于其他粒细胞、单核细胞、淋巴细胞。为常染色体隐性遗传缺陷,但不影响粒细胞功能,常伴有脂肪软骨营养不良、遗传性黏多糖代谢障碍、骨或软骨畸形疾病。

(4)May-Hegglin 畸形:中性粒细胞终生含有无定形的淡蓝色包涵体,与 Dohle 小体相似,但大而圆(图2-44)。也可见于其他粒细胞、单核细胞,甚至巨核细胞中也能见到。为常染色体显性遗传,良性畸形。

另外,中性粒细胞胞质异常还包括中性粒细胞颗粒减少、颗粒增加、棒状小体、空泡形成、Dohle小体和类似包涵体、外源性中性粒细胞包涵体(微生物、冷球蛋白、疟色素)。

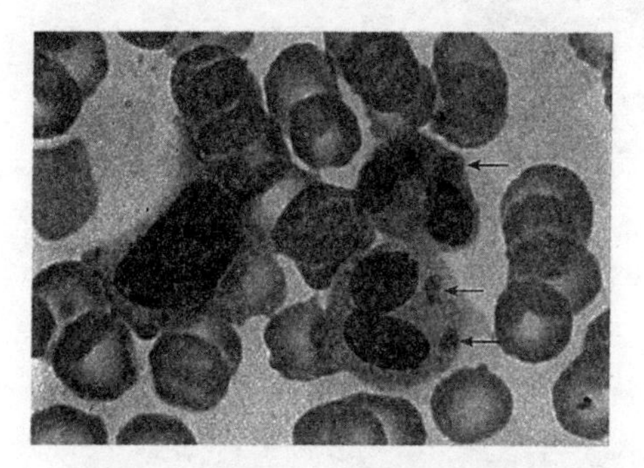

图2-42　Chediak-Higashi 畸形

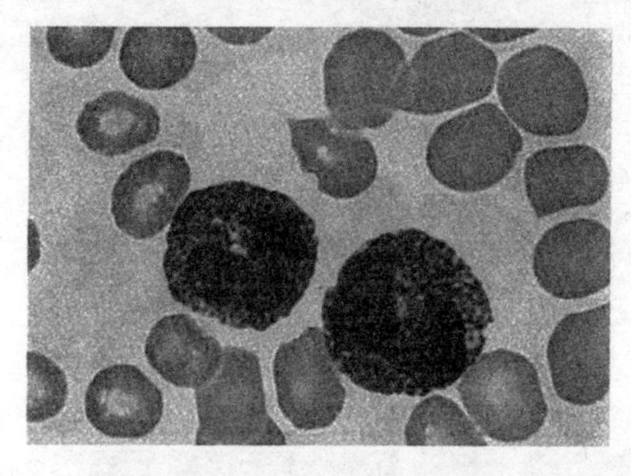

图2-43　Alder-Reilly 畸形

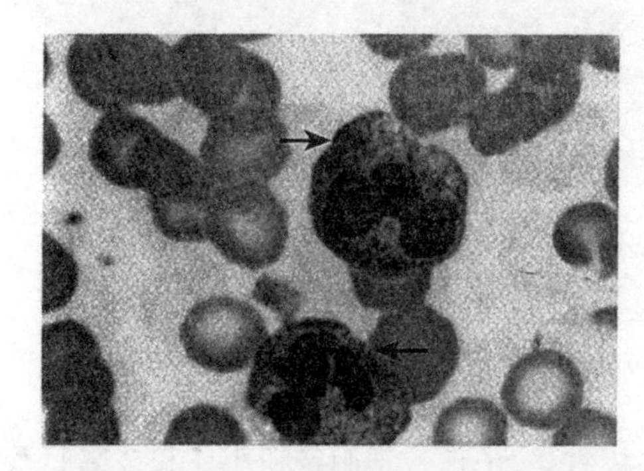

图2-44　May-Hegglin 畸形

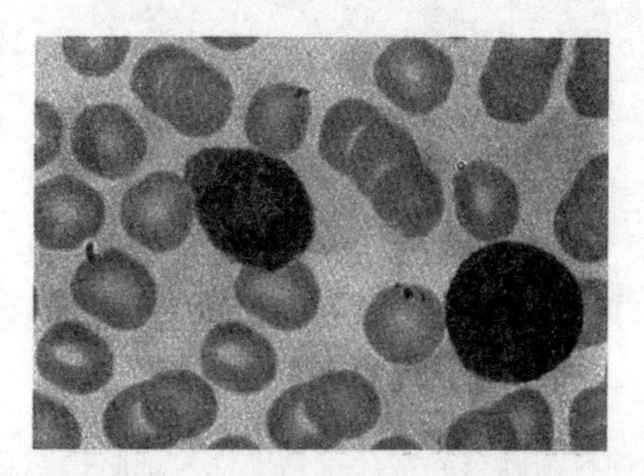

图2-45　巨多分叶核中性粒细胞

3.中性粒细胞核异常形态

(1)巨多分叶核中性粒细胞:胞体增大,胞核分5—9叶,甚至10叶以上,各叶大小差异很大,核染色质疏松(图2-45)。常见于巨幼细胞性贫血、用抗代谢药物治疗后及恶性血液病等。

(2)巨杆状核中性粒细胞:胞体可大至30μm,胞核染色质略细致,着色变浅,胞核呈肥大杆状或特长带状(图2-46)。常见于巨幼细胞性贫血和恶性贫血,也可见于骨髓增生异常综合征和白血病。

(3)鼓槌小体:与中性粒细胞核有一丝相连,形状似鼓槌或网球拍样的小体称为鼓槌小体,常为单鼓槌,偶见双鼓槌(图2-47)。鼓槌小体与染色体数目相关,为失活的X染色体浓缩而成。正常男性少,正常女性较多(每500个中性粒细胞可见到6个)。对先天性睾丸发育不全症的诊断有参考价值。

(4)核棘突:中性粒细胞核上各种形态的牙状突起称为核棘突(图2-48),核棘突如在中性粒细胞中大量出现,见于严重中毒、严重感染、转移癌、晚期结核、严重放射线损伤等。

(5)Pelger-Huet 畸形:为成熟中性粒细胞核分叶能力减退,常呈杆状、肾形、眼镜形、哑铃形(图2-49)。见于常染色体显性遗传缺陷,又称家族性粒细胞异常。病理情况下,见于严重感染、骨髓增生异常综合征、白血病、肿瘤转移或某些药物(如秋水仙碱)治疗后。

(6)环形杆状核粒细胞(ring-shaped nuclei granulocyte):中性粒细胞核呈杆状环形称为环形杆状核粒细胞(图 2-50),常见于骨髓增生异常综合征、粒细胞白血病及巨幼细胞性贫血。

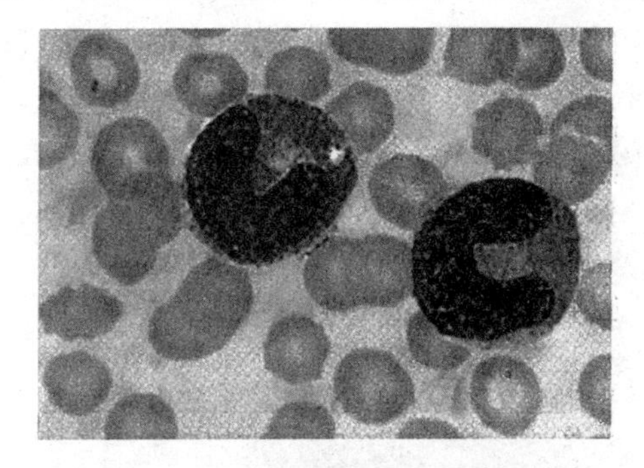

图 2-46　巨杆状核中性粒细胞

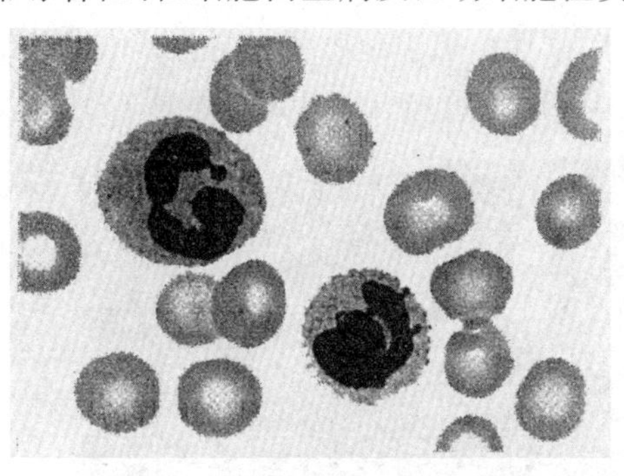

图 2-47　中性粒细胞鼓槌小体

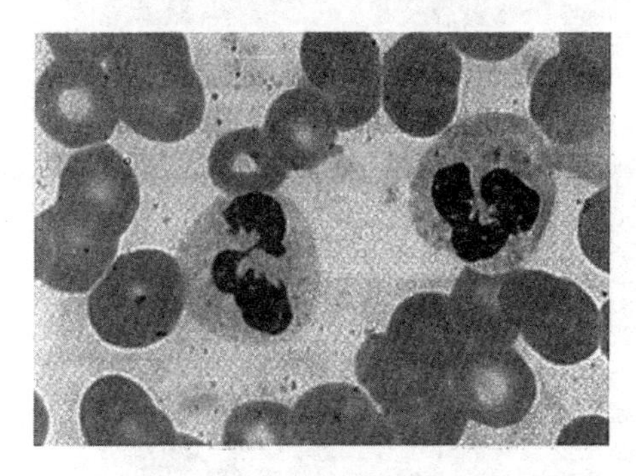

图 2-48　中性粒细胞核棘突

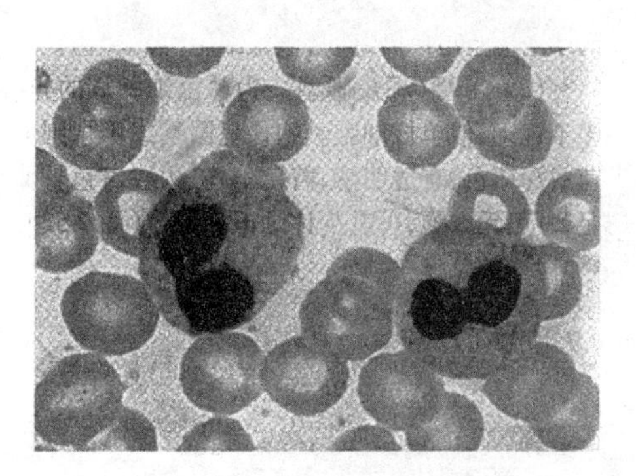

图 2-49　Pelger-Huet 畸形

中性粒细胞核异常还包括中性粒细胞核左移、核右移、中性粒细胞鼓槌小体和核突起及其他异常(核分叶过多、核分叶减少、环状核、葡萄簇状核)。

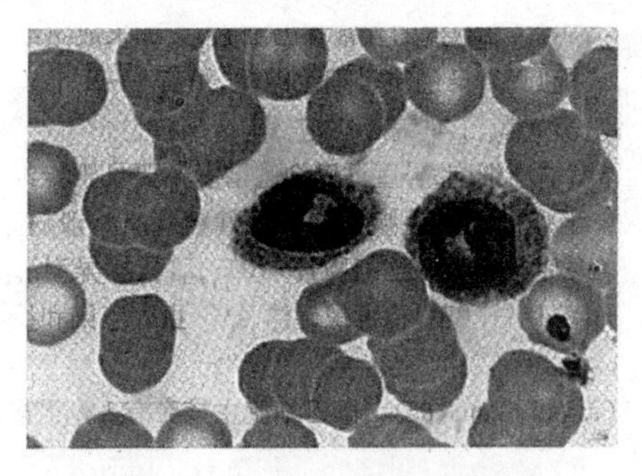

图 2-50　环形杆状核粒细胞

与遗传因素相关的中性粒细胞畸形有 Chediak-Higashi 畸形、Alder-Reilly 畸形、May-Hegglin 畸形、Pelger-Huet 畸形、家族性白细胞空泡形成(Jordan 畸形)。

(三)淋巴细胞异常形态

1.异型淋巴细胞(atypical lymphocyte)

在病毒(如腺病毒、人类疱疹病毒等)、原虫(如弓形虫)感染,药物反应、结缔组织疾病、应激状态或变应原等因素刺激下,外周血淋巴细胞增生并发生形态异常的变化,表现为胞体增大、胞质增多、嗜碱性增强、细胞核母细胞化，称为异型淋巴细胞或反应性淋巴细胞(reactive lymphocyte)。外周血液异型淋巴细胞主要是T细胞(83%～96%)，少数为B细胞(4%～7%)。异型淋巴细胞按形态特征可分为三型：

(1)Ⅰ型(空泡型)：为浆细胞样的异常淋巴细胞，又称泡沫型或浆细胞型，较为常见，胞体比正常淋巴细胞稍大，多为圆形或卵圆形。胞核呈圆形、椭圆形、肾形或不规则形，染色质呈粗网状或粗糙的小块状呈不规则排列。胞质较丰富，深蓝色，一般无颗粒，含有较多大小不等的小空泡呈泡沫海绵状，似浆细胞(图2-51)。

(2)Ⅱ型(不规则型)：为单核细胞样的异常淋巴细胞，又称单核细胞型，胞体较大，边缘多不规则，似单核细胞。胞核呈圆形或不规则形，其染色质较单核细胞粗糙。胞质丰富，呈淡蓝或深蓝色，有透明感，着色不均，边缘着色较深，呈不规则的深浅蓝色的花边状，可见多个伪足，一般无空泡，可有少许嗜天青颗粒(图2-52)。

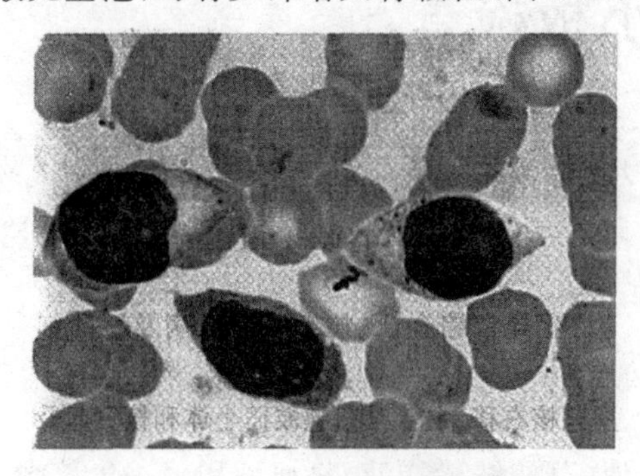

图2-51　Ⅰ型异型淋巴细胞

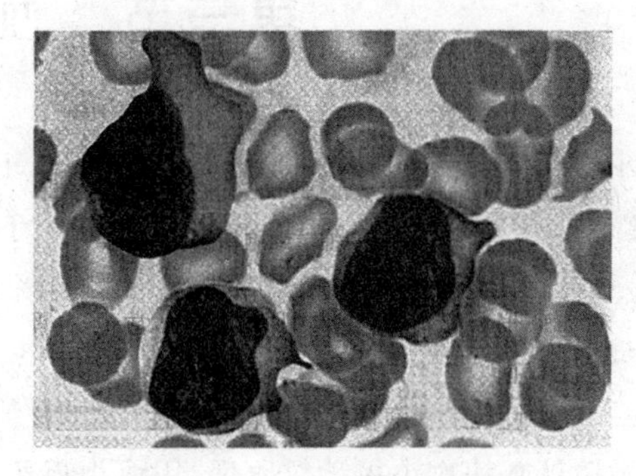

图2-52　Ⅱ型异型淋巴细胞

(3)Ⅲ型(幼稚型)：为网状细胞样的异常淋巴细胞，又称未成熟细胞型或幼淋巴细胞型，胞体较大，胞核大呈圆形或椭圆形，染色质呈细致网状，可有1～2个核仁，似原始细胞。胞质量较少呈深蓝色或深蓝色，多无颗粒，偶有小空泡(图2-53)。

正常人外周血偶见异型淋巴细胞，异型淋巴细胞增多主要见于传染性单核细胞增多症、病毒性肝炎、流行性出血热、湿疹等病毒性疾病和过敏性疾病。一般病毒感染异型淋巴细胞<5%，而传染性单核细胞增多症时异型淋巴细胞常>10%，可依据异型淋巴细胞的多少来鉴别，另外，EBV、巨细胞病毒、HIV、D-链球菌、梅毒螺旋体、弓形虫等感染和接种疫苗，也可引起外周血液异型淋巴细胞增多。

2.卫星核淋巴细胞(satellite nucleus)

淋巴细胞主核旁有1个游离的卫星小核，因染色体损伤，在细胞有丝分裂末期，丧失着丝点的染色单体或其片断被两个子代细胞所排除而形成卫星核称为卫星核淋巴细胞(图2-54)。常见于接受较大剂量电离辐射、核辐射之后，或其他理化因素、抗癌药物等造成的细胞损伤。同时常伴有淋巴细胞减少，及其胞核固缩、破碎、双核的细胞退化表现。卫星核淋巴细胞常作为致畸、致突变的客观指标之一。

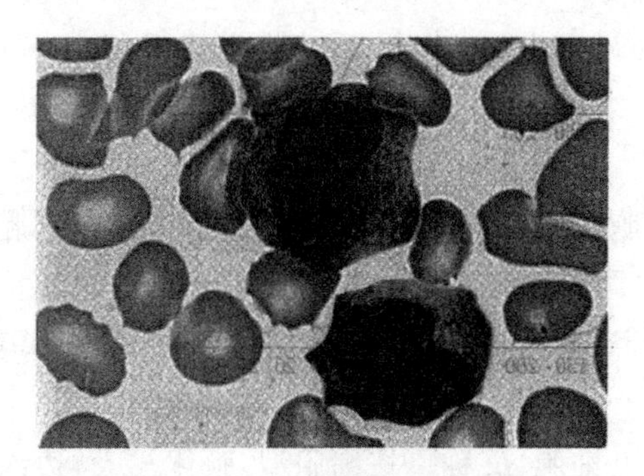

图 2-53　Ⅲ型异型淋巴细胞

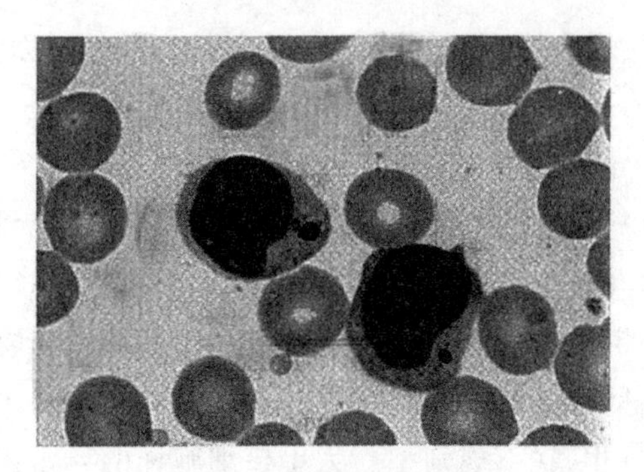

图 2-54　卫星核淋巴细胞

第三节　血小板检查

血小板(platelet,PLT)是外周血中体积最小的血细胞,具有维持血管内皮完整性以及黏附、聚集、释放、促凝和血块收缩等生理功能。可通过检测血小板参数和形态变化对某些疾病(特别是止血、凝血系统疾病)进行诊断或鉴别诊断。

一、血小板计数

【检测原理】

显微镜计数法血小板计数原理:用血小板稀释液(草酸铵稀释液)将血液稀释一定倍数,同时破坏红细胞,并充入改良牛鲍计数池内,在显微镜下计数一定体积内的血小板数,经换算求得每升血液中的血小板数量。

【方法学评价】

血小板计数的方法大致分为 4 类,其原理见表 2-41,方法学评价见表 2-42。多种稀释液的方法学评价见表 2-43。

表 2-41　血小板计数测定方法及基本原理

方法	原理
普通显微镜计数法	普通显微镜计数血小板,其稀释液破坏或不破坏红细胞的 PLT 计数
相差显微镜计数法	相差显微镜计数血小板,稀释液同普通显微镜计数法
血液分析仪法	主要检测原理包括电阻抗法和(或)流式、光(或荧光)散射法
流式细胞仪法	用免疫法荧光素标记特异的血小板单克隆抗体,用流式细胞仪计数 PLT

表 2-42　血小板计数的方法学评价

方法	优点	缺点
普通显微镜计数法	①设备简单；②费用低廉；③简便易行	①耗时费力；②受微量吸管和血细胞计数板的质量、细胞分布状态、稀释液的杂质微粒、溶解不全的细胞碎片以及检验人员技术水平等因素影响；③精密度和准确度相对较低
相差显微镜计数法	PLT 立体感增强，易于识别，准确性高，还可照相后核对计数结果，为手工法的参考方法	仪器昂贵，未能普及使用
血液分析仪法	①操作便捷，计数细胞数量多、速度快、重复性好、能同时提供多项指标，是目前常规筛检 PLT 的主要方法；②易于标准化，便于质量控制；③五分类仪器采用多种高新技术联合检测血小板，加之经校准后，在严格规范条件下，血小板的准确性较高	①仪器不能区分 PLT 与其他类似大小的物质，特别是三分类仪器血小板计数的影响因素较多（如小红细胞、大血小板、RBC 和 WBC 碎片、杂质微粒、乳糜微粒、冷球蛋白、微凝集等）；②五分类仪器也可受上述部分因素的影响；③偶有患者存在 PLT 抗凝剂依赖现象。故当 PLT 明显异常时，仍需要显微镜复查和(或)复查血涂片
流式细胞仪法	①操作简便，计数细胞数量多、速度快、重复性好；②为目前 ICSH 推荐的参考方法	仪器昂贵，未能普及使用

表 2-43　血小板计数稀释液的方法学评价

方法	优点	缺点
草酸铵稀释液	①破坏红细胞能力强，血小板形态清晰易辨；②为首选稀释液	试剂中如不加 $EDTA-Na_2$，易产生草酸钙沉淀而影响计数
复方尿素稀释液	①破坏红细胞，视野清晰；②使血小板肿胀后易辨认	①尿素易分解，试剂不易保存；②不能完全破坏红细胞
高铁氰化钾稀释液	高铁氰化钾不易分解，试剂在室温保存时间长（>1 年）	红细胞破坏不完全
生理盐水	应急时使用	不破坏 RBC，RBC 可掩盖 PLT，影响 PLT 计数

【质量保证】

1.分析前质量保证

器材要求同白细胞计数，稀释液空白计数应为零。

2.分析中质量保证

(1)采血:采血顺利,防止血小板聚集和破坏,导致 PLT 假性减低。

(2)充池:必须适当用力、充分混匀后充池,以防血小板破坏或充池后血小板分布不均。充池后需放入湿盒内静置 10～15 分钟再及时计数,避免漏计或稀释液蒸发影响计数结果的准确性。

(3)镜下观察光线不可太强,要适中。注意与细胞碎片、灰尘、微生物、结晶等杂质鉴别。

(4)采血后 1 小时内需计数完毕,以免血小板破坏使计数结果偏低。

3.分析后质量保证

(1)同一份标本 2 次计数,误差应小于 10%,取 2 次结果的均值报告。如果计数误差大于 10%,应做第 3 次计数,取 2 次相近结果的均值报告。

(2)血涂片染色镜下观察血小板的分布情况(正常血小板呈 3～5 个成群及散在分布),观察有无大血小板、异形血小板及大量血小板凝块,同时注意有无异常增多的小红细胞及白细胞碎片等,以了解是否存在干扰血小板计数准确性的因素。

【参考区间】

(125～350)×10^9/L。

【临床意义】

1.血小板生理性变化

正常人血小板数存在生理性波动,一般早晨低于下午,春季低于冬季,平原居民低于高原居民,月经前减低,月经后恢复,妊娠中晚期增高,分娩后 1～2 天恢复,剧烈运动、饱餐后增高,休息后恢复,动脉血高于静脉血,静脉血高于毛细血管血 10%,新生儿较婴儿为低,出生 3 个月后才达到成人水平。

2.血小板病理变化

(1)血小板减少:PLT<100×10^9/L 称为血小板减少(thrombocytopenia)。血小板减少是引起出血的常见原因。当血小板(20～50)×10^9/L 时,可有轻度出血或手术后出血;低于 20×10^9/L,可有较严重的出血;低于 5×10^9/L 时,可导致严重出血。

(2)血小板增多:PLT>400×10^9/L 称为血小板增多(thrombocytosis)。病理性血小板减少和增多的原因及临床意义见表 2-44。

二、血小板形态检查

血小板的形态变化与功能密切相关,通过观察染色后血涂片中血小板数量、大小、形态、分布情况、聚集性等,对判断、分析血小板相关疾病具有重要的意义。

(一)血小板正常形态

正常血小板(normal platelet)呈圆形、椭圆形或不规则形,有多个胞质丝外伸树突,直径约 1.5～3μm,多为成熟型,新生血小板体积大,成熟者体积小。胞质呈淡蓝或淡红色,中心部位有细小而聚集或分散于胞质中的紫红色颗粒,称颗粒区,其周围部分为透明的胞质称透明区。无细胞核(图 2-55)。在血涂片上血小板常呈 3～5 个聚集成簇或散在分布。

表 2-44　病理性血小板减少和增多的原因及临床意义

血小板	原因	临床意义
减少	生成障碍	再生障碍性贫血、急性白血病、骨髓肿瘤、放射性损伤、巨幼细胞性贫血、某些药物等
	破坏过多	特发性血小板减少性紫癜、脾功能亢进、系统性红斑狼疮、输血后血小板减少症等
	消耗过多	弥散性血管内凝血(DIC)、血栓性血小板减少性紫癜、微血管病性溶血性贫血等
	分布异常	脾大、血液被稀释等
	先天性	新生儿血小板减少症、巨大血小板综合征等
增多	原发性	原发性血小板增多症、慢粒、真性红细胞增多症等
	反应性	急性大出血、急性溶血、急性化脓性感染、肿瘤等
	其他	脾切除、外科手术后等

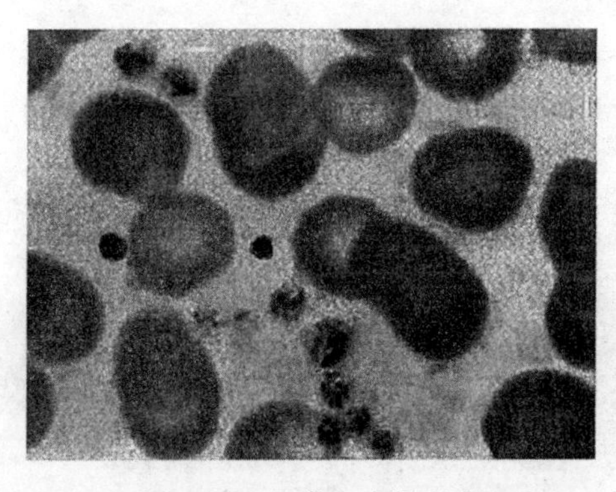

图 2-55　正常血小板形态

(二)血小板异常形态

1.大小异常

(1)血小板大小不均：生理情况下，血小板可呈轻度大小不均的变化，血小板大小各占比例不一致，巨型为 0.7%～2.0%，大型为 8%～16%，中型(正常血小板)为 44.3%～49%，小型为 33%～44%(图 2-56)。大血小板多为年轻血小板。病理情况下，可出现明显的血小板大小不均，巨大的血小板直径可以达 20～50μm 以上(图 2-57)，见于特发性血小板减少性紫癜、粒细胞性白血病、恶性贫血、巨大血小板综合征等。

(2)小血小板(small platelet)：血小板直径＜1.5μm 为小血小板(图 2-58)，增多见于再生障碍性贫血、缺铁性贫血、特发性血小板减少性紫癜等。

(3)大血小板(large platelet)：血小板直径为 4～7μm，平均直径 4.6μm 称为大血小板(图 2-59)，增多提示骨髓造血小板功能旺盛，但有成熟障碍、破坏加速的表现。

(4)巨型血小板(giant platelet)：血小板直径＞7μm 为巨型血小板，常为 7～20μm(图 2-

60),增多见于血小板无力症、血管性假性血友病、粒细胞白血病、血小板无力症、巨大血小板综合征、骨髓增生异常综合征和脾切除后等。偶见原发性血小板减少性紫癜。

2.形态异常

血小板可以出现线形、杆状、逗点状、蝌蚪状、梨形、蛇形、不规则形和幼稚、衰老、无颗粒等异常形态血小板(图 2-61～图 2-63),健康人<2%。由于影响血小板形态改变的因素很多,各种形态异常又无特异性。因此,异常血小板比值超过 10%时才有临床意义。

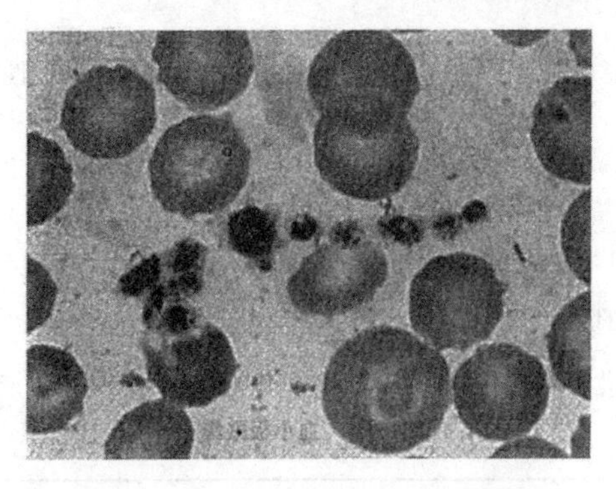

图 2-56　生理性血小板大小不均

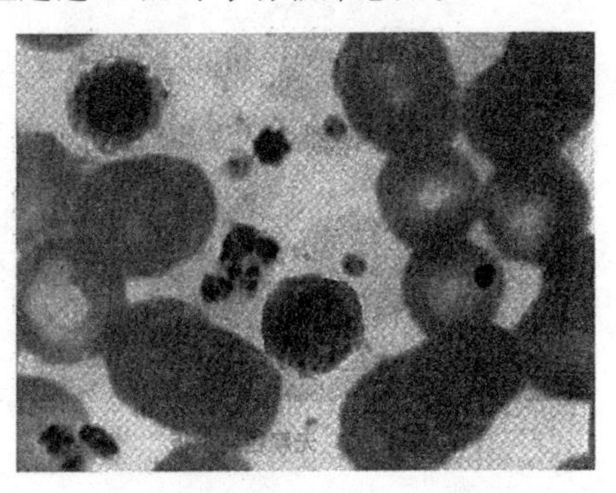

图 2-57　病理性血小板大小不均

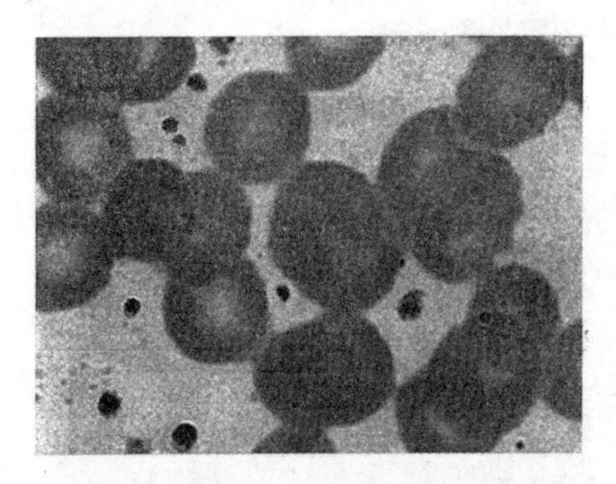

图 2-58　小血小板

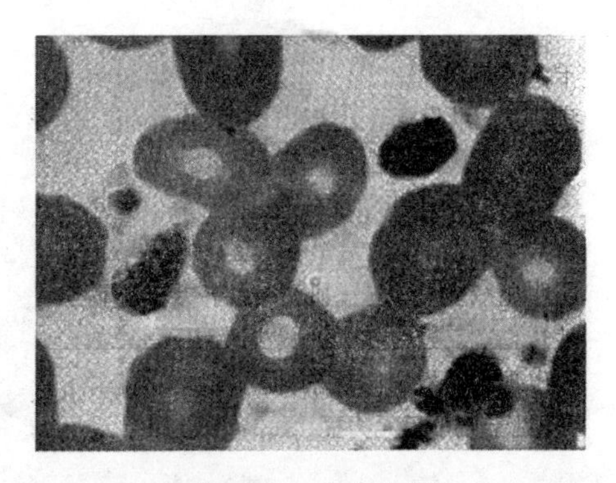

图 2-59　大血小板

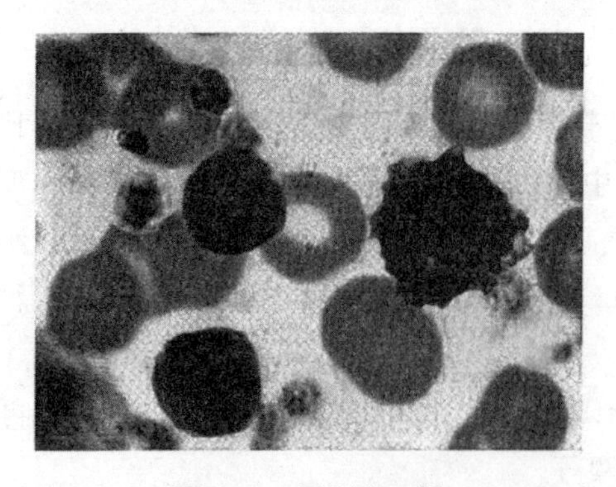

图 2-60　巨型血小板

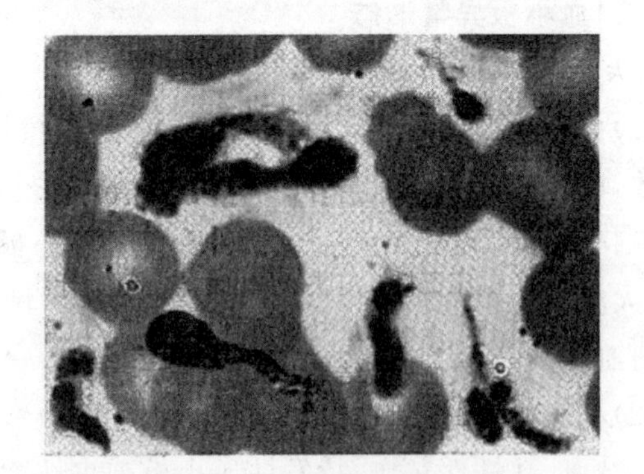

图 2-61　异常形态血小板

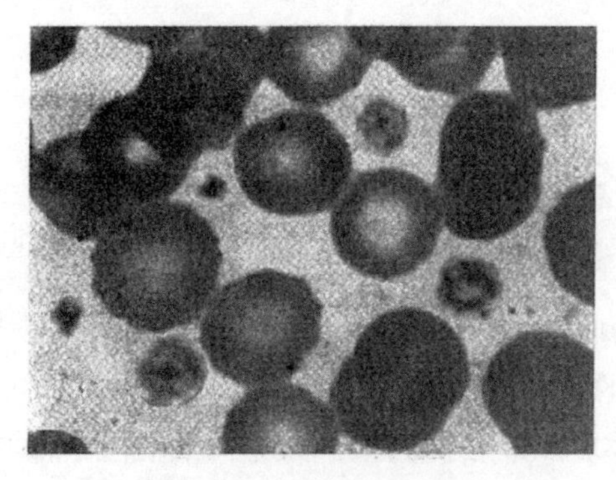

图 2-62　无颗粒血小板

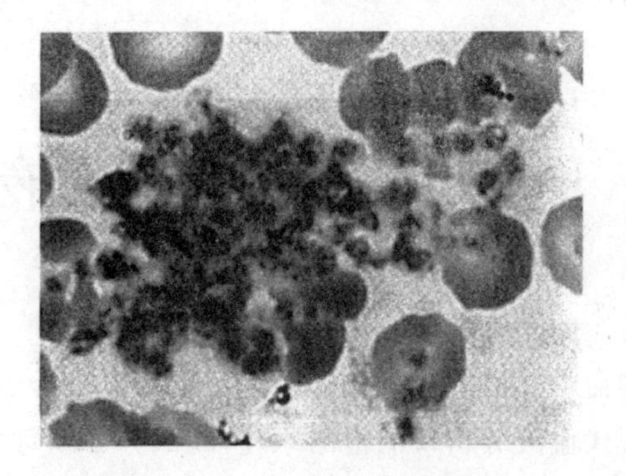

图 2-63　血小板聚集

3.分布异常

观察血小板聚集、分布状态可间接反映其功能。

(1)血小板过度聚集:末梢血涂片中聚集的血小板数量明显增多,可达几十、数百、甚至上千个(图 2-63)。见于原发性血小板增多症(ET)、继发性血小板增多症、血小板增多的慢性粒细胞白血病等。

(2)血小板散在分布:血涂片中血小板数量减少,呈散在分布,聚集的血小板团明显减少(未抗凝血)。见于再生障碍性贫血、特发性血小板减少性紫癜等;如不出现血小板聚集现象,提示 PLT 功能异常,见于血小板无力症(图 2-64)。

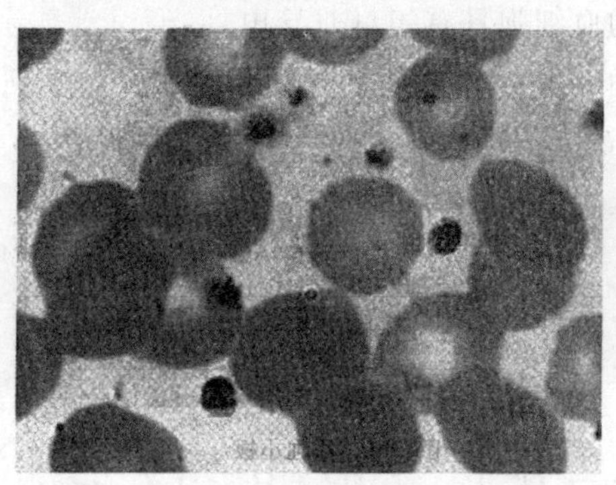

图 2-64　血小板散在分布

第三章　血液分析仪检验

传统的手工显微镜法血液学检验操作烦琐、费时、重复性差，已无法满足大批量临床标本检测的需求。血液分析仪的应用实现了血液检验的多参数、自动化和规范化。

现代血液分析仪的检测原理，大致分为物理学方法和化学方法：物理学方法有电学法与光学法。电学法包括电阻抗法与射频法；光学法包括光散射与分光光度法。化学方法包括特殊试剂溶血、血红蛋白转化、细胞化学染色及核酸荧光染色等。根据白细胞的分析原理，血液分析仪可分为二分群、三分群及五分类型。根据标本采样和稀释方式，仪器分为半自动与全自动型，前者需在机外手动预稀释标本；后者则由仪器自动混匀真空管、刺穿密封塞后采样、稀释。

第一节　电阻抗法(三分群)血液分析仪

一、电阻抗法血液分析仪的工作原理、参数和直方图特征

悬浮在电解质溶液中的血细胞具有相对非导电性，通过计数小孔时可引起电阻及电压的变化，产生脉冲信号，脉冲的数量指示细胞数量，脉冲的大小指示细胞体积，以此进行血细胞分析。该方法称电阻抗法(electrical impedance)，该原理又称库尔特原理(Coulter principle)，见图 3-1。

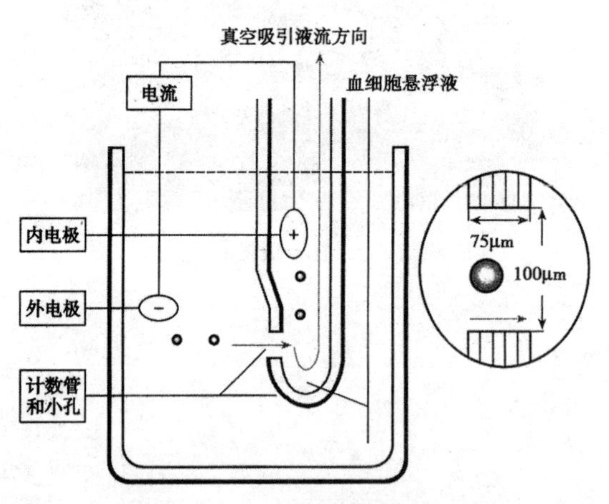

图 3-1　血细胞计数电阻抗原理

电阻抗型血液分析仪的主要组成部分及各部分功能见图 3-2。

其中红细胞和血小板分析需要等渗的稀释液介质环境，白细胞和血红蛋白分析介质中需要添加溶血素，破坏红细胞后进行分析。

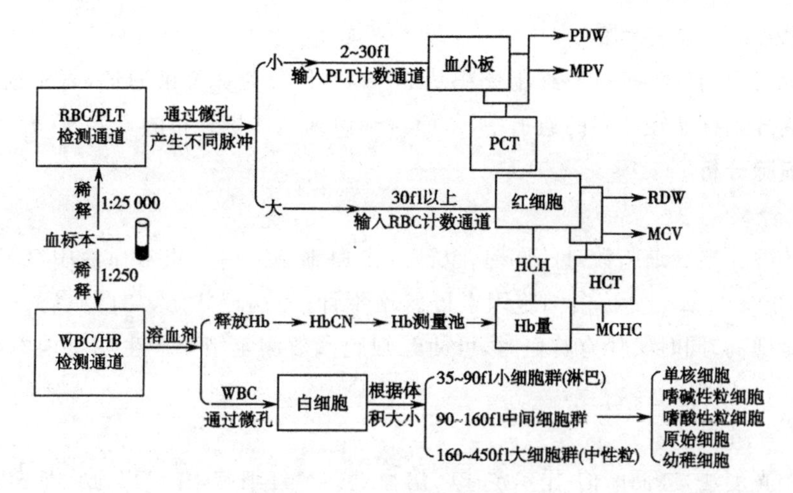

图 3-2　电阻抗法仪器的主要组成部分及功能

仪器除给出三种血细胞分析结果外，还提供血细胞体积分布图形。该图形是由测量通过感应区的每个细胞脉冲累积得到，将每个细胞的脉冲数据根据其体积大小分类并储存于相应的体积通道进行汇总。以血细胞体积(n)为横坐标，相应体积血细胞所出现的频率(REL No)为纵坐标，计算并打印出的反映细胞群体分布情况的拟合曲线，称为血细胞体积分布直方图(histogram)。可显示某一特定细胞群的平均细胞体积、细胞分布情况和是否存在异常细胞。

(一)白细胞分析

1.白细胞计数

仪器将血液稀释一定倍数，加入溶血剂(Lyse)使红细胞膜破裂溶解，释放出血红蛋白，白细胞得以保留。采用电阻抗法计数白细胞后再根据稀释倍数进行计算，得到每升全血中白细胞计数结果。

2.白细胞分群

加入溶血剂的白细胞计数通道，白细胞膜受损，细胞液渗出，胞膜紧裹在细胞核或残留的颗粒物质周围，发生体积变化。经溶血剂处理后的白细胞按体积分为3个群(表 3-1)：

表 3-1　电阻抗法白细胞的三分群及各细胞群在直方图中的位置

细胞区/在直方图中的位置	分布范围	主要分布细胞	脱水后特点
小细胞区	35～90fl	淋巴细胞	单个核细胞，颗粒少，细胞小
中间细胞区	90～160fl	单核细胞、嗜酸性粒细胞、嗜碱性粒细胞、核左移的各阶段幼稚细胞、白血病细胞	单个核细胞或核分叶少，细胞中等大小
大细胞区	＞160fl	中性粒细胞	核分叶多，颗粒多，细胞大

仪器内的计算机自动将白细胞总数乘以各群白细胞的百分比，得到各群白细胞绝对值。

3.白细胞体积分布直方图

血液分析仪内的计算机将白细胞体积从30～450fl分为256个通道，每个通道为1.64fl，细胞按大小被分别存储在不同的通道中，从而得到白细胞体积分布的直方图（表3-1）。

（二）红细胞分析

1.红细胞计数

仪器在计数完整红细胞数量的同时，也计入了白细胞。由于正常血液中红细胞与白细胞的比例约为500∶1～750∶1，白细胞因素可忽略不计；而病理状态，如白血病、严重感染导致白细胞数明显增高，同时又伴有贫血时，可使红细胞参数测定结果产生明显误差，必要时需给予纠正。

2.血红蛋白测定

采用分光光度法，遵循朗伯-比尔定律。溶血剂破坏红细胞，释放出血红蛋白，并形成血红蛋白衍生物，流经具有特定波长（一般在530～550nm）光线的比色池时产生光吸收。经过与溯源方法（HiCN法）比较，准确报告血红蛋白浓度。用于血红蛋白测定的溶血剂有2大类：

（1）改良氰化高铁血红蛋白法：稀释液含氰化物，与血红蛋白作用后形成氰化血红蛋白（而非氰化高铁血红蛋白）。测定波长540nm，但吸收光谱与HiCN有明显不同。

（2）非氰化高铁血红蛋白法：即稀释液中不含氰化物。代之以无毒的月桂酰硫酸钠血红蛋白（sodium lauryl sulfate，SLS）等，测定波长555nm。经HiCN法校准后，可达到与HiCN法相当的精密度和准确性，结果相关性高。

有些血液分析仪测定血红蛋白，可兼用非氰化物试剂（如用二甲基月桂胺氧化物dimethyllaurylamine oxide）和氰化物试剂（如用咪唑imidazole，含氰化物试剂作用，但无毒性）。

3.红细胞其他参数检测

（1）MCV及HCT：与手工计算方法不同，HCT是由MCV累计计算而来，其中MCV是单个细胞电脉冲信号的平均值。HCT的计算公式为：

$$HCT(L/L) = MCV(fl) \times 10^{-15} \times RBC(\times 10^{12}/L) = MCV \times 10^{-3} \times RBC$$

其中$1L = 10^{15}fl$

（2）MCH及MCHC：计算方法同手工法。

（3）红细胞体积分布宽度（red blood cell volume distribution width，RDW）：是反映外周血红细胞体积异质性（即大小不一程度）的指标。仪器将通过计数小孔的不同体积的红细胞形成的脉冲信号，分别存储在内置计算机的不同通道，经统计学运算即得到RDW，由于RDW来自大量红细胞的检测，与P-J曲线相比，更能客观、及时地反映红细胞大小不等的程度。但由于正常红细胞为双凹圆盘状，可以任意角度通过计数小孔，MCV仅是一个粗略的运算结果；而球形红细胞无论以何种角度通过，所产生的脉冲信号大小都是相同的，因此MCV并不一定降低，RDW也无法反映球形红细胞增多症患者红细胞的大小差异。

RDW可用变异系数表示，即RDW-CV；也可采用RDW-SD报告，更能真实反映红细胞的大小及离散情况。

4.红细胞体积分布宽度直方图

仪器在36～360fl范围内分析红细胞，正常红细胞主要分布在50～200fl范围内，直方图上可见两个细胞群体，50～125fl 区域有一个几乎两侧对称、较狭窄的正态分布曲线；主峰右侧约分布在 125～200fl 区域的细胞，为大红细胞和网织红细胞。红细胞体积异常，直方图峰可左移、右移，或出现双峰。

(三)血小板分析

早期的血液分析仪将血小板与红细胞共用一个通道检测，为避免小红细胞及大血小板对计数的干扰，仪器采用浮动界标技术以减少误差(图 3-3)。许多血液分析仪还采用了其他特殊装置，如：①扫流装置：在细胞计数微孔旁有一股持续的稀释液流，也叫扫流液体.其流向与计数微孔呈直角，使计数后的液体流走，可防止计数后颗粒重新进入循环而再次计数；②鞘流技术：避免湍流、涡流导致血细胞从小孔的边缘流过，而影响计数结果；③血小板 3 次计数及拟合曲线技术(图 3-4)。目前部分仪器已采用独立的血小板计数通道进行分析。

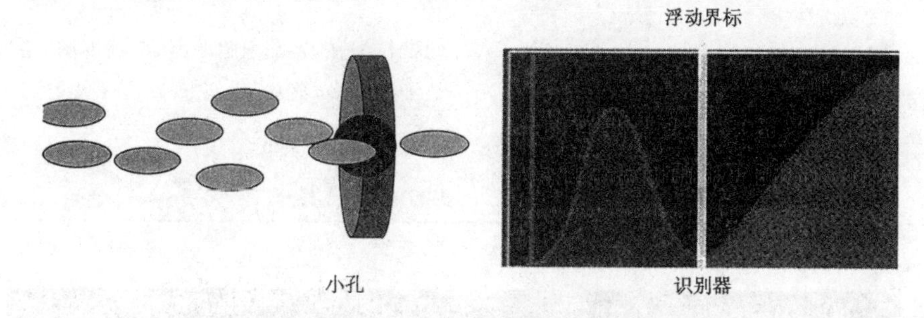

图 3-3　电阻抗法红细胞和血小板测试原理图

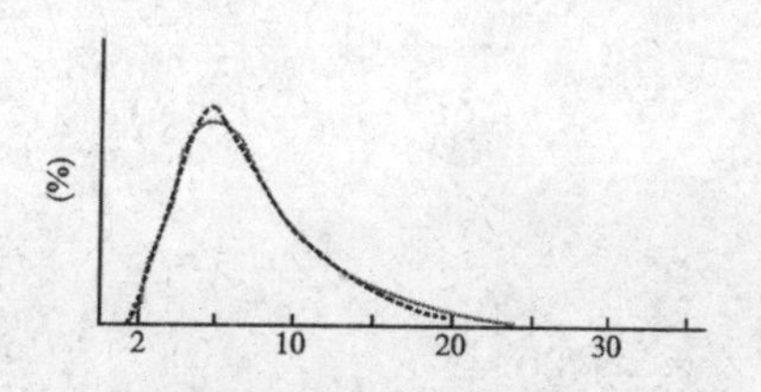

图 3-4　电阻抗法正常血小板计数和拟合曲线直方图

1.平均血小板容积(mean platelet volume，MPV)

是由血小板体积分布直方图的平整曲线所求出的群体算术平均体积。

2.血小板体积分布宽度及直方图

仪器将血小板体积值分别储存于 64 个通道，经统计学运算得到血小板体积分布宽度(platelet volumedistribution width，PDW)，并形成血小板体积分布宽度直方图。直方图分布在 2～30fl 之间，集中在 2～15fl 范围内，是一条呈对数正态分布的光滑曲线(图 3-4)。

二、电阻抗法血细胞分析结果的临床意义

(一)白细胞参数和直方图的临床意义

白细胞总数改变与手工计数临床意义相同，而白细胞分群结果并不完全能代表白细胞的真实变化。如白血病细胞、异型淋巴细胞、嗜酸性粒细胞、浆细胞、嗜碱性粒细胞等多出现在单个核细胞区域，少数也可见于淋巴细胞或粒细胞区。因此白细胞体积分布直方图仅作为临床病例中“正常”与“异常”标本的初步筛检，并无诊断意义。检验医师可根据直方图的变化和仪器报警信号决定是否进行手工复查，因此可作为一项质控手段。

三个细胞亚群的细胞分布区域交界处均存在一个低谷(即报警监测点),当白细胞分类的比例异常或出现异常细胞时,白细胞直方图曲线峰的高低、数量和低谷区的特征将会出现一些变化,并显示相应的报警。引起报警信号的直方图区域和原因为(表 3-2,图 3-5～图 3-10):

表 3-2 引起报警信号的直方图区域和原因

报警信号	直方图异常区域	常见原因
R0 或 R1	淋巴细胞左侧区域(图 3-6)	血小板凝集、巨大血小板,疟原虫,有核红细胞,未溶解红细胞,异常淋巴细胞,白细胞碎片、冷凝集素、蛋白质或脂类颗粒等
R2	淋巴和中等大小细胞之间(图 3-7,图 3-8)	异型淋巴细胞,异常淋巴细胞,原、幼细胞,浆细胞,嗜酸性粒细胞,嗜碱性粒细胞增多
R3	中等大小细胞和粒细胞之间(图 3-9)	幼稚粒细胞,异常细胞亚群、单核细胞,嗜酸、嗜碱性粒细胞增多,核左移
R4	粒细胞区域(图 3-10)	中性粒细胞绝对值增多
RM	多区异常	以上多种原因

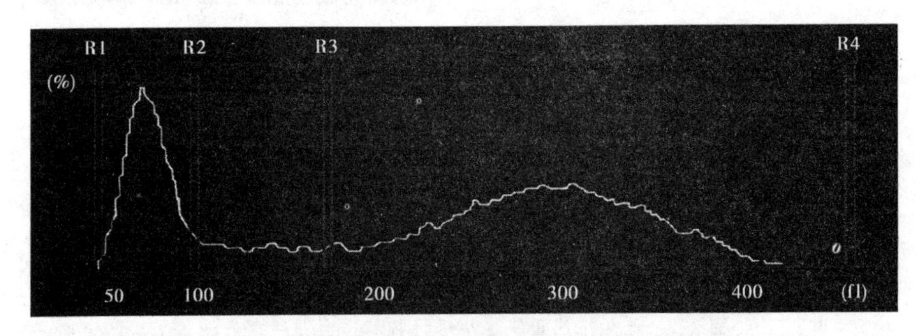

图 3-5 正常白细胞直方图及异常报警信号主要位置(R1～R4)

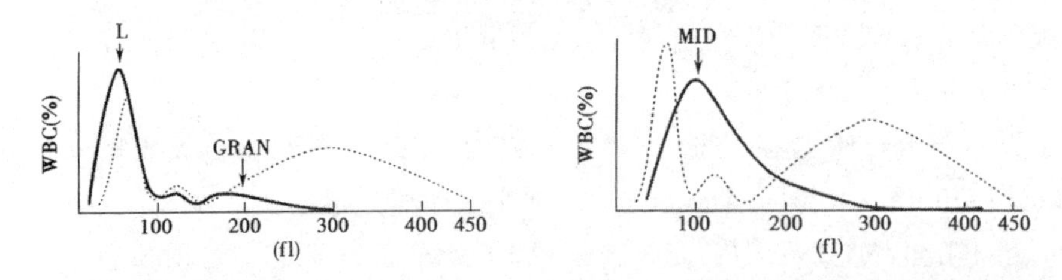

图 3-6 淋巴细胞增多和中性粒细胞减少直方图 图 3-7 原始、幼稚白细胞增多直方图

虽然临床疾病不同,发生异常的白细胞种类不同,但其直方图的特征可以非常近似。因此白细胞直方图变化的意义,主要在于指导实验室工作人员做好仪器计数的质量控制及判断是否需要“涂片复检”,集中表现为:

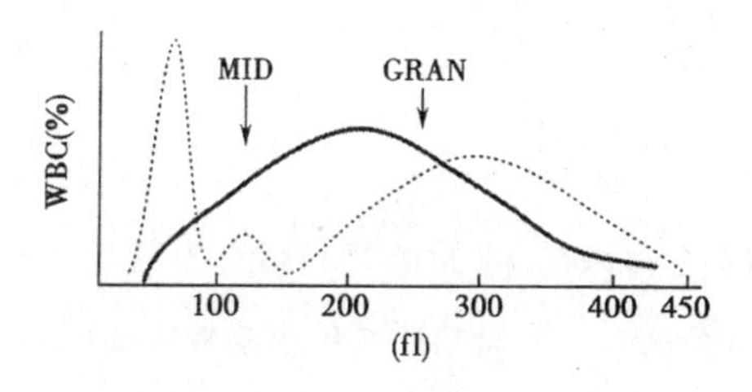

图 3-8　单个核细胞绝对值争夺直方图

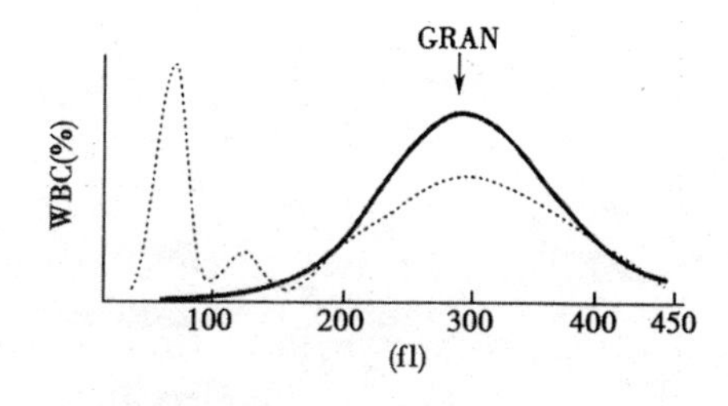

图 3-9　淋巴细胞减少和中性粒细胞增多直方图

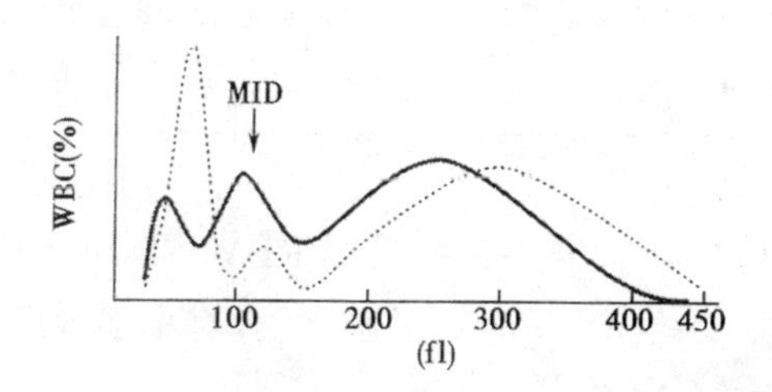

图 3-10　中间细胞(单个和细胞)群增多直方图

(1)判断白细胞计数时是否受到其他因素的干扰:如①某些贫血的病理红细胞及新生儿红细胞对溶血剂的抵抗力;②有核红细胞;③血小板聚集等。因此,当临床检测出现异常图形时,提示白细胞计数和分群结果均不准确,需要复查。

(2)判断白细胞直方图是否符合白细胞分类复检标准,以决定涂片镜检:白血病细胞、异型淋巴细胞、浆细胞、嗜酸性粒细胞和嗜碱性粒细胞等多出现在单个核细胞区域,少数也可见于淋巴细胞或粒细胞区。在一个细胞群中,可能以某种细胞为主,但由于细胞体积间的交叉,可能还存在其他细胞;也可能存在与白细胞体积大小相近,而实际上并非细胞的颗粒(如聚集的血小板)。

(3)白细胞直方图图形变化无特异性,不能仅根据白细胞直方图的变化进行某种疾病的诊断。

(二)红细胞参数和直方图的临床意义

RBC、Hb、HCT、MCV、MCH、MCHC的临床意义同红细胞手工检验。而RDW及红细胞体积分布直方图则具有更重要的意义

1.RDW

(1)用于缺铁性贫血和轻型地中海贫血的鉴别诊断:由于Hb合成障碍,两者均可表现为小细胞低色素性贫血,但前者RDW增高,后者大多数(88%)病例RDW正常。

(2)用于缺铁性贫血的早期诊断和疗效观察:绝大多数(96%)IDA时RDW均增高,特别是MCV尚处于正常参考区间范围时,RDW增高是缺铁性贫血的早期诊断的重要指标,当MCV减低时,RDW增高更明显。给予铁剂治疗有效时,RDW先增高,随着正常红细胞的增多和小红细胞的减少,RDW逐渐降至参考区间。

(3)用于贫血的形态学分类:Bessmen于1983年提出了贫血的MCV/RDW分类法(表3-3)。

表 3-3　Bessmen 的贫血 MCV/RDW 分类法

贫血类型	MCV/RDW 特征	常见原因或疾病
小细胞均一性	MCV↓,RDW 正常	轻型珠蛋白生成障碍性贫血、某些继发性贫血等
小细胞不均一性	MCV↓,RDW↑	缺铁性贫血、β-珠蛋白生成障碍性贫血、HbH 病等
大细胞均一性	MCV↑,RDW 正常	MDS、部分再障、部分肝病性贫血、肾病性贫血等
大细胞不均一性	MCV、RDW 均↑	巨幼细胞性贫血、某些肝病性贫血等
正细胞均一性	MCV、RDW 均正常	再生障碍贫血、急性失血、溶血早期、白血病等
正细胞不均一性	MCV 正常,RDW↑	早期缺铁性贫血、巨幼细胞性贫血合并缺铁性贫血等

(4)RDW 以变异系数和标准差方式报告,其中 RDW-SD 对反映少量大细胞或小细胞的存在和网织红细胞数量的增加,均较 RDW-CV 灵敏;后者对小细胞增加更为灵敏。

2.红细胞体积分布直方图

利用红细胞体积直方图的变化,结合其他参数分析,有助于贫血鉴别诊断。

(1)缺铁性贫血(图 3-11b):与正常直方图比较,曲线峰左移,峰底变宽,呈小细胞不均一性。铁剂治疗 3 周后出现“双峰”,但峰底更宽,说明治疗有效。

(2)轻型地中海贫血(图 3-11c):曲线峰左移,显示小细胞均一性。

(3)铁粒幼细胞贫血(图 3-11d):曲线峰左移,可呈“双峰”形,峰底变宽。

(4)巨幼细胞贫血(图 3-11e):治疗前,直方图曲线峰变低、右移,峰底变宽,显示大细胞不均一性。经叶酸或 B12 治疗后,红细胞直方图呈“双峰”形,说明治疗有效。乃因正常红细胞群逐步释放入血,而病理性红细胞尚未完全消亡所致。

(5)急性失血性贫血的直方图(3-11f):直方图的曲线峰变低,形状与正常红细胞直方图(3-11a)接近。

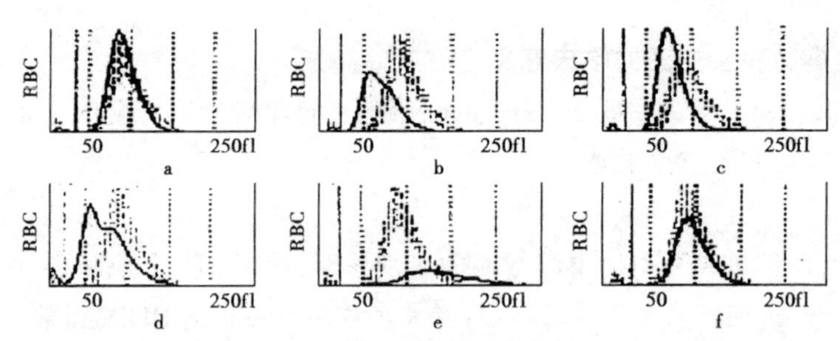

图 3-11　各类红细胞直方图

(三)血小板参数和直方图的临床意义

1.血小板计数

参考区间及临床意义同手工计数法。

2.MPV

MPV 反映血小板的平均体积大小,与血小板数量呈非线性负相关;与血小板功能呈正相关。与 PLT、PLCR 和 PDW 等指标联合应用意义更大(表 3-4)。

表 3-4　PDW、MPV 与 PLT 综合分析的临床意义

	MPV、PDW 正常、PLT↓	MPV↑、PDW 正常、PLT↓	MPV↓ PLT↓ PDW↑
骨髓造血功能	不受影响	恢复或有代偿能力	受抑制，如败血症，若持续下降则提示骨髓造血衰竭
PLT 止血功能	正常	旺盛	因数量严重减少而下降
血小板减少原因及预后	一过性，如局部炎症	外周血 PLT 破坏过多，如 ITP，预后好	骨髓病变、ITP 再生障碍型，预后差

3.血小板体积分布宽度(PDW)

PDW 是血液分析仪运算的结果，单独使用临床价值不大，但结合 MPV 与 PLT 的变化，对评估骨髓造血功能和血小板减少症的预后判断具有一定意义(表 3-4)。

4.血小板体积分布宽度直方图

某些仪器使用同一个通道分析血小板与红细胞，如有小红细胞或细胞碎片，则可被误计为血小板；而巨大血小板或血小板凝块可被误计为红细胞，导致 PDW 及血小板直方图异常。另外，乳糜微粒、冷球蛋白颗粒和红细胞冷凝集等也可干扰血小板计数结果，但血小板直方图无明显变化。

(1)大血小板直方图(图 3-12b)：曲线峰右侧右移，在大于 30fl 的某一点与横坐标重合。如果血小板数减低，可见于 ITP 及体外循环时；如果血小板数升高，见于脾切除术后。如果血小板数正常，可见于慢性髓性白血病、骨髓纤维化等。

(2)小血小板直方图(图 3-12c)：曲线峰右侧左移，在小于 20fl 的某一点与横坐标重合。如果血小板数减低，可见于 AIDS 病毒感染和脾亢等；如果血小板数正常，可见于慢性再障；如果血小板数升高，可见于反应性血小板增多症。

(3)聚集的血小板直方图(图 3-12d、e)：曲线峰变低，如果以＜20 个的血小板聚集为主，曲线峰右侧抬高呈拖尾状，不与横坐标重合；如果以＞20 个的血小板聚集为主，则曲线峰变低、变平，右侧抬高不明显。此时，在白细胞直方图的 35fl 处有一个小峰，见于标本采集不当或 EDTA 依赖性血小板聚集等。

(4)小红细胞干扰的血小板直方图(图 3-12f)：在曲线峰的右侧抬起并上扬，不与横坐标重合，可见于 IDA 或溶血标本。

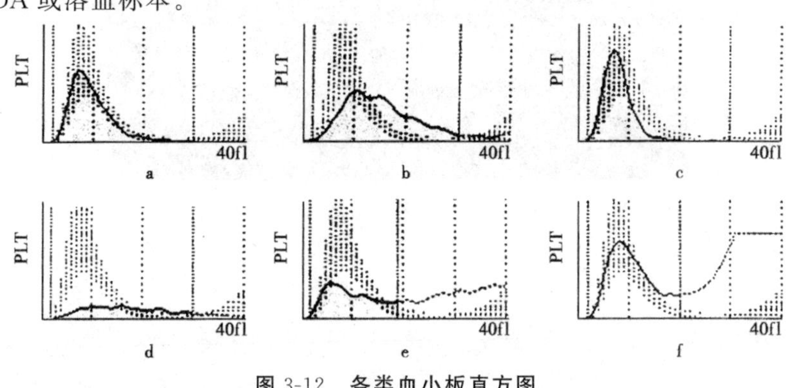

图 3-12　各类血小板直方图

第二节　五分类法血液分析仪

三分群的电阻抗型血液分析仪不能真正完成白细胞分类，临床实验室仍需对大批量血标本进行显微镜法分类计数。五分类血液分析仪联合多种原理与技术，如电阻抗、流式细胞术与射频技术。同时采用特殊溶血剂，破坏待分析(目的细胞)以外的细胞，对于存留的目的细胞，或直接进行分析，或采用特殊试剂技术(如细胞膜处理、细胞化学染色、核酸荧光染色等)处理后进行分析。不但能分析成熟血细胞，还可进行网织红细胞分析，提示幼稚白细胞和有核红细胞的存在。检测结果分别用数字和图形(直方图和散点图)表示，并对异常结果进行报警。本节以白细胞分类为重点，介绍目前常用的五大类检测方法。

一、容量、电导、光散射(VCS)法

采用液力聚焦术，使白细胞呈单个排列通过流动池(图3-13)。在白细胞检测通道，溶血素破坏红细胞及血小板，稳定剂使白细胞接近自然状态。应用电阻抗技术(图3-14)检测细胞体积(volume)；电导(conductivity)技术检测细胞大小和内部结构(包括细胞化学成分和核的体积(图3-15)；光散射(light scatter)技术(氦氖激光，10°～70°)检测细胞内的颗粒性、核分叶性和细胞表面结构(图3-16)，综合上述信息形成二维和三维散点图。不同细胞在容积和光散射检测形成的二维射图中，有其特定的分布区域，细胞体积由小到大，在图中表示为从下到上；细胞内部结构由简单到复杂，在图中表示为从左到右。以此定位分析出细胞类型，按每一类型细胞的数量计算出百分率，按散点密度检测出细胞亚类。在综合V和S两种信息形成的二维散点图中，淋巴细胞或小单核细胞与嗜碱性粒细胞分布有重叠，难于直接观察，只有在VCS三维图中才能见到(图3-17)。当标本中存在幼稚细胞、原始细胞时，仪器会出现散点图异常(图3-18)。并根据正常细胞的数量、形态和密度可衍生出一整套报警形式，提示需要显微镜复查。

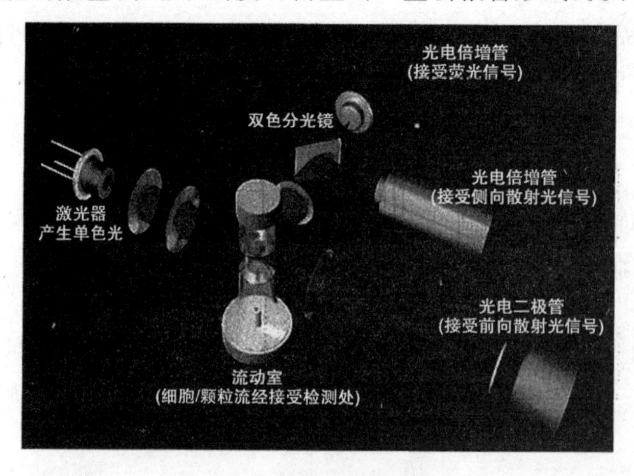

图3-13　流式细胞检测通道

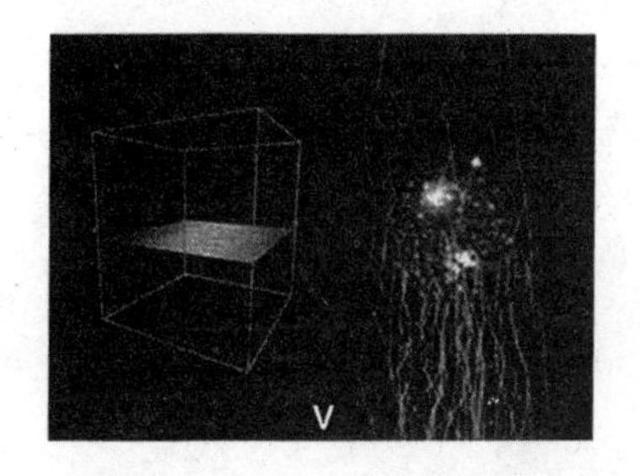

图 3-14 VCS 电阻抗原理

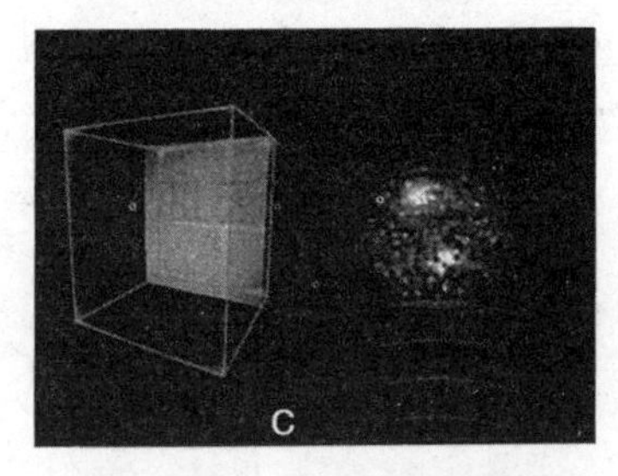

图 3-15 VCS 传导性原理

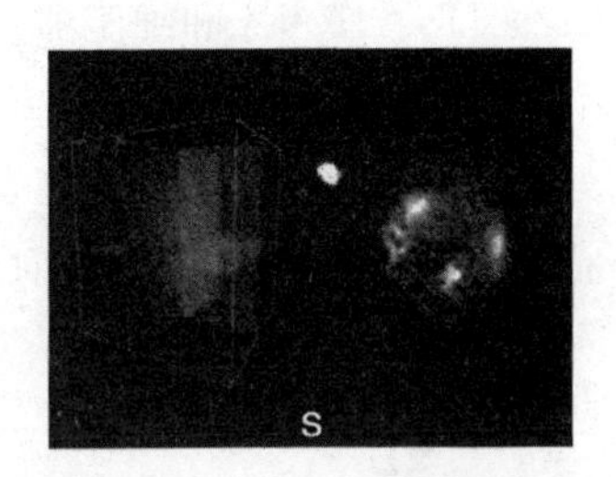

图 3-16 VCS 光散射原理

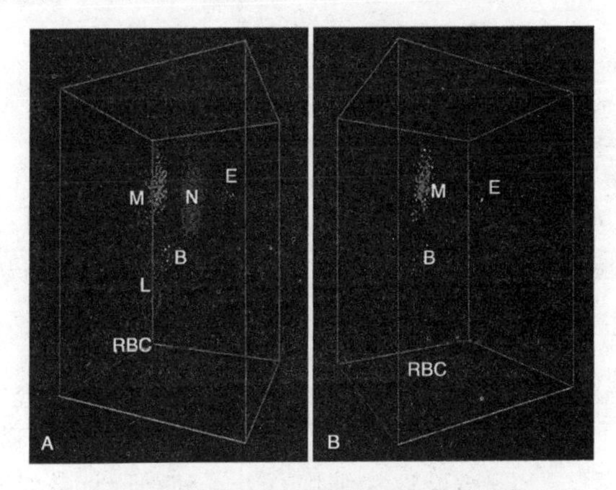

图 3-17 VCS 法白细胞分类三维(立体)散点图

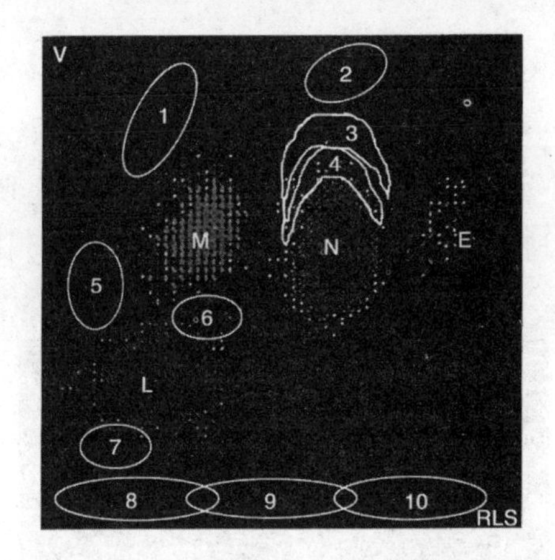

图 3-18 VCS 异常细胞检测平面散点图位置

二、阻抗、射频、光散射、特殊试剂及荧光核酸染色法现

仪器采用 3 个通道进行血细胞分析，通道中加入特殊溶血素和生化试剂，将目标细胞以外的细胞溶解，而目标细胞可保持形态的完整性。通过目标细胞和被溶解细胞在体积上的明显差异和细胞核形态的差异进行细胞分类。

1.4DIFF 通道

利用半导体激光流式细胞术和核酸荧光染色技术进行白细胞分类。溶血剂完全溶解红细胞和血小板，白细胞膜仅部分溶解。聚次甲基蓝(polymethine blue)核酸荧光染料进入白细胞,使 DNA、RNA 和细胞器着色。其中未成熟粒细胞、异常细胞荧光染色深,成熟白细胞荧光染色浅,从而得到 4DIFF 白细胞散点图(图 3-19),包括中性粒细胞和嗜碱性粒细胞(二者位于散点图同一区域)、淋巴细胞、单核细胞、嗜酸性粒细胞(百分率和细胞计数绝对值)和未成熟粒细胞(百分率和细胞计数绝对值)。

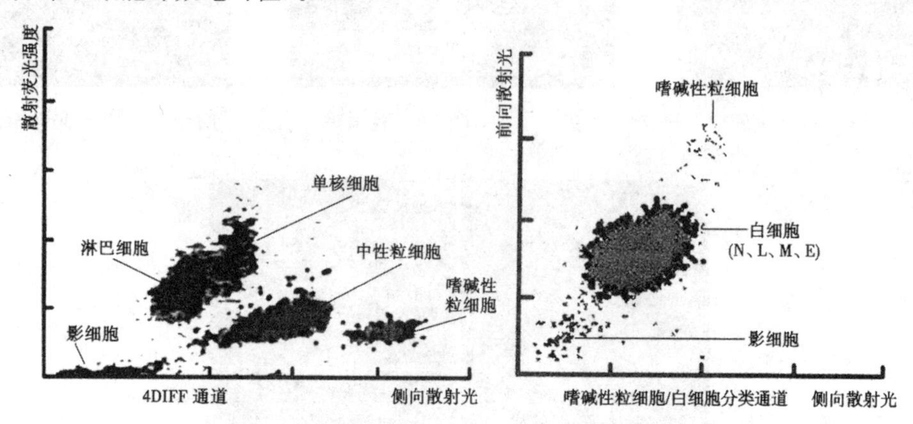

图 3-19 阻抗、射频、光散射、特殊试剂及荧光核酸染色法白细胞分类散点图

2.WBC/BASO 通道(图 3-19)

在碱性溶血剂作用下,除嗜碱性粒细胞外的其他所有细胞均被溶解或萎缩,经流式细胞术计数嗜碱性粒细胞,可得到 WBC/嗜碱性粒细胞百分率和细胞计数绝对值及 WBC/BASO 散点图。

3.未成熟髓细胞信息(immature myeloidinformation,IMI)通道(图 3-20)

用射频、电阻抗和特殊试剂结合法。射频电导法是采用高频(大于 10000 次/秒)电磁探针透过细胞膜脂质层,测定细胞的导电性,提供细胞内部化学成分、细胞核和细胞质(如比例)、颗粒成分(如大小和密度)等特征性信息的技术。有助于鉴别体积相同、但内部结构不同的细胞(或相似体积的颗粒)。

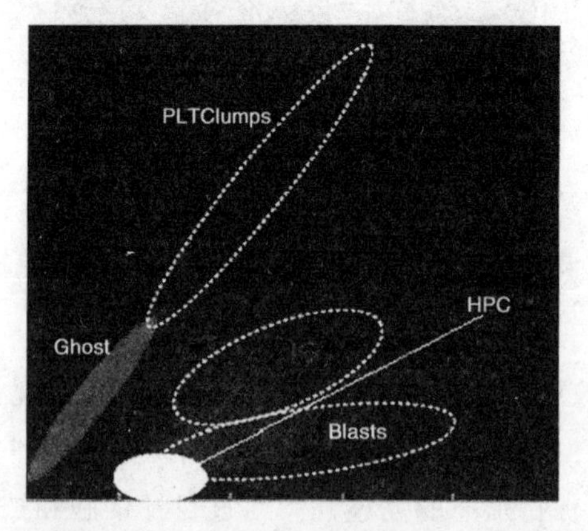

图 3-20 阻抗、射频、光散射、特殊试剂及荧光核酸染色法 IMI 通道散点图

在该通道的细胞悬液中加硫化氨基酸,幼稚细胞膜脂质含量少,结合硫化氨基酸的量多于较成熟的细胞,对溶血剂有抵抗作用。加入溶血剂时,成熟细胞被溶解,只留下幼稚细胞(包括造血祖细胞、原始细胞、未成熟粒细胞、有核红细胞)和异型/异常淋巴细胞,报告百分率和绝对

值，并提示核左移。

三、光散射与细胞化学技术联合检测法

仪器利用钨光源激光散射和过氧化物酶染色技术进行白细胞计数及分类。有5个测量通道：血红蛋白测量通道、网织红细胞测量通道、红细胞/血小板测量通道、嗜碱性粒细胞测量通道和过氧化物酶测量（白细胞分类）通道（图3-21）。

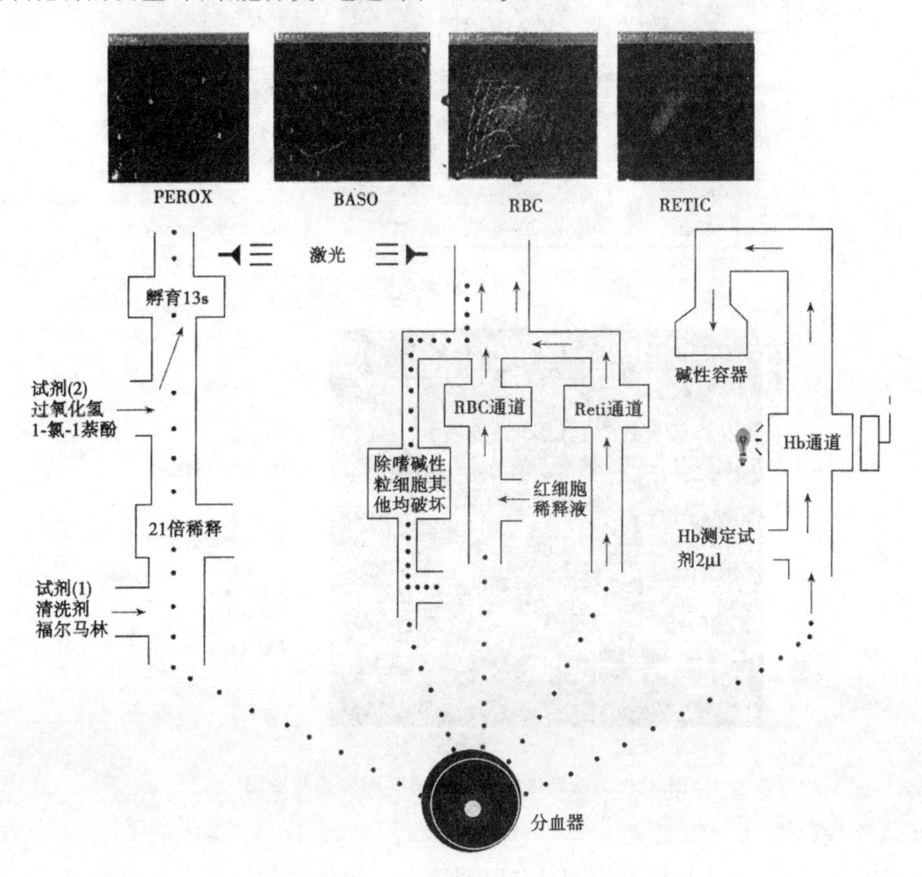

图3-21　光散射与细胞化学技术检测原理流程图

1.过氧化物酶通道

五种白细胞中过氧化物酶活性强度不同（嗜酸性粒细胞＞中性粒细胞＞单核细胞；淋巴细胞和嗜碱性粒细胞内不含过氧化物酶），被过氧化物酶染色后，胞质中出现不同的酶化学反应（图3-22）。当相应细胞通过测量区时，由于酶反应强度和细胞体积的差异，产生的光吸收及前向角散射光也不同，以X轴反映吸光率（酶反应强度），Y轴表示光散射（细胞大小），将每个细胞定位在坐标图上，生成二维图像（图3-23）。并计算过氧化物酶平均指数（mean peroxidase index，MPXI），进行白细胞分类计数。结合嗜碱性粒细胞/分叶核通道结果计算出白细胞总数和嗜碱性粒细胞绝对值。

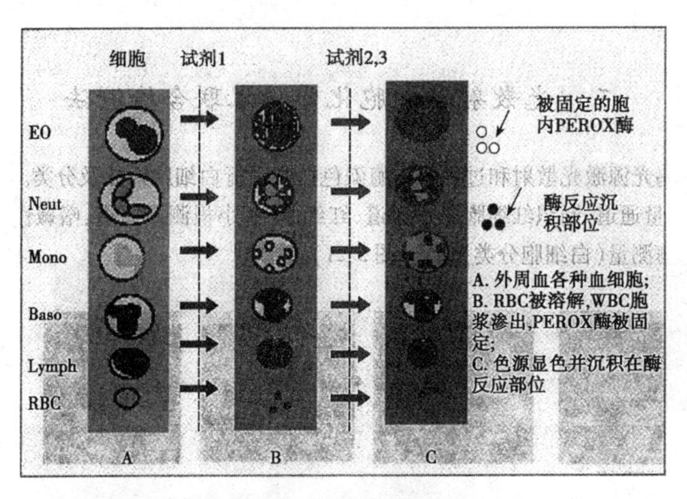

图 3-22　过氧化物酶通道酶反应

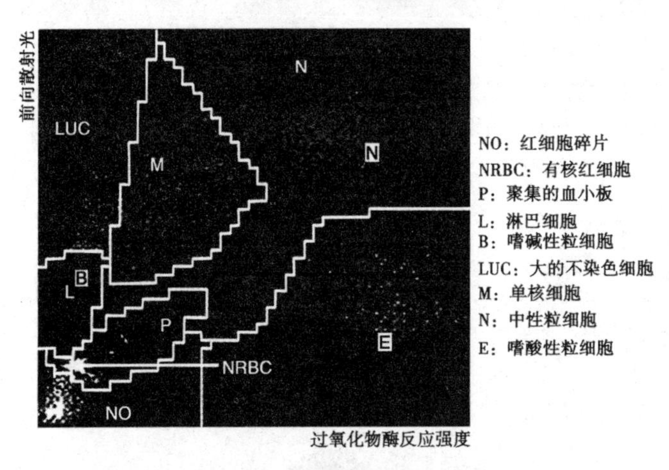

图 3-23　过氧化物酶通道白细胞分类原理图

2.嗜碱性粒细胞/分叶核通道

仪器完成红细胞/血小板检测后，利用“时间差”，令嗜碱性粒细胞进入该通道。此时向通道中加入特殊溶血剂苯二砷酸，红细胞被溶解。除嗜碱性粒细胞(抗酸作用)外，其他所有白细胞膜均被破坏成为裸核。经过试剂作用的细胞被激光照射产生二维散点图(图 3-24)。嗜碱性粒细胞位于图的上半部；裸核位于下半部。不同细胞的裸核形状不同(如淋巴细胞、幼稚细胞为圆形，成熟粒细胞核分叶等)，在 X 轴的分布各异。单个核位于左侧，分叶越多越靠右侧。计算分叶核(PMN)细胞和单个核(MN)细胞比例的比值，即左移指数(left index，LI)。LI 越强，说明核左移程度越明显。白血病母细胞(blast)显示在正常单个核细胞 X 轴的左侧。如标本中存在有核红细胞，也能显示在散点图中(图 3-25)。

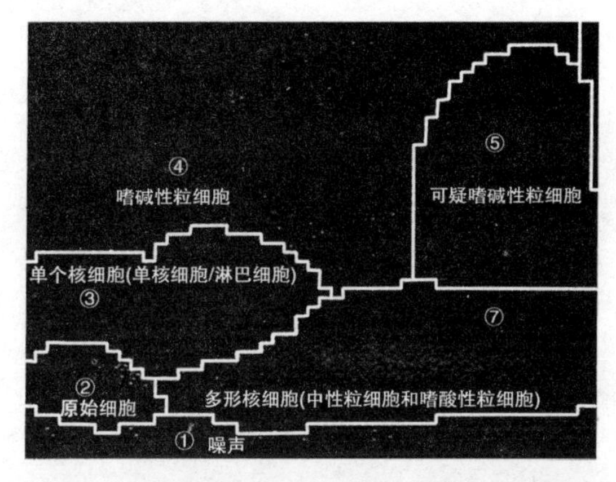

图 3-24　嗜碱性粒细胞/分叶核通道白细胞分类原理

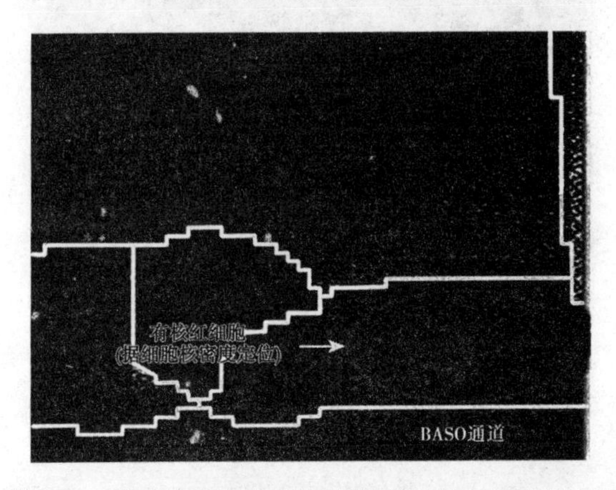

图 3-25　嗜碱性粒细胞/分叶核通道有核红细胞散点图

四、多角度偏振光散射分析技术-MAPSS 法

细胞随鞘液进入流动室，呈单个排列通过激光检测区。仪器从四个角度检测(图 3-26)：①00 前向散射光强度(10～30)：反映细胞大小，同时检测细胞数量；②10°低角度散射光(7°～11°)：反映细胞结构及核/质比(图 3-27)；③90°散射光(70°～110°)：检测细胞内部的颗粒及分叶状况，从而区分单个核与多个核细胞；④90°D：消偏振光散射(70°～11°)：利用嗜酸性粒细胞的消偏振性质，将其与中性粒细胞等相区别(图 3-28)。综合每个细胞的 4 种散射光数据，完成白细胞分类(图 3-29)。鞘液中的 DNA 染料碘化丙啶(propidium iodide)可破坏有核红细胞膜，只留下裸核而染色。染料对有活性的白细胞只有极小渗透性或无渗透性，故细胞核不染色。从而鉴别有核红细胞、非活性白细胞和脆性白细胞，计算活性白细胞比率。

MAPSS 法还可鉴别白细胞亚群和异常细胞类型，如 CD3/4/8 免疫 T 淋巴细胞计数：应用 CD3/4 和 CD3/8 单克隆抗体荧光染色标记技术、光散射法检测。

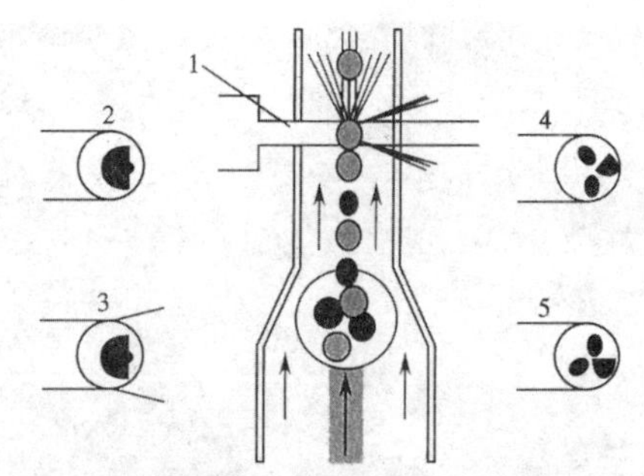

图 3-26 MAPSS 法检测原理

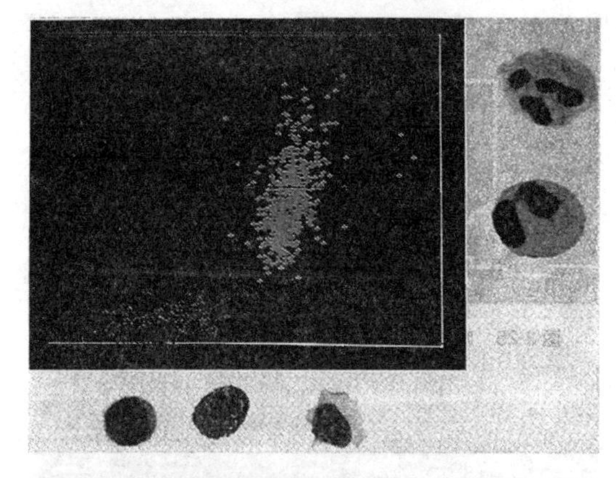

图 3-27 MAPSS 单个核/多个核细胞分类散点图

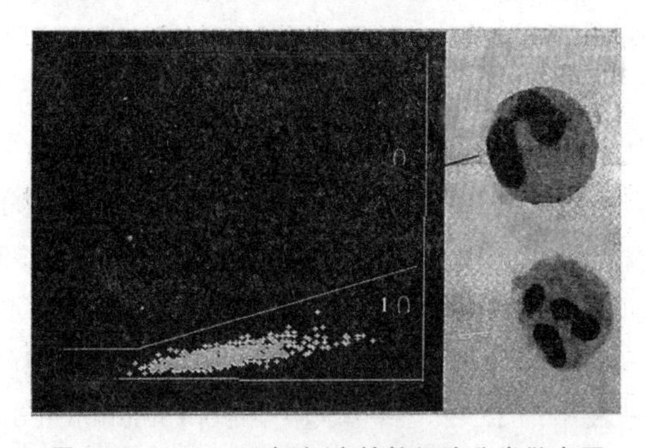

图 3-28 MAPSS 嗜酸/中性粒细胞分类散点图

五、双流体(双鞘流)激光技术和细胞化学染色法

结合了钨光源流式细胞光吸收、化学染色和电阻抗法。双流体(双鞘流)动力连续系统(double hydrodynamic sequential system，DHSS)采用 2 个鞘流装置，细胞经第 1 束鞘流后通过阻抗微孔测定细胞的真实体积并完成白细胞计数，然后经第 2 束鞘流后到达光窗，测定细胞的光吸收，分析细胞内部结构(图 3-30)。

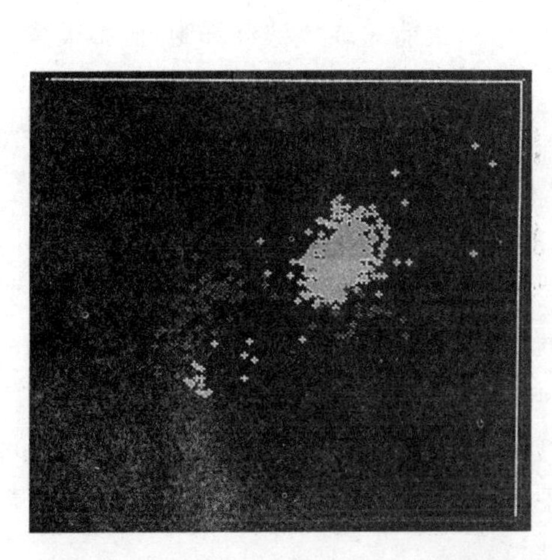

图 3-29　MAPSS 白细胞五分类散点图

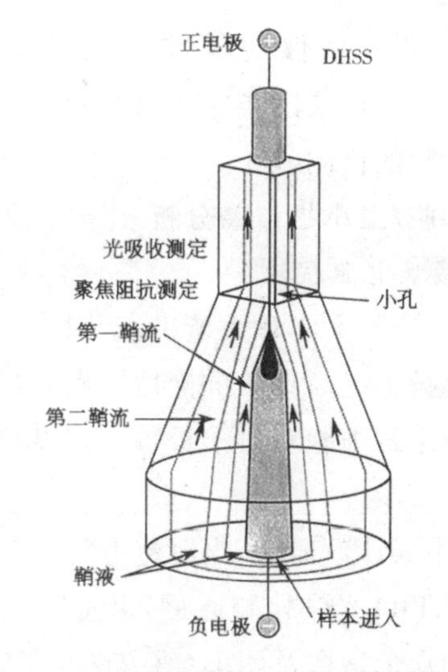

图 3-30　激光双鞘流(DHSS)检测模式图

1.白细胞计数通道

用电阻抗法检测。

2.嗜碱性粒细胞通道

专用染液染色，嗜碱性粒细胞具有抗酸性，而其他细胞胞质溢出，成为裸核，用电阻抗法检测，所得结果与白细胞/血红蛋白通道(采用鞘流阻抗法测定白细胞)的白细胞结果进行比较。

3.其他白细胞分类通道

双鞘流系统中，用流式细胞光吸收、电阻抗和细胞化学染色技术，检测除嗜碱性粒细胞以外的各类白细胞。氯唑黑 E(chlorazol black E)活体染料使单核细胞初级颗粒、嗜酸性粒细胞和中性粒细胞特异颗粒染色，细胞膜、核膜、颗粒膜也被染色，得到中性粒细胞、单核细胞、嗜酸性粒细胞、淋巴细胞、异型淋巴细胞和巨大未成熟细胞(large imma-ture cell，LIC)散点图。双矩阵 LIC 散点图可将幼稚细胞分为：未成熟粒细胞(IMG)、未成熟单核细胞(IMM)，和未成熟淋巴细胞(IML)3 个亚群(图 3-31)。

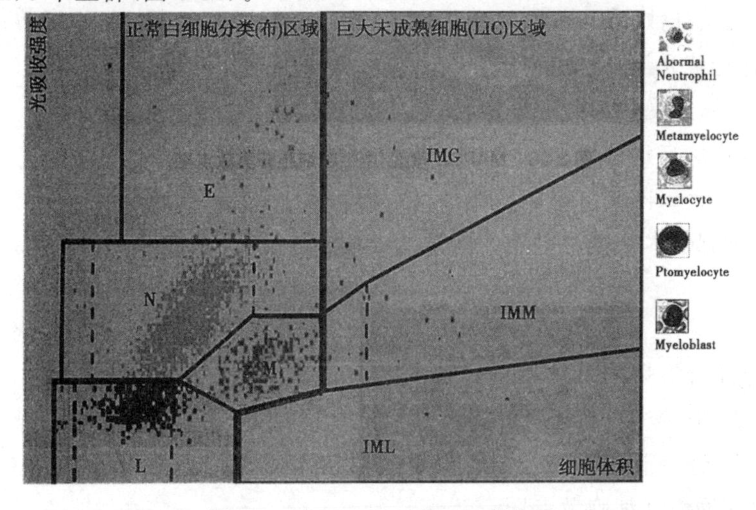

图 3-31　DHSS 双矩阵 LIC 散点图

六、五分类血液分析仪对其他血细胞的自动检测

上述五分类血液分析仪既能完成白细胞计数与分类，也能完成成熟红细胞/血小板系列及网织红细胞系列参数的检测。

（一）成熟红细胞/血小板自动分析

1.电阻抗法/聚焦电阻抗法

依据红细胞、血小板大小和数量进行计数。有的仪器在血小板计数时，还采用3次计数、扫流和拟合曲线等技术提高计数准确性。也有某些仪器采用聚焦阻抗法(首次计数)和激光法(二次计数)分别测定红细胞和血小板数。用以校准电阻抗法红细胞计数。

2.流式细胞术

在红细胞/血小板计数通道，当鞘流电阻抗法红细胞计数和血小板计数结果异常时，可提示转换至RET/PLT-O光学检测通道，用光学法测定红细胞与血小板。得到与红细胞计数和血小板计数相关的众多参数及图形(直方图与散点图)。

部分仪器在检测通道中用稀释液十二烷基硫酸钠使红细胞/血小板成为球形并经戊二醛固定，被激光照射后，根据折射指数(refractive index，RI)和不同角度的光散射强度对红细胞/血小板加以区分并计数。准确测定MCV、MCH、MCHC，还能检测单个红细胞的血红蛋白浓度，得到红细胞及血小板散点图；同时可测定单个红细胞体积及红细胞内血红蛋白含量，得到相应直方图及RDW、HDW等参数。

3.流式细胞激光核酸荧光染色和电阻抗法

在核酸荧光染色网织红细胞/血小板检测通道，用光学法测定血小板(PLT-O)，并根据核酸(DNA/RNA)荧光染色强度，得到未成熟网织血小板比率(immature platelet fraction，IPF)、光学法血小板计数(PLT-O)、电阻抗法血小板计数(PLT-I)、血小板比容(plateletcrit，PCT)、血小板分布宽度(platelet distribution width，PDW)、血小板平均体积(mean platelet volume，MPV)、大血小板比率(platelet larger cell ratio.P-LCR)。成熟红细胞无DNA/RNA，不被染色，从而得以在体积大小和核酸染色上与血小板鉴别。

4.固体激光散射法、电阻抗法和单克隆抗体荧光染色散射法

用激光法(初次计数)和聚焦阻抗法(二次计数)分别测定红细胞/血小板数；结合CD61单克隆抗体免疫标记荧光染色光散射法用于阻抗法血小板计数的核查，可进一步验证低浓度血小板计数的准确性，不受白细胞和红细胞碎片的影响。

（二）网织红细胞自动分析

显微镜目测法计数网织红细胞简便、经济，但操作费时，计数精确性差。流式细胞仪的应用，特别是流式细胞仪术应用于血液分析仪，也实现了网织红细胞自动分析，提高了检测的精密度。

1.原理

在完成红细胞计数后，溶血素完全溶解成熟红细胞，或使其血红蛋白溢出而变成影红细胞，采用特定染料(非荧光染料或荧光染料)结合网织红细胞内的RNA，经激光照射发生光散射，染色的RNA产生光吸收或发出散射荧光，仪器根据光散射信号情况完成网织红细胞计数(图3-32)，并打印网织红细胞散点图。

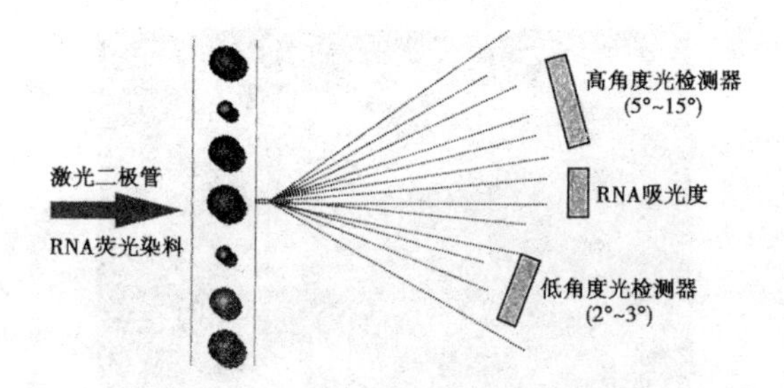

图 3-32　流式细胞术网织红细胞分析原理

常用的 RNA 染料有:①荧光染料:吖啶橙、哌若宁-Y、噻唑橙、碱性槐黄 O(金胺 O)、氧氮杂芑 750、聚次甲基蓝等;②非荧光染料:如新亚甲基蓝。

2.网织红细胞检测参数

不同型号仪器提供的网织红细胞检测参数的数量及表达方式也是不同的,临床常用的有:

(1)网织红细胞计数百分比(Reto/o)和绝对值(Ret#):网织红细胞绝对值既可由仪器直接测定,也可由网织红细胞百分率乘以红细胞计数值计算而来。临床意义同显微镜计数法。

(2)反映网织红细胞 RNA 含量的指标:

1)荧光染料染色法:根据网织红细胞 RNA 含量不同,结合荧光染料的能力也不同,可将网织红细胞分为弱荧光强度网织红细胞(low fluorescent reticulocyte,LFR)、中荧光强度网织红细胞(middle fluorescent reticulocyte,MFR)和强荧光强度网织红细胞(high fluorescentreticulocyte,HFR)。根据 LFR、MFR、HFR 可计算网织红细胞成熟指数(reticulocyte maturationindex,RMI)和未成熟网织红细胞比率(immature reticulocyte fraction,IRF)。

$$RM/=\frac{HFR+MFR}{LFR}\times 100\%;IRF=\frac{MFR+HFR}{MFR+HFR+LFR}$$

某些仪器还以弱荧光网织红细胞百分率(RET L%)、中荧光网织红细胞百分率(RETM%)和强荧光网织红细胞百分率(RETH%)表示。

2)非荧光染料染色法:分别用低吸光网织红细胞百分率(LRET)、中吸光网织红细胞百分率(M RET)和高吸光网织红细胞百分率(H RET)表示。

(3)反映网织红细胞体积及血红蛋白含量的指标:如:RET-He、MCVr、MRV、MSCV、MCHCr、MCHr、RDWr、HDWr.等参数。对缺铁性贫血的早期诊断意义更大。网织红细胞常用参数的参考区间,见表 3-5。

表 3-5　网织红细胞常用参数的参考区间

人群	相对值(%)	绝对值(×10^9/L)	LFR	MFR	HFR	RMI(%)
成年人	0.7±0.5	43.6±19.0	78.8±6.6	18.7±5.1	2.3±1.9	10.3~34.0

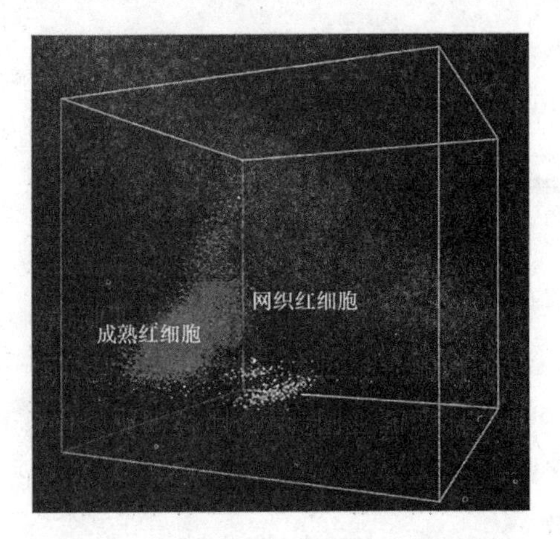

图 3-33　VCS 法网织红细胞三维散点图

3.网织红细胞检测散点图

不同仪器采用的网织红细胞分析原理不同,所提供的网织红细胞散点图也是不同的。除VCS 法提供的是三维散点图外,多为二维散点图(图 3-33)。通常以横坐标表示核酸物质含量或荧光强度/光吸收强度;纵坐标表示细胞体积。或者相反,如氧氮杂芑 750 荧光染色法网织红细胞线性散点图(图 3-34)。

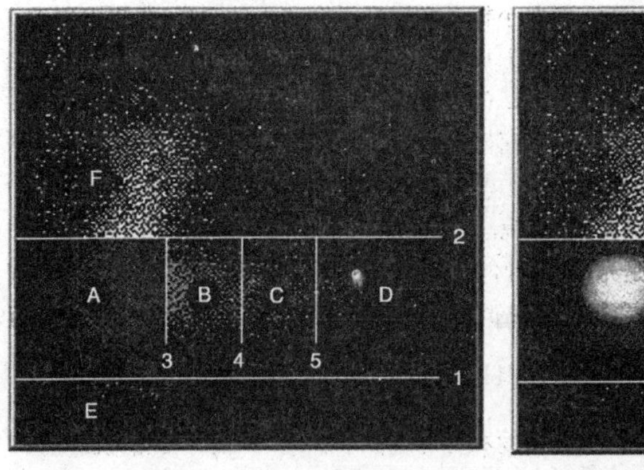

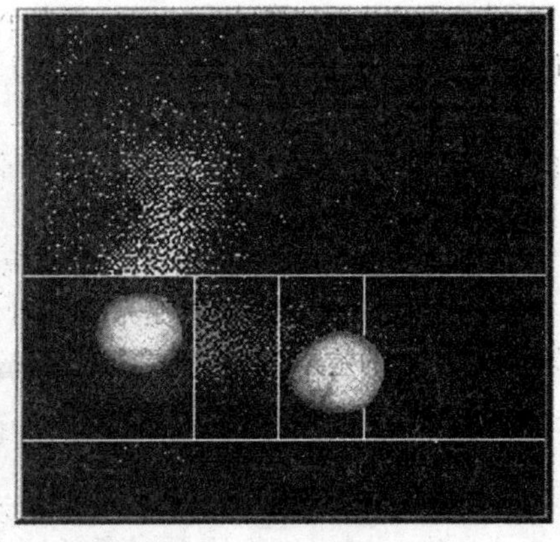

图 3-34　氧氟杂 750 荧光染芑色法网织红细胞线性散点图

七、血细胞分析工作站的自动化系统

血细胞分析工作站的自动化系统是将血液分析仪、血涂片制作和染色系统全部通过“无轨化”连接,通过机械臂取样,根据管理员的设定自动确认哪些样本需要制作血涂片。血涂片制作用血 75μl,有三种推片模式:①根据用户设定的参数来自动选择是否需要对异常标本进行制片,如结合年龄/性别、白细胞数量或医生要求;②根据患者的 HCT 结果来调节推片的厚度;③对所有测试样本均进行制片。染色模式有瑞特、瑞特和吉姆萨染色、亚甲蓝染色等。用户可自定义染色方式和时间,可防止交叉污染,实现了血细胞分析的全面自动化。

八、五分类自动血液分析仪参数的临床意义

(一)红细胞系列参数

1.红细胞平均血红蛋白浓度(CHCM)

CHCM是RBC/HC直方图的平均值,其参考区间在280～410g/L。CHCM低于280g/L,提示低色素红细胞,而高于410g/L时则为高色素红细胞。对低色素/高色素贫血的诊断意义较大。

2.血红蛋白分布宽度(HDW)

HDW是反映红细胞内HGB含量异质性的参数。在血液分析仪中用RBC/HC直方图的平均值的标准差表示。HDW和RDW明显增高,伴有MCV降低时,提示患者为小细胞不均一性高色素性贫血,见于遗传性球形红细胞增多症。HDW对镰形细胞贫血、β-轻型珠蛋白生成障碍性贫血也有一定诊断意义。

3.平均球形化红细胞体积(MSCV)

正常人的MSCV比MCV大,但有些患者则相反。当MSCV<MCV时,诊断为遗传性球形细胞增多症的可能性更大。

(二)白细胞系列参数

(1)白细胞计数与白细胞分类计数(同手工法)。

(2)未成熟粒细胞(immature granulocyte,IG):主要包括杆状核粒细胞、早幼粒细胞、中幼粒细胞和晚幼粒细胞,但不包括原始粒细胞。IG信息有助于类白血病反应、炎症、肿瘤、骨髓异常增生性疾病、组织坏死等疾病的筛检、监测。

(三)血小板系列参数

1.PLT、MPV和PDW

同电阻抗法。

2.未成熟血小板比率(IPF)

未成熟血小板是骨髓新近释放入外周血、胞质中残留RNA的血小板,因此又称网织血小板。骨髓造血功能良好时,外周血液血小板破坏增多,IPF会增高;骨髓造血功能抑制、血小板增生不良时,IPF则减低。因此,IPF有助于血小板减少症的鉴别诊断和治疗监测,在紫癜活动期IPF增高,而治疗有效时IPF则减低。

(四)网织红细胞系列参数

1.Reto/o和Ret

临床意义同手工显微镜法。

2.IRF和RMI

IRF和RMI是光散射法血液分析仪根据网织红细胞内RNA含量不同,引起荧光染色强度的差异,而得出的参数。在评价骨髓功能、监测治疗过程、贫血鉴别等方面比网织红细胞计数更加灵敏。

3.网织红细胞内血红蛋白含量(RET-He)

RET-He反映网织红细胞的质量变化,RET-He低于30.5pg为补充铁的最佳临界值,其灵敏度和特异性高,与CHr有很好的相关性。RET-He在缺铁性贫血治疗过程中具有更重要意义。

4.网织红细胞平均血红蛋白量(CHr)

可实时评价骨髓红系造血的功能及铁蛋白代谢的状态,是缺铁性贫血的灵敏指标(CHr<26pg)。与骨髓铁染色、血清铁检测和转铁蛋白检测相比,CHr无创伤性、不受炎症反应或其他疾病干扰。缺铁性贫血治疗后,CHr最先增高。当儿童、妊娠妇女、肾透析患者处于缺铁状态时,CHr与RET-He同时降低。

5.网织红细胞平均体积(MRV或MCVr)

可用于观察红细胞生成素的疗效。

(五)造血祖细胞

造血祖细胞(HPC)是反映以CD34阳性为主的造血祖细胞参数,由造血干细胞分化而来。定量检测外周血液HPC的变化,特别适合于监测造血干细胞移植过程中,供体在接受药物动员后,外周血液造血干细胞的变化,以便于选择采集时机。与流式细胞仪检测结果具有较好的相关性。

第三节　血液分析仪检验的质量保证

血液分析仪检测的质量保证包括检测前、检测中、检测后三个重要环节。其中室内质量控制为质控的重点,必须结合商品质控物的质控方法、患者数据方法和显微镜检验结果,实行全面质量控制。

一、检测前质量控制

1.检验人员

上岗前应接受规范的操作培训,认真阅读仪器手册,熟悉仪器原理、操作程序,检测结果的数据、图形、报警等信息所代表的含义,检测干扰因素、仪器基本调试、保养和维护。掌握采用参考方法校正仪器检测参数的原则,具备良好的医德医风和责任心,定期参加能力测试。

2.检测环境

应按照仪器手册的说明安装仪器.保证空间、温度、湿度、电源、抗电磁、抗热源、光线、通风等特定条件符合要求。

3.血液分析仪与试剂

仪器新安装或每次维修后,必须按照ICSH及CLSI关于血液分析仪的性能评价方案,进行技术性能测试、评价或校准,并做好相应的数据记录和管理。使用与仪器配套、有效期内和批号一致的稀释液、溶血剂、洗涤液、染液、质控品、校准品,避免使用没有经过科学鉴定和认可批准的替代试剂。

4.血标本

具体要求见第一章第一节。

5.注意受检者生理状态对实验结果的影响

不同生理状态(年龄、性别、地域、职业和采血时间)时,实验结果可具有很大差异。因此,非急诊患者最好在固定时间检查,对于患者某些指标的动态观察非常重要。

二、检测中质量控制

(一)仪器启动

按照血液分析仪的标准操作程序(standard operation procedure,SOP)的规定,在各种设备连接完好的基础上,才能开启仪器。

(二)室内质控

在检测临床标本前,必须先做室内质控,确定各项检测参数在允许范围内,才可检测患者标本。间隔2个小时后,再做一次漂移质控,观察长时间开机是否对结果有影响。当仪器完全停机后再重新启动时,应再次确认精密度和定点值,确保仪器具有满意的分析能力。如果上述指标超过允许范围,应查找失控原因。纠正后才能继续检测,并填写失控报告,由组长签字后交主任审查。注意日间、批间检测质控的精密度,决定当天检测结果是否准确。质控品在使用前要充分颠倒混匀,保证有形成分分布均匀。另外,还可采用商品质控物或临床标本用于室内质控。

1.商品质控物

(1)要求:商品质控物除赋值不同外,应与校准品相似。质控品浓度应至少具有“正常”和“高值”2个水平,应反映正常分析物水平和可报告范围。

(2)使用:至少在仪器每次开始运转时使用商品质控物做1次正常和异常水平的质控,在仪器每次运转检测结束时做1次正常水平的质控,以确保检测结果令人满意。新批号质控品应与当前使用的质控品平行检测3日,以确立二者定值之间的比值。检测结果的回收范围用±2S表达,而用平均值的95%可信限表达更可取。

(3)结果解释:就质控界限±2S而言,20次测定中有1个质控值超过界值属随机事件。进一步测定相同质控品正常和高值2种浓度,如果测定结果仍超过±2S界限,则属非随机事件,提示仪器可能失去了精密度;当发现精密度变差时,应认真检查仪器失控前的患者标本检测结果,以决定可否报告。如果使用相同正常和高值质控品重复测定结果在±1S的一侧,仪器很可能已经失去了准确性,应重新进行校准。

2.用患者全血检测结果质控

除了采用稳定血制品进行质控外,日常检测患者全血标本过程中产生的数据也可以转为质控的信息源。

(1)采用配对比较:是监测精密度的一种方法,可分析稳定血质控值的变化究竟是起因于仪器的不精密度还是发生了偏差。

(2)采用加权浮动均值法(XB):在引起红细胞平均参数(MCV、MCH 和 MCHC)重复测定结果变化的诸多原因中,检测因素的偏差较生物性因素变化的可能性更大。因此,使用加权浮动均值法,可以最大程度减少新输入的检测结果对一批患者(常 20 个)红细胞平均参数检测均值的影响。目前,临床广泛使用的血液分析仪可自动获取数据,并进行加权浮动均值法计算。此方法很实用,红细胞平均参数变化的合理范围通常界定为:测定值与靶值之间的偏离小于 3%。

(3)监测检查指标的参考区间及白细胞分类计数:应定期复查和确认所有分析物的参考区间。手工白细胞分类计数为血液分析仪整体质控的一部分。

(三)标本检测

应保证标本中无肉眼可见的血凝块及溶血;仪器吸样前,要将标本充分混匀。目前使用的全自动化仪器,均由机内自动加入溶血剂并定时检测,但半自动仪器无内置混匀器,采用预稀释模式,必须人工多次轻轻颠倒混匀。溶血剂的用量及溶血时间非常重要,溶血剂剂量不足或加溶血剂后放置时间过短,可使溶血不完全;放置时间太久,白细胞明显变形,也会发生计数误差,甚至仪器不能进行分类计数。

(四)注意仪器的半堵孔现象

1.判断检测器是否堵孔仪器堵孔

分为完全堵孔和不完全堵孔两种。完全堵孔时标本不能通过微孔,也不显示结果,屏幕上显示“Clog”,容易判断;不完全堵孔的判断方法:①观察计数时间:如计数时间较平时延长,表示仪器检测器发生不完全堵孔;部分仪器还可给予信号提示;②观察示波器波形;③听仪器声音:不完全堵孔时,会发出不规则的间断声音;④看计数指示灯闪动:测定参数显示窗旁的红色计数指示灯无规律闪动提示不完全堵孔。

2.堵孔的处理

半自动仪器根据堵塞物的性质和堵孔方式,通常按下列步骤排除堵孔:①用特制的专用小软毛刷轻刷微孔,再用稀释液清洗;②启动仪器的反冲装置,同时洗刷微孔。但对向检测器内吸入空气的计数仪不能用此法。有的全自动仪器还配有高电压“烁烧”或气泵“捶打”等方式排除堵孔。

(五)仪器清洁

检测中,应随时清洁仪器被血液污染的部位。检测结束后,除了仪器自动洗涤外,必须按仪器操作后的清洗要求进行保洁,并处理检测废液。

(六)注意某些病理因素对血液分析仪检测结果的影响

1.血浆基质异常

多发性骨髓瘤、巨球蛋白血症、淋巴系统增殖性疾病、转移瘤、自身免疫性疾病、感染等,患者血中含有 M 蛋白或冷球蛋白;白血病、妊娠、糖尿病、血栓性疾病患者血中存在冷纤维蛋白,均可导致白细胞、血小板计数值假性增高。将标本于 37℃水浴,30 分钟后立即上机检测可排除此影响。高脂血症可使 Hb 假性升高,进而导致 MCH 和 MCHC 的测定偏差。

2.血细胞数量及种类异常

白细胞显著增高影响红细胞计数；有核红细胞影响白细胞计数；大量巨大小血板或小红细胞的存在，影响血小板和红细胞的检查。

3.血细胞功能异常

低色素贫血、HbS或HbCO血症、某些新生儿及肝病患者，红细胞膜具有抵抗溶血剂的作用，导致白细胞计数结果假性增高。各种病因引起的血栓前状态使血小板易于聚集，而影响红细胞、白细胞及血小板计数。

三、检测后质量控制

1.实验室内结果分析

(1)认真分析有密切关联的检测参数之间的关系：如RBC、HCT、HGB与MCHC、MCV、MCH之间的因果关系，简单有效的分析方法是运用RBC、HCT、HGB之间的“3规则”判断结果可靠性。彼此关系为：Hb＝3×RBC；HCT＝3×Hb，临床允许误差为＋3%。同时还须注意WBC与白细胞分类计数、RDW与血涂片上红细胞形态一致性的关系等。以判断仪器运转是否正常。

(2)确定需要显微镜复查的标本：进行血涂片显微镜复查的重点，一是检查血细胞的形态，并注意可能存在的异常细胞或血液寄生虫等；二是在进行白细胞分类计数的同时，估算油镜下细胞分布良好的区域白细胞和血小板的数量，从而帮助仪器法白细胞和血小板计数结果的比对。血液分析仪的显微镜复检规则见本章第四节。

2.结合临床情况进行相关分析

当检测结果出现异常时，如确已排除检测中因素的可能性，则可结合患者临床资料，对检验结果进行合理解释。记录和比较患者(特别是血液病及化疗患者)治疗前后的检测结果，有助于发现引起检测结果异常的原因。

3.定期征求临床对检验结果的评价

定期向临床医生征求意见，用临床最终的诊断结果来验证检验结果，及时纠正检测中发生的偏倚。

4.记录和报告难以解释的检测结果

记录并及时向临床报告难于解释的检验结果，有助于检验人员和临床医护人员积累实践经验。

5.其他

严格执行“危急值”报告制度。

第四节　血液分析仪的校准和性能评价

一、血液分析仪的校准

当安装新购仪器或仪器调整、维修后，可显著影响分析仪的性能，需要及时进行校准。

1.选择用于检测不精密度的标本

可选用高、中、低3种检测物水平的新鲜血液或商品质控物。

(1)新鲜血液：高、中、低值标本可直接选用日常检测剩余的患者标本，对于某些具有病理意义的标本，还需结合显微镜计数及形态学分析进行结果确证。其中"正常"的标本每天至少选用10份以上；低值、高值标本除取自日常检测的患者外，还可分别用自身血浆稀释"正常"标本和离心浓缩"正常"标本的方法获得。对MCV、MCH、MCHC、RDW、MPV和PDW的校准，需准备特殊的血液标本。

(2)商品质控物：按照血液分析仪参考手册中的建议确定校准频率，通常在仪器更换主要元器件后，或基线准确性发生明显变化(漂移)后，使用商品质控物进行校准。完全使用商品质控物用于仪器的校准效果不够理想。

2.检测不精密度

连续测定同一份充分混匀的新鲜血液或稳定的血制品标本n次(重复测定的次数最好是31次)。计算标准差(standard derivation，S)

$$S=[\sum(xi\text{-}xa)^2/(n\text{-}1)]^{1/2}$$

xi：一次测定的结果，xa：n次测定的结果，n：测定次数，s：全部测定数据的标准差。变异系数(coefficient of variation，CV)可由下列公式计算得到：

$$CV=(S/xa)\times100\%$$

如果重复的次数较少(n=10)，则应将标准差(S)转成可信限(confidence limit，CL)，通常使用95%可信区间($CL_{95\%}$)。如比较不同来源的S，重复测定的次数应尽量相同。实验室CL不应大于厂商的CL。

3.校准品特征

我国食品药品监督管理局于2008年发布、2010年实施的YYT0701-2008号文件，规定的"血液分析仪用校准物(品)"的主要指标有5个(表3-6)：①外观应接近真实标本、均匀无凝块，包装须完整、标识清楚；②分装均匀；③溯源性：用参考方法测量结果的相对不稳定度及允许偏差(赋值准确性)符合表3-6要求；④生物安全：HbsAg、HIVl/HIV2抗体及HCV抗体检测阴性；⑤有效期至少30天，开瓶后允许偏倚在阴性范围内。

表 3-6　血液分析仪用校准物(品)的主要特征

	RBC	Hb	WBC	PLT	HCT	MCV
分装精密度(CV%)	≤1	≤1	≤2.5	≤4	≤1	≤1
参考方法测量结果的相对不稳定度±%	≤2	≤2	≤4	≤9	≤2	
允许偏差范围±%	≤2	≤2	≤5	≤9	≤2	≤2
开瓶后偏倚±%	≤2	≤2	≤5	≤9	≤2	≤2

4.仪器的校准

用仪器检测校准物时,用校准品每项分析参数结果的均值(C)除以校准品的定值(R),即可得到校准因子(C/R)。如 C/R ＞1.0,则当前校准因子必须成比例向下调节;而当 C/R＜1.0 时,则需将当前校准因子成比例向上调节。

5.特殊检测项目的验证

①以手工法白细胞分类计数(比例)验证血液分析仪白细胞分类;②以流式细胞术验证血细胞计数仪法、和活体染色法网织红细胞计数。

二、血液分析仪的性能评价

仪器安装或每次维修后,必须对仪器的性能进行测试、评价。包括①仪器基本情况、仪器手册、方法学评价;②试剂、校准品和质控品;③标本及处理(如真空管须至少彻底颠倒混匀 8 次;非标准的试管,如特别狭窄的试管,则需颠倒的次数更多);④常规血细胞计数研究参考区间;⑤原始结果记录、预评价;⑥性能评价。其中性能评价是血液分析仪评价的主要内容。血液分析仪的性能评价包括厂商确认、用户验证和 1988 年临床实验室修正法规(ClinicalLaboratory Improvement Amendments of1988,CLIA'88)的要求。2010 年 CLSI 对相关指标做了补充与修订,共计 11 项评价内容:

1.本底或空白检测限(limit of blank,LoB)

是指由于空白试剂和电子噪音的作用,被仪器检测出的假性标本成分值。严格校准的血液分析仪 LoB 最好为"0"。

2.携带污染(carryover)

是指经仪器检测的前一个标本对下一个标本检测结果的影响。通常用携带污染率(%)表示。在检测大量标本前,应确信高值标本不会对低值的临床标本检验结果造成较大影响。用于评价携带污染的高值、低值标本通常取自临床,有具体的测定值(表 3-7),且分析量值处于测量区间内。低值标本既不能用低值的商品质控物替代,也不能采用不含细胞的稀释液,甚至用吸入空气的方法替代。可以用不含细胞的血浆稀释的正常人标本替代,主要目的是提供合适的基质效应。

评价方法:取 1 份高值的临床标本连续测定 3 次,结果记录为 h_1、h_2、h_3,然后立即测定 1 份低值的临床标本 3 次,结果记录为 l_1、l_2、l_3。

$$携带污染率(\%)=\frac{l_1-l_3}{h_3-l_3}\times 100\%$$

表 3-7 用于评价携带污染的低值、高值值标本相关成分的浓度值

指标	低值	高值	指标	低值	高值
RBC($\times 10^{12}$/L)	>0 且<1.5	6.20	WBC($\times 10^{9}$/L)	>0 且 <3	>90
Hb(g/L)	>0 且<50	220	PLT($\times 10^{9}$/L)	>0 且<30	900

3.检测下限与定量下限

(1)检测下限(lower limit of detection,LloD):是指在一定概率下,标本可被检出的最低浓度。在血液分析仪检验中,是指可与本底区分开的最低血细胞浓度值。LloD= LoB 的均值+LoB 标准差(SD)的 1 个常数倍数。

$$正态资料常数=1.64$$

$$非正态资料常数=1.64/(1—1/[4(N—K)])$$

公式中,N 为总的重复检测次数,K 为标本个数。

(2)定量检测下限(lower limit of quantitation,UoQ):是指标本中能被准确定量的最低浓度值,且定量结果在可接受的精密度和准确度范围内。LloD 和 LloQ 通常用满足检测目标的最低 WBC 和 PLT 浓度进行评价,而不包括红细胞、血红蛋白和 HCT。

4.精密度(precision)或重复性

包括批内、批间精密度和总精密度,用不精密度表示。理论上,批内或批间精密度研究范围应覆盖整个生理、病理区间,不同批次的标本应包括高、中、低值。不同浓度的样本至少测定 60 次,可选用 6 个不同浓度的标本,每个测定 10 次。在同一批内,所有标本应有相似结果。最后对结果进行统计学分析,以发现标本之间的变异。

不精密度的统计学运算符号举例:如对 v 批次、u 份标本的每份标本重复测定 n 次,总测定结果之和为总和,每次测定的平均值为均值,每份标本共 3 次测定值的和为小计,每批标本全部测定值的和为纵向和,MSQ 表示均数平方,那么平方和(SSQ)为:

$$批间重复\ SSQ=[\sum(单个测定值)^2]-[\sum(小计)^2/n]$$

$$批间\ SSQ=[\sum(纵向和)^2/uxn]-[(总和)^2/uxvxn]$$

$$批间重复\ MSQ=批间重复\ SSQ/[u\times v(n-1)]$$

则,变异系数(CV)为:

$$同一批内单个读数的批间重复\ CV=\sqrt{\frac{批间重复\ MSQ}{均数}}\times 100\%$$

不同批内单个读数的批间重复

$$CV=\sqrt{\frac{\frac{批间\ MSQ+(u\times n-1)\times 批间重复\ MSQ}{u\times n}}{均数}}\times 100\%$$

关于总重复性的评价,通常使用单因素方差分析。如 u 份标本,进行 n 次随机重复测定,

计算组内和(每份标本重复测定值之和)、总和(全部标本全部测定值之和)和均值(全部标本全部测定值和的平均值)。则:

$$批间重复\ CV=\sqrt{\frac{批间重复\ SSQ/u(n-1)}{均数}}\times 100\%$$

5.可比性(comparability)及准确度

是反映血液分析仪的检测结果与使用常规程序所得检测结果达到一致性的能力。所用仪器有:待测(新系统)的自动血液分析仪(testing automatedhemotology analyzer,TAA)和比对(原系统)用自动血液分析仪(comparaing automated hemotologyanalyzer.CAA)。先用可溯源的校准物校准CAA,再用CAA和正常新鲜全血校准TAA。将取自患者的新鲜全血在两类仪器上检测,对结果进行比较。确保新鲜血液标本交互核查(crosscheck)结果的可比性。上述方法也可用于评价仪器的准确度(accuracy),准确度是反映估计值与真值之间一致性的指标。真值必须由决定性方法(definitive method)或参考方法(referencemethod)获得。

应尽可能研究大量的、未经选择的临床标本,并且用图形表达结果,数据分析采用配对t检验。通常是TAA与CAA比对、TAA与参考(最佳)方法比对,检测结果的差值应控制在以下范围(表3-8)。实验室更换新仪器时,也应将其与原来使用的仪器进行对比研究。

表3-8　用于交叉比对的全血测定最大允许偏差

比对指标	最大偏差限度(f)	比对指标	最大偏差限度(±)
WBC($\times 10^9$/L)	0.3	HCT	0.013
RBC($\times 10^{12}$L)	0.15	PLT($\times 10^9$/L)	15
Hb(g/L)	2		

当白细胞分类计数结果出现表3-9的变化时,则需显微镜法替代CAA,用于对TAA检测结果的比对。

表3-9　需要使用显微镜法进行白细胞分类结果比对的标准

仪器类型	细胞类型	增加的标准
五分类血液分析仪	嗜碱性粒细胞	>5%
	嗜酸性粒细胞	>12%
	单核细胞	>35%
	有核红细胞	任何阶段
	幼稚细胞	任何类型
三分类血液分析仪	淋巴细胞	>80%
	单核+嗜酸及嗜碱性粒细胞	>12%
	粒细胞	粒细胞百分比<10%或>85%

6.血液分析仪不同稀释模式的比较研究

应对血液分析仪的两种标本稀释模式(全血模式和稀释血模式)进行评估。原则上,应使用静脉血检测,采血量>1ml/管,8小时内完成检测。如临时采用了其他模式,应将检验结果与静脉全血模式进行比对,以评估其可靠性。主要指标有:LoB、携带污染(特别是WBC、PLT)、精密度(特别是贫血、白血病、血小板减少症的医学决定水平)、LloD和LloQ、AMI和可比性。

7.仪器对异常标本和干扰物测定的灵敏度

尽可能多检测非选择性标本,能代表所有临床实践的预期范围。可对异常标本或已知干扰物质的标本用仪器进行特殊的研究。

8.分析测量区间(Analytical measuring interval,AMI)

是厂商遵照FDA要求严格测试、并载人仪器手册的一项技术指标。检测方法是:采用同源的乏血小板血浆稀释离心制备的压积细胞,得到覆盖生理和常见病理范围的稀释度。将每个稀释度作为一个“临床”标本,上机检测RBC、WBC、HGB和PLT,经过统计学运算,观察仪器在覆盖浓度范围内对上述标本检测结果的一致性,以得到仪器的最佳测试范围,范围越宽越好。终端用户无须对AMI进行调整,但由此得到临床可报告区间(CRI)。

9.临床可报告区间(clinically reportable interval,CRI)

是临床实验室为直接获取某种方法的分析测量区间(AMI),通过采用稀释、浓缩等方法处理标本后,检测到的、可作为最终结果向临床报告的量值范围。如检测结果>AMI上限,则需稀释标本,使其量值在AMI范围内,测得“可靠”结果,最后按稀释倍数计算后向临床报告;CRI的下限不能低于AMI的下限,一旦检测结果<AMI下限,则报告AMI下限值;但AMI下限值不能<LoB。如果≠0,则PLT和WBC的AMI下限≠0。

10.参考区间(reference interval,RI)

不同于其他化学/免疫学等具有方法依赖性的指标,通常由制造商提供。但用户必须对RI在受检者人群中的适用性进行评价,包括年龄(特别是新生儿)、性别、种族等因素对血液分析仪检测结果的影响,并考虑个体内及个体间的差异。

11.标本老化(sample ageing)

是指静脉标本采集后,观察随时间增加测定结果的变化量。应采集10份标本,其中5份为正常个体,5份为影响各种检测参数的异常个体。标本分别贮存在室温和4℃,并在0分钟、30分钟、1小时、2小时、3小时、4小时、5小时、6小时、12小时、24小时、48小时和72小时内检测。以百分率或以绝对值·时间作图,观察参数的变化。

三、白细胞分类计数性能评价

用已知不精密度和偏倚的白细胞分类计数参考方法,评价血液分析仪的白细胞分类计数性能(灵敏度和特异性)。评价内容见表3-10。

表 3-10　白细胞分类计数评价内容

项目	内容
细胞种类	外周血液有核细胞：中性粒细胞（分叶核、杆状）、淋巴细胞（正常、异型形态）、单核细胞、嗜酸性粒细胞、嗜碱性粒细胞、少见的其他有核细胞（破碎细胞、篮细胞和不能明确定义的形态）
计数方法	每张血涂片应计数 200 个白细胞，如白细胞减少，应同时增加血涂片数量
血片检查限定量	检验人员每天按每张血涂片分类计数 200 个细胞计，不超过 15～25 张
考核用血涂片标本	①标本 1：含分叶核中性粒细胞、杆状核中性粒细胞、正常淋巴细胞、异型淋巴细胞、单核细胞、嗜酸性粒细胞、嗜碱性粒细胞 ②标本 2：含少量有核红细胞 ③标本 3：含少量未成熟白细胞
评价方案	标本制备、比较分类计数不准确度和不精密度、临床灵敏度、统计学方法

第五节　血液分析仪报警及显微镜涂片复查规则

一、血液分析仪的报警

血液分析仪除提供检测结果外，还可针对某些异常情况提供报警信号。内容涉及检测对象的年龄、性别、参考区间、危急值、红细胞计数值、血小板计数值、白细胞计数和分类值、细胞形态或可疑的各种异常信息。可用符号（H 代表升高，L 代表降低）、箭头（↑代表升高，↓代表降低）、颜色（红色代表升高，蓝色代表降低）或图形（直方图、散点图等）表示。报警来源主要包括检测结果超出实验室设定的检测项目参考区间、处于要求复查的状态、临床病理标本、标本异常干扰和人群变异。尤其应重视人为因素和病理性因素的标本异常，以及 WBC、DLC、RBC、PLT、NRBC、RET 及其相关参数的数量和形态异常的报警。报警意味着检验结果直接向临床报告的可靠性已经明显降低，在没有复查确认或有效解释之前，不能直接向临床签发报告。应进行标本、显微镜涂片和（或）参考方法复查。

二、血液分析仪检验结果的显微镜涂片复查规则

2002 年，国际血液检验专家发起研究关于血液分析仪全血细胞计数和白细胞分类的显微镜复查规则。2005 年，美国的血液检验专家 Berend Houwen 提出了显微镜复查的 41 条建议性标准（表 3-11）。近年来，尽管又有一些血液学检验专家针对不同类型的血液分析仪，制定了各自的显微镜复查规则，但由于涉及了多种仪器，其原理及检测性能及对异常报警的定义各不相同，其标准难以统一，临床实用性尚需进一步的实践检验，各实验室应结合自身情况修订并执行。

表 3-11　血液分析仪检测结果以手工涂片复查真阳性标准

涂片镜检阳性:发现异常形态细胞	涂片镜检阳性:发现异常类型细胞
红细胞形态异常:2+/中等量或更多;或发现疟原虫	原始细胞:≥1 个
血小板形态异常(巨大血小板):2+/中等量或更多	晚幼粒细胞:>2 个
血小板凝块:偶见或时而可见	中幼粒/早幼粒细胞:≥1 个
Dohle 小体:2+/中等量或更多	非典型淋巴细胞:>5 个
中毒颗粒:2+/中等量或更多	有核红细胞:≥1 个
空泡:2+/中等量或更多	浆细胞:≥1 个

第四章　血栓与止血的基本检验

生理性止血机制(包括血管壁、血小板和凝血系统)与抗凝血、纤维蛋白溶解系统(纤溶系统)处于相互制约动态平衡状态,血液在血管中流动,既不会自发溢出血管壁出血,也不会在血管内发生凝固形成血栓。生理性止血分为一期止血(主要涉及血管壁和血小板)、二期止血(主要涉及凝血因子和抗凝蛋白)和纤维蛋白溶解三个时相。病理情况下,止血、抗凝血或纤溶任一个或多个系统出现异常,则平衡失调,导致出血或血栓形成。

第一节　常用筛检试验

血栓与止血检验是筛查和诊断出血与血栓性疾病的重要手段。临床上一般选择简便、快速、成本低、灵敏度较高的方法作为筛检试验。在筛检结果的基础上,结合患者的病史和临床表现等进一步选择较特异的诊断实验对疾病做出诊断。

一、出血时间

皮肤毛细血管在特定条件下被刺破后,血液自然流出到自然停止的时间称为出血时间(bleeding time,BT)。BT 与血小板数量和功能、血管壁以及某些凝血因子的活性有关。

【检测原理】

出血时间测定器法(template bleeding time,TBT):将血压计袖带缚于上臂,加压维持成人 40mmHg、儿童为 20mmHg 水平,在肘窝凹下两横指处常规消毒,轻轻绷紧皮肤,放置出血时间测定器,使之贴于皮肤表面,揿压按钮,使刀片由测定器内刺入皮肤,同时启动秒表,每隔半分钟用消毒滤纸吸取流出血液,直到出血自然停止,按停秒表并计时(图 4-1)。

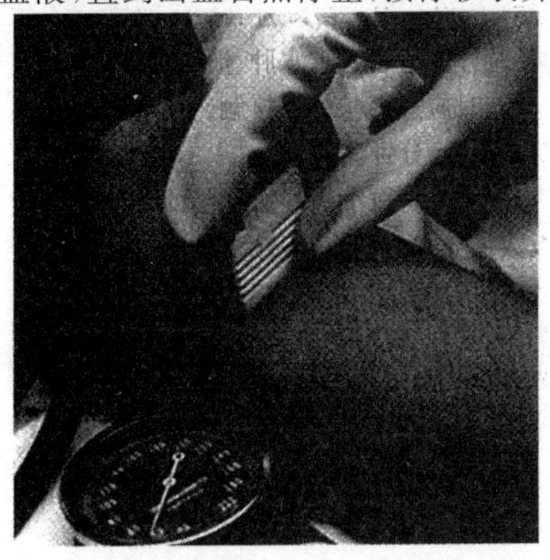

图 4-1　出血器出血时间测定

【方法学评价】

BT 的检测方法有 TBT 法、Ivy 法和 Duke 法，其方法学评价见表 4-1。不论哪一种方法，其标准化操作均难以真正实现，因而限制了 BT 的临床应用。目前，BT 仍不作为常规筛检试验，只在疑为血管性血友病(von Willebrand disease，vWD)的患者，用做筛检。

表 4-1 BT 测定的方法学评价

方法	评价
TBT 法	在上臂加恒定压力维持，并用标准出血时间测定器，使皮肤切口的深度和宽度基本一致，其检测的灵敏度和重复性相对较好，为目前推荐的方法
Ivy 法	传统方法，在上臂加恒定压力维持，提高了检测灵敏度，但皮肤切口的深度和宽度未能标准化，重复性较差，已逐渐被 TBT 取代
Duke 法	传统方法，操作简便，但穿刺的深度和宽度难以标准化，检测的灵敏度和重复性都差，已淘汰

【质量保证】

(1)检测前两周内不使用抗血小板药物，以免影响结果。

(2)不同年龄上臂维持的压力和使用的出血时间测定器不同儿童：压力为 20mmHg，切口为 1.0mm×3.5mm；成人：压力为 40mmHg，切口为 1.0mm×5.0mm。

(3)穿刺部位：穿刺时要避开血管、瘢痕、水肿、溃疡等处皮肤。

(4)用滤纸吸取流出的血液时应避免与伤口接触，更不能挤压。

【参考区间】

TBT：(6.9±2.1)分钟。

【临床意义】

出血时间主要反映血小板和血管壁的一期止血功能。

1.BT 延长

①血小板数量异常，如血小板减少症；②血小板质量缺陷，如先天性和获得性血小板病和血小板无力症等；③某些凝血因子缺乏，如血管性血友病、低(无)纤维蛋白原血症和弥散性血管内凝血(DIC)等；④血管疾病，如遗传性出血性毛细血管扩张症。

2.BT 缩短

见于某些严重的高凝状态和血栓形成。

二、凝血酶原时间

凝血酶原时间(prothrombin time，PT)是在体外模拟体内外源性凝血的全部条件，测定血浆凝固所需时间，与外源性凝血、共同途径的因子活性有关。PT 测定是外源性凝血系统较为敏感、简便和常用的筛选试验。

【检测原理】

手工法和血液凝固仪法均采用 Quick 一步凝固法。37℃下在待检血浆中加入足量的组织凝血活酶(含组织因子和磷脂)和适量的钙离子,通过激活 FⅦ启动外源性凝血途径,使乏血小板血浆凝固,记录加入试剂到血浆开始凝固所需时间即为 PT。凝固时间的长短主要反映外源性凝血因子 FⅦ水平,也可反映Ⅱ、Ⅴ、Ⅹ和纤维蛋白原在血浆中的水平(图 4-2)。

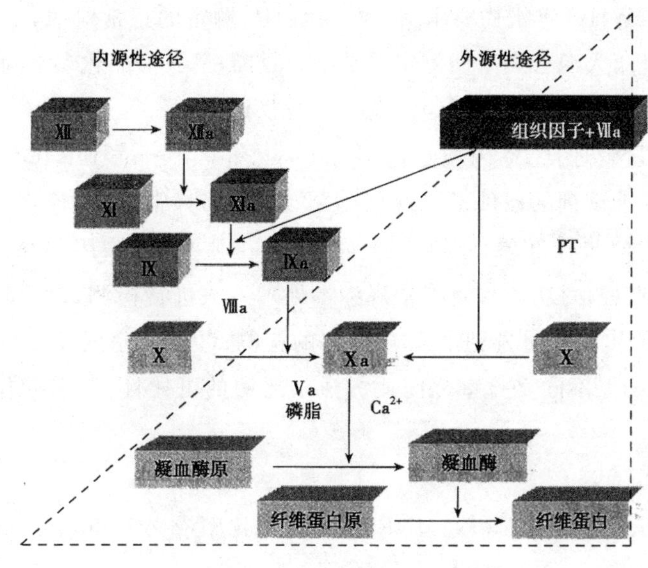

图 4-2　PT 检测原理

【方法学评价】

PT 的检测方法有手工法和仪器法,仪器检测主要有光学法和黏度法(磁珠法)两种检测原理,其方法学评价见表 4-2。

表 4-2　PT 测定的方法学评价

方法	评价
手工法	耗时,重复性差,但操作简单,无须特殊仪器,准确性好,是仪器校准的参考方法
光学仪器法	测定纤维蛋白原变成纤维蛋白时,被光照射后产生的散射光(散射比浊法)或透射光(透射比浊法)发生变化,易受黄疸、脂血、溶血等光学法影响因素的干扰
磁珠仪器法	利用血浆凝固时其黏度增高,使磁场中运动的小铁珠摆弧减弱,从而判断血浆凝固的终点,该方法不受光学法影响因素的干扰,结果更准确,但耗材较贵

【质量保证】

1.分析前

包括患者准备、血液标本采集、转运、前处理、储存等,其具体要求见本章第三节。

2.分析中

(1)操作:手工法的试剂、标本温浴时间应控制在 3~10 分钟内,测定温度应控制在(37 ± 1)℃,准确判断血浆凝固的终点(纤维蛋白形成)是检测结果准确性的关键。仪器法测定必须按规范操作进行,不能随意改变测定条件。

(2)试剂质量:PT 检测凝血因子,其灵敏度主要与组织凝血活酶试剂的质量有关。不同组织凝血活酶的来源和制备方法不同,其测定的 PT 结果差异较大,可比性较差,对口服抗凝剂治疗效果的监测影响较大。因此,必须使用标有国际敏感指数(international sensitivity index.ISI)的 PT 试剂。

(3)正常对照:WHO 等机构要求,每次(每批)Pr 测定的正常对照,必须使用至少 20 名以上且男女各半的健康人混合血浆所测定的结果。目前,已有商品化参考血浆(使用 100 名健康人男女各半的混合血浆作为正常对照用的标准血浆)。

(4)严格的质量管理:①室内质量控制(internal quality control,IQC):在操作规范、仪器运行稳定和使用标准试剂的条件下,对两个水平(正常与异常)的质控物进行 20 次以上测定,计算测定结果的均值与标准差,绘制 Levey-Jennings 质控图,采用"Westgard 多规则质控方法"判断质控是否在控;每次质控物按常规标本处理方法进行检测,以反映日常标本检测的准确性。两水平质控均在控,才能进行常规标本的检测;②参加室间质量评价(external quality control,EQC):以确保不同实验室之间或方法学之间的可比性,并以此作为实验室检测质量的评价标准。

3.分析后

(1)PT 报告方式:包括 PT(秒)、INR、凝血酶原比率(prothrombin ratio,PTR)、凝血酶原活动度(prothrombin activity,PTA),其评价见表 4-3。

表 4-3 PT 报告方式及评价

报告方式	评价
PT(秒)	必须使用的报告方式,同时报告正常对照的值
INR	当进行口服抗凝药物治疗监测时,必须使用的报告方式
PTR	PTR=被检血浆 PT/正常对照血浆 PT,现已少用
PTA	为被检血浆相当于正常对照血浆凝固活性的百分率,可用于评估肝脏受损程度

(2)PT 结果审核与复查:应结合标本质量与临床诊断等信息对检测结果进行综合判断后进行结果审核。重视异常结果的复查,加强与临床的沟通,必要时重新采集标本进行复查。

【参考区间】

各实验室应根据所用仪器、试剂和检测方法建立相应的参考区间。通常①PT:成人 11~13 秒;新生儿延长 2~3 秒;早产儿延长 3~5 秒(3~4 天后达成人水平)。超过正常对照值 3 秒为异常;②INR:因 ISI 不同而不同;③PTR:成人 0.85~1.15;④PTA:70%~130%。

【临床意义】

PT 是检测外源性和共同途径凝血因子有无缺陷的敏感的筛查试验,也是监测口服抗凝药物剂量的常规检测指标。

1.PT 延长

①先天性因子Ⅱ、Ⅴ、Ⅶ、Ⅹ缺乏症和低(无)纤维蛋白原血症;②获得性凝血因子缺乏,如 DIC 出血期、原发性纤溶症、维生素 K 缺乏症、严重肝脏疾病;③抗凝物质增多等。

2.PT缩短

①先天性因子Ⅴ增多症；②血栓性疾病和高凝状态；③药物影响，如长期使用口服避孕药等。

3.口服抗凝药物治疗

监测见本章第四节。

三、活化部分凝血活酶时间

活化部分凝血活酶时间(activated partial thromboplastin time，APTT)是在体外模拟体内内源性凝血的全部条件，测定血浆凝固所需时间，与内源性凝血、共同途径的因子活性有关，APTT测定是内源性凝血系统较为敏感、简便和常用的筛选试验。

【检测原理】

在37℃下以激活剂激活因子Ⅻ和Ⅺ，以脑磷脂(含部分凝血活酶)代替血小板提供凝血的催化表面，加入适量的钙离子，通过激活FⅫ启动内源性凝血途径，使乏血小板血浆凝固，记录加入钙离子到血浆开始凝固所需时间即为APTT。凝固时间的长短主要反映内源性凝血因子水平如因子Ⅷ、Ⅸ、Ⅺ，也可反映Ⅱ、Ⅴ、Ⅹ和纤维蛋白原在血浆中的水平(图4-3)。

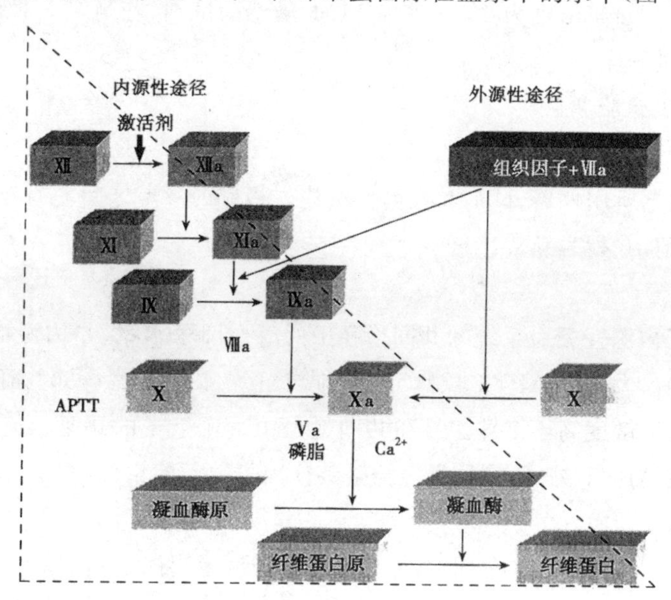

图4-3　APTT检测原理

【方法学评价】

手工法和仪器法测定APTT的方法分别类似PT检测，同时APTT已取代普通试管法凝血时间。

【质量保证】

1.分析前

同PT测定。应注意冷冻血浆可降低APTT对狼疮抗凝物(lupus anticoagulant，LAC)与FⅫ、FⅪ等缺乏的灵敏度。高脂血症可使APTT延长。监测普通肝素抗凝的标本，应在标本采集后1小时内离心。

2.分析中

其室内质量控制与PT试验相同。APTT试剂是激活剂和部分凝血活酶的混合物,其来源和制备方法不同,可影响APTT测定的结果。

(1)激活剂:不同的激活剂对APTT的敏感性不同,其差异见表4-4。高质量激活剂的激活作用更迅速,在一定程度上消除了接触激活造成的误差。

表4-4 不同的激活剂对APTT的敏感性比较

激活剂	对因子敏感性	对肝素敏感性	对狼疮抗凝物敏感性
白陶土	++++	++	+
硅藻土	+++	+++	++
鞣花酸	++	+	+++

(2)部分凝血活酶(磷脂):可来源于人、动物或植物,主要来源于兔脑组织(脑磷脂)。一般选用FⅧ、FⅨ、FⅪ的血浆浓度为200～250U/L时敏感的试剂,若测定正常对照血浆结果明显延长,则提示其质量不佳。

3.分析后与PT试验相同

【参考区间】

各实验室应根据所用仪器、试剂和检测方法建立相应的参考区间。通常APTT为25～35秒,超过正常对照值10秒为异常。

【临床意义】

APTT反映了内源性凝血系统和共同途径中的凝血因子水平,是内源性凝血系统较敏感和常用的筛选实验。大多数APTT试验可检出低于正常水平15%～30%凝血因子的异常,其对FⅧ、FⅨ缺乏的灵敏度高于FⅪ、FⅫ和共同途径中凝血因子的缺乏。值得注意的是,单一因子活性增高可使APTT缩短,其结果可掩盖其他因子缺乏的情况。

1.APTT延长

因子Ⅷ、Ⅸ、Ⅺ、Ⅻ缺乏症;因子Ⅱ、Ⅴ、Ⅹ缺乏症;低(无)纤维蛋白原血症;DIC出血期;原发性纤溶症;维生素K缺乏症;严重肝脏疾病;抗凝物质增多等。

2.APTT缩短

先天性因子Ⅴ、Ⅷ增多症;血栓前状态;DIC高凝期;血浆内混有血小板;口服避孕药等。

3.肝素治疗

监测:见本章第四节。

四、纤维蛋白原

纤维蛋白原(fibrinogen,Fg)是由肝脏合成的血浆浓度最高的凝血因子。Fg浓度或功能异常均可导致凝血障碍。因此Fg检测是出血性疾病与血栓性疾病诊治中常用的筛检指标之一。

【检测原理】

纤维蛋白原检测方法有多种，目前常用的有 Clauss 法和 PT 衍生法，双缩脲法、免疫法和热沉淀比浊法由于结果准确性较差，且操作烦琐，已趋于淘汰。各方法检测原理见表 4-5。

【方法学评价】

Fg 检测方法学评价见表 4-6。

表 4-5　纤维蛋白原检测方法及检测原理

方法	检测原理
Clauss 法	即凝血酶法，在被检血浆中加入足量凝血酶，血浆即凝固，其凝固时间与纤维蛋白浓度呈负相关。被检血浆 Fg 浓度可从国际标准品 Fg 参比血浆测定的标准曲线中获得
PT 衍生法	基于 PT 反应曲线差值来确定 F 浓度的方法。仪器法完成测定 PT 时，Fg 全部变成纤维蛋白，其浊度与 Fg 浓度呈正比，可采用终点法或速率法换算出 Fg 浓度
酶联免疫法	用辣根过氧化物酶标记的抗 Fg 单克隆抗体，应用 ELISA 法检测 Fg 浓度
热沉淀比浊法	血浆经磷酸二氢钾-氢氧化钾缓冲液稀释后，加热至 56℃使 Fg 凝集，比浊测定其浓度
双缩脲法	用亚硫酸钠溶液将血浆中的 Fg 沉淀分离，然后以双缩脲试剂显色测定

表 4-6　纤维蛋白原检测方法学评价

方法	评价
Clauss 法	为 Fg 功能检测方法，操作简便，结果可靠，是 WHO 推荐的参考方法
PT 衍生法	操作简便，成本低，但其灵敏度高，在 Fg 浓度异常时，测定结果较实际浓度高.主要适用于健康人群和 Fg 浓度正常的人群
其他方法	操作烦琐，结果准确性较差，非 Fg 功能检测方法，已趋于淘汰

【质量保证】

1.保证检测结果的准确可靠性

①参比血浆必须与被检血浆平行测定，以确保结果的可靠性；②当 Clauss 法检测结果超出其检测线性时，必须改变稀释度重新测定。

2.重视异常结果的复核

①当标本中存在肝素、类肝素抗凝物质、纤维蛋白（原）降解产物和异常 Fg 时，Clauss 法测定的 Fg 浓度较真实浓度降低或测不出，此时，需使用其他方法（如 PT 衍生法）复查；②PT 衍生法结果可疑时（过高或过低），采用 Clauss 法复查。

【参考区间】

成人：2.0～4.0g/L；新生儿：1.25～3.00g/L。

【临床意义】

Fg 浓度测定主要用于出血性疾病（包括肝脏疾病）或血栓形成性疾病的诊断以及溶栓治

疗的监测。

1.Fg 增高

Fg 是急性时相反应蛋白，其增高可能是一种非特异性反应，见于高凝状态、感染和恶性肿瘤等。Fg 增高还是冠状动脉粥样硬化心脏病和脑血管疾病发病独立危险因素之一。

2.Fg 降低

见于 DIC 消耗性低凝血期及纤溶期、原发性纤维蛋白溶解症、重症肝炎、肝硬化、低（无）纤维蛋白原血症等。

3.溶栓治疗的监测

见本章第四节。

五、凝血酶时间

凝血酶时间（thrombin time，TT）是体外加入凝血酶，测定血浆凝固所需时间，主要与被检血浆 Fg 的浓度和功能有关。TT 测定可反映 Fg 浓度和功能以及被检血浆中是否存在影响纤维蛋白原变成纤维蛋白的抗凝物质（如肝素、类肝素等）。

【检测原理】

凝血酶裂解血浆中的纤维蛋白原形成纤维蛋白，血浆凝固。37℃条件下在被检血浆中加入“标准化”的凝血酶溶液后，血液凝固的时间即为凝血酶时间。

【方法学评价】

与 PT 试验相同。

【质量保证】

与 PT 试验相同。

【参考区间】

各实验室应根据所用仪器、试剂建立相应的参考区间。通常 TT 为 16～18 秒，超过正常对照值 3 秒为异常。

【临床意义】

TT 测定主要用于检测 Fg 有无异常，是否存在抗凝物质以及纤溶发生的情况。

1.TT 延长

①肝素和肝素类抗凝物质增多的疾病，如系统性红斑狼疮症（SLE）、肝病等；②纤维蛋白原减少的疾病，如低（无）纤维蛋白原血症；③血中纤维蛋白原降解产物过多和 DIC 出血期等。

2.TT 缩短

常见于血液样本有微小凝块或少量钙离子存在时。

六、D-二聚体

D-二聚体（D-dimer，D-D）是交联纤维蛋白的降解产物之一。继发纤溶时纤溶酶主要作用于纤维蛋白，生成特异性纤维蛋白降解产物即为 D-D。因此，D-D 检测对继发纤溶有特异性诊断价值。

【检测原理】

制备抗 D-D 的单克隆抗体，通过免疫学方法检测血浆 D-D 浓度。

1.胶乳凝集法

包被在胶乳颗粒上的抗 D-D 抗体与受检血浆中的 D-D 发生抗原抗体反应，当 D-D≥250ug/L 时，出现肉眼可见的凝集反应。

2.ELISA 法包

被在固相载体上的抗 D-D 抗体与受检血浆中的 D-D 结合，再加入酶标记的抗 D-D 的第二种抗体，形成抗体.抗原.抗体复合物，最后通过酶作用于基质显色，颜色的深浅与 D-D 的浓度呈正比。

3.仪器法(免疫比浊法)

聚苯乙烯颗粒包被有抗 D-D 的单克隆抗体，当标本中含有 D-D 时，该抗体与 D-D 的交联区域结合产生凝集，浊度发生改变，通过仪器检测其浊度的变化可反映待检样本中 D-D 的含量。

【方法学评价】

不同方法检测 D-D 评价见表 4-7。

表 4-7　不同方法检测 D-D 评价

方法	评价
胶乳凝集法	操作简便、快速，为定性或半定量检测方法
ELISA 法	可定量，但操作烦琐耗时，不能及时向临床报告结果，且影响因素较多
仪器法(免疫比浊法)	定量方法，操作简便、快速，结果准确，易于质控，可及时向临床报告结果，但成本较高

【质量保证】

1.质控品的检测

同时检测配套质控品，定性方法应同时检测阴性和阳性对照，定量方法应同时检测两个水平的质控物。

2.样本的检测

检测结果超出其检测线性时，必须改变稀释度重新测定。

【参考区间】

1.定性试验

阴性(<250μg/L)。

2.定量试验

各实验室应根据所用仪器、试剂建立相应的参考区间。

【临床意义】

健康人血液 D-D 浓度很低，但在血栓形成和继发纤溶时 D-D 浓度显著增高。因此，D-D

是 DIC 实验诊断中较特异的指标，并在血栓形成的排除诊断中有重要价值。

（1）高凝状态、继发性纤溶等血栓性疾病、重症肝炎、肺栓塞等疾病及溶栓药物治疗时，D-D 浓度增高。

（2）D-D 检测是鉴别原发纤溶和继发纤溶的良好指标，原发纤溶 D-D 正常，而继发纤溶（如 DIC）D-D 浓度增高，是 DIC 诊断的特异性指标。

（3）D-D 对深静脉血栓和肺栓塞的阴性预测值可达 95%以上，即当 D-D 阴性时，基本可排除深静脉血栓和肺栓塞。

第二节　自动血液凝固分析仪

随着血栓止血基础理论及其应用研究的日益深入和现代生物医学技术的发展，血栓止血的检测技术与手段日趋先进和自动化。自动血液凝固分析仪通过自动化的仪器对血栓与止血系统进行检测分析并应用于出血、血栓性疾病的诊断、治疗及预后判断。

一、分析方法与原理

自动血液凝固分析仪根据检测方法和原理大致可分为以下几类：

（一）生物学方法制

生物学方法亦称凝固法，即将凝血因子激活剂加入待检血浆中，使血浆发生体外凝固，仪器连续记录血浆凝固过程中一系列理化特性的变化，并将这些变化信号转变成数据，经计算机收集、处理后得到检测结果。目前自动血凝仪使用的凝固法主要有三种：光学法、黏度法（亦称磁珠法）和电流法（亦称钩方法），其中光学法使用最为广泛。

1.光学法

光学法分两类，一类是血液凝固导致散射或透射光强度变化，由此判断凝固终点的方法，另一类是将光学法与凝块检测结合的方法，即光学机械凝块检测法。

（1）散射比浊法原理是待检样本在凝固过程中血浆纤维蛋白凝块形成，使来自发光二极管的光被其散射，散射光强度随凝块的形成增强，被仪器接收放大处理，并设定凝固终点如 50%凝固的散射光强度所对应的时间（图 4-4a，图 4-4b）。

（2）透射光比浊法原理与散射光比浊法相似，但待检样本在凝固过程中透射光强度随凝块的形成逐渐减弱（图 4-5）。

2.光学机械凝块检测法

其原理是钨灯发射光给光电二极管产生一恒定电压，血浆凝固时电压发生改变，当电压的变化超过设定的阈值，就作为凝固时间（图 4-6）。

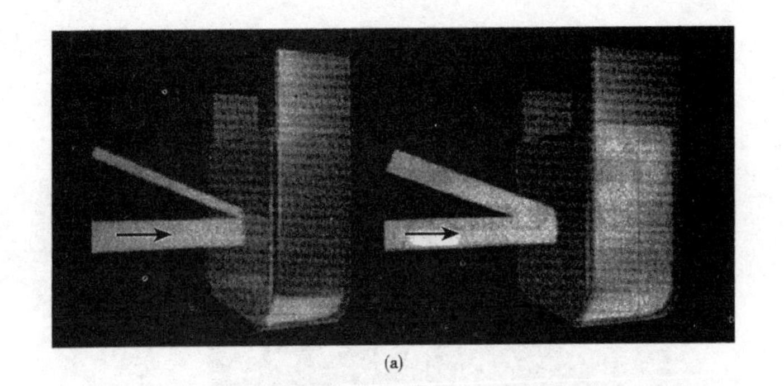

图 4-4　a.散射比浊法示意图;b.散射比浊法散射光的变化曲线示意图

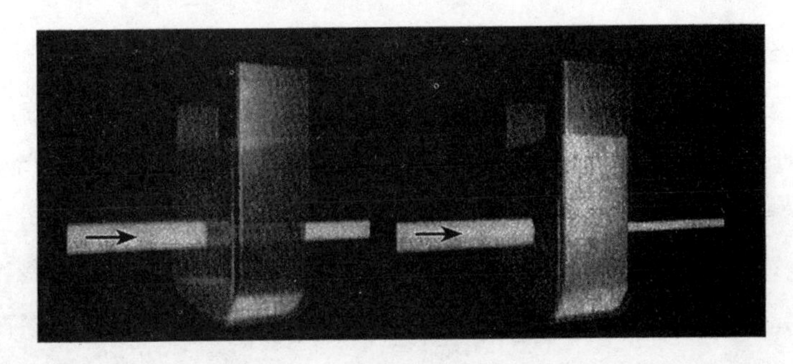

图 4-5　透射比浊法示意图

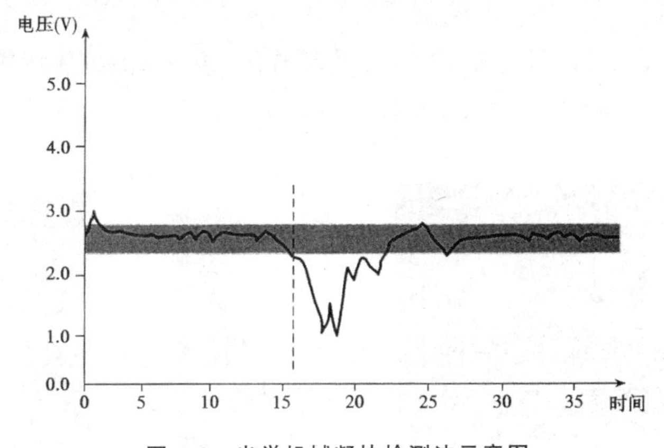

图 4-6　光学机械凝块检测法示意图

3.钧方法

将待检样品作为电路的一部分,因待检样品为导电的液体,两个电极均在血浆中时,电路连通；当其中一个电极向上运动离开血浆时，电路断开。在血浆中加入激活剂，血浆中纤维蛋白形成，此时若电极向上移动，可钩起纤维蛋白丝，由于纤维蛋白具有导电性，电路不会断开，仍处于连通状态，即可判定凝固终点，因此，该方法也称为电流法(图 4-7)。

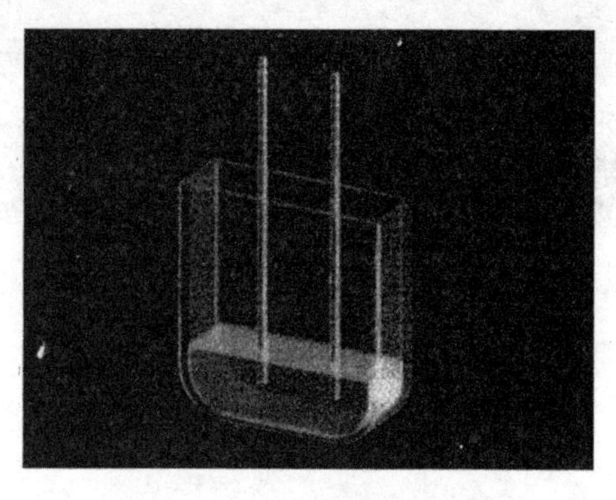

图 4-7 钩方法原理示意图

4.*磁珠法*

在待检样本中加入小磁珠，利用变化的磁场使磁珠产生运动，随着血浆的凝固，血浆黏稠度增加，磁珠运动强度逐渐减弱，根据磁珠运动强度的变化(运动强度减弱至 50%)确定凝固终点(图 4-8)。

(二)生物化学法

人工合成某种酶裂解位点的化合物，且化合物与产色物质如对硝基苯胺(PNA)连接，待检样本中含有活性酶(原)，往样本中加入过量酶激活剂，在检测过程中产色物质被解离下来，使被检样本出现颜色变化，且与被检物含量呈一定的数量关系。生物化学方法以酶学方法为基础，可直接定量，所需样本量小，测定结果准确、重复性好、便于自动化和标准化。现可对血栓与止血过程中起作用的多种酶(原)的活性进行检测，如凝血酶(原)、纤溶酶(原)蛋白 C/S 及抗凝血酶等。

(三)免疫学方法

该方法以被检物作为抗原，制备相应的单克隆抗体，利用抗原抗体特异性结合时透射或散射光强度的变化来检测被检物的含量(图 4-9)。

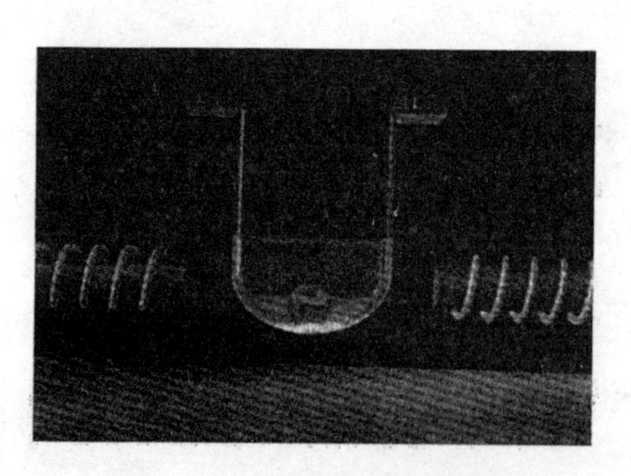

图 4-8 磁珠法原理示意图

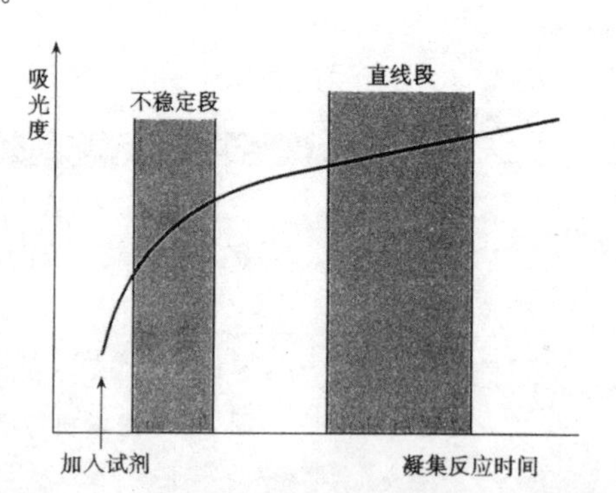

图 4-9 免疫透射分析示意图

(四)干化学技术

这类分析方法主要用于床旁血凝分析仪。其分析原理如图 4-10 所示,用惰性顺磁铁氧化颗粒(PIOP)均匀分布并结合于可产生凝固或纤溶反应的干试剂中。PIOP 可在固定垂直磁场作用下移动。当待检样本通过毛细管作用进入反应层后,可溶解干试剂,并发生相应的凝固或纤溶反应,同时与试剂结合的 PIOP 在反应过程中通过其移动或摆动幅度的大小而提供纤维蛋白形成或溶解的动力学特征,PIOP 摆动产生的光量变化可通过光电检测器记录,并放大、转换、计算后得到检测结果。

(五)超声分析

这是一类利用超声波测定血浆体外凝固过程中血浆发生变化的半定量方法。在血凝分析过程中,以频率 2.0~2.7MHz 的石英晶体传感器作为信号的发射器和接受器,当血浆与相应试剂作用发生凝固,其过程可使石英传感器的发射波产生相应变化,通过接受、记录和分析这种变化得到检测结果。目前这类方法使用较少,主要用于测定 PT、APTT 和 Fg。

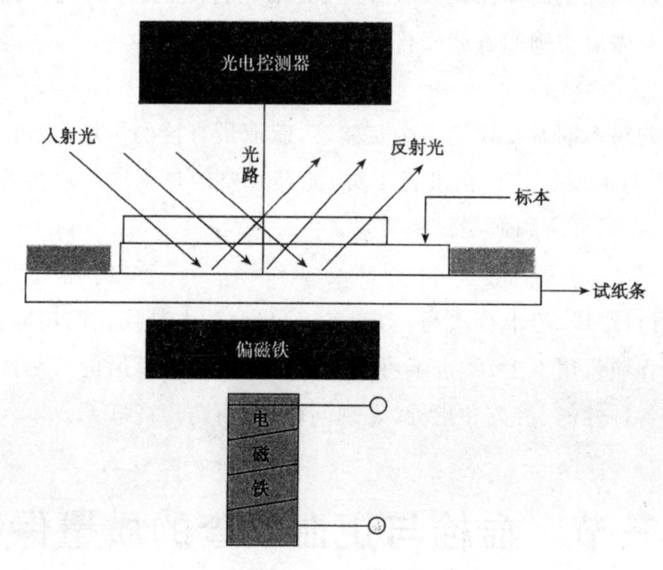

图 4-10　干化学技术原理示意图

二、自动血液凝固分析仪的分型

根据仪器自动化程度的高低,血凝仪又分为半自动仪器、全自动仪器和全自动止凝血分析工作站。半自动仪器原理较单一,检测项目少,需手工加样,检测速度较慢,软件配置较差;全自动仪器采用多种检测原理,检测项目多,可随意组合,随时插入检测,检测速度较快,无须手工加样,设计智能化,数据分析处理和储存功能强大;全自动分析工作站将离心机、标本前处理装置、全自动仪器等联机在一起,实现了包括标本识别、分类、接收、离心、上机分析、复查、储存、分析结果自动传输等一系列过程,同时又保留了对急诊标本的随时插入分析。该工作站大大节省了人力,增加了检测系统的有效性,操作更加简便、快速、安全,是全实验室自动化(TLA)的有力支撑。

三、自动血液凝固仪的选择

根据血凝仪的检测原理、测试参数和检测速度在选购血凝仪时应注意：

1.正确定位

包括：①明确购买目的，是临床、科研或二者兼顾；②核实工作量，即所在单位规模大小、床位和标本量多少；③具有一定预见性，预见工作量的增加且血凝仪在3～5年内不落伍；④量体裁衣，需根据本单位的财力、检测项目成本、收费以及操作人员的外语水平等方面综合考虑。

2.认真了解血凝仪

包括：①仪器的各项性能、技术参数、检测指标；②仪器的检测能力，如分析测试速度、有无急诊检测位、检测项目和种类、试剂的稳定性；③标准品、质控物、试剂的来源、价格以及仪器所需的工作环境条件等。

3.认真了解经销商

目的是寻求正规的经销商以保证其服务、人员培训、售后及试剂耗材的供应。同时，应要求经销商对相关服务做出明确回答和安排。

4.选型途径

可通过咨询已购买不同血凝仪的多个实验室，获取最直接的信息，也可通过血凝仪经销商信息、广告及介绍等对血凝仪的型别进行了解；尤其重要的是索取权威机构（如FDA）对欲购血凝仪的评估报告，以保证所购血凝仪的质量。

5.注意事项

包括：①切忌盲目跟风，追求档次高、功能多、项目全的血凝仪。因功能过多，易出现故障，且有可能一些功能和项目用不上；②也不可贪图便宜购买过时落后的产品；③购买后需对照说明书确认血凝仪的各种性能、参数和指标，发现问题，及时与厂商联系。

第三节　血栓与止血检查的质量保证

一、分析前质量控制

（一）标本

1.标本采集

（1）压脉带不宜过紧或压的时间过长（不超过60秒），以免引起局部的纤溶亢进影响止凝血相关检测结果。多管采血时，要保证凝血标本为第二管血。采血后及时送检。

（2）采用的抗凝剂为3.2%（109mmol/l）的枸橼酸钠抗凝，抗凝剂与血量比例为1∶9。不建议使用其他浓度的枸橼酸钠或其他抗凝剂。需抗凝的标本采血量不宜过多（抗凝效果不好）或过少（抗凝剂对标本稀释大）。一般规定不超过应采集血量的±10%。当标本的HCT＞55%时，应按以下公式计算校正抽血量：抽血量（Hd）＝抗凝剂量（ml）/[（100-HCT）×0.00185]。

2.标本接收

合格标本进行接收处理，不合格标本拒收，拒收标准见第一章。

3.标本的处理（离心条件）

分离乏血小板血浆（血小板计数应小于 5×10^9/L）。定期（一年至少两次）对实验室离心机进行转速验证，并证明所用离心条件下得到的血浆为乏血小板血浆。自标本采集后 4 小时内完成检测。

4.标本保存

未能及时检测的样本，应尽快分离血浆保存于 EP 管中，做好标识（标本编号、患者姓名、检测项目、保存日期等），于-70℃以下低温保存，保存时间可达检测项目所要求的最长时限。已完成凝血分析检测的标本，保存温度为 2～8℃，保存时间一周，但此类标本只能用于查找，不可进行复查。

(二)仪器

1.仪器的性能评价

仪器新购置时必须进行性能评价，在主要配件维修更换或其他需要时进行验证。性能评价内容包括精密度、准确度、线性、携带污染率、干扰试验、参考区间的验证。

(1)精密度：用 2 个水平的质控血浆分别进行批内和日间重复性试验，重复测定 20 次以及每天测定 1 次，连续测定 20 天。分别计算批内和日间的均值（x）、标准差（S）和变异系数（CV）。要求各项检测的批内精密度均小于 1/4TEa，日间精密度均小于 1/3 TEa。

(2)准确度：分别测定两个水平的定值质控品，测得结果符合试剂厂家提供的定值范围。

(3)线性：对于定量指标，如 Fg、D-D 等，应进行线性评价。选取一份接近预期上限的高值样本（H），分别按 100%、80%、60%、40%、20%的比例进行稀释。每个稀释度重复测定 3 次，计算均值（偏离应小于 10%），以高值标本分别乘以 100%、80%、60%、40%或 20%作为理论值。将测定均值与理论值作比较，计算 $y=ax+b$，验证线性范围。要求：a 值在 1.00 ± 0.05 范围内，相关系数 $r\geqslant0.99$。

(4)携带污染率：①异常样本对正常样本的污染：将正常样本置样本架 1 和 3 位置，异常样本置于 2 位置，每个样本分别测定 3 次，记录结果：N1、N2、N3、A1、A2、A3、N4、N5、N6。计算：k1＝[N4-Mean(Nl，N2，N3)]/Mean(N1，N2，N3)。要求：小于仪器标定的范围；②正常样本对异常样本的污染：将异常样本置样本架 1 和 3 位置，正常样本置于 2 位置，每个样本分别测定 3 次，记录结果：A1、A2、A3、N1、N2、N3、A4、A5、A6。计算：k2＝[A4-Mean(A1，A2，A3)]/Mean(A1，A2，A3)。要求：小于仪器标定的范围。

(5)干扰试验：将干扰物质（血红蛋白、甘油三酯和直接胆红素）加入正常或异常血浆中作为实验样本，而将标本稀释液加入正常或异常血浆中作为对照样本。所有样本均重复测定两次，两次测定结果偏差在 10%以内的数据可以用于计算影响度（%）＝（实验样本检测值均值－对照样本检测值均值）/对照样本检测值均值×100。

(6)参考区间验证：以厂家提供的参考区间为依据。收集 20 名健康人血标本，用于参考区间验证。只允许有10%的数据超出厂家给出的参考区间,否则需制定本室参考区间。

(7)纠正措施:①如果评价失败,应检查仪器的维护状态,是否需要清洁、维护或检修;②检查试剂,如有必要更换试剂;③检查质控品,如有必要更换另一批号的质控品;④如果以上均不能解决,通知厂家或工程师;⑤仪器的性能评价如果不能接受,将不能在日常的实验室检测中使用,应不用或停用。直到性能评价通过后,才能继续使用。

2.凝血仪的校准

应用仪器试剂厂商提供的用于校准分析系统的校准品,根据厂家推荐的模式在各仪器上建立各项目的定标曲线。根据该曲线的低限和高限,可获得分析测量范围(AMR)。直接定量的凝血检测项目,如Fg、D-D测定可进行校准,PT、APTT、TT等时间测定无法进行校准。

(1)校准时机的选择:①具有化学或物理活性的试剂(或关键试剂)的批号改变;②QC无法达到建立的标准;③重要的仪器维修或保养后;④厂家建议时;⑤至少每6个月一次。

(2)验证AMR:方法为:对分析测量范围验证实验中的低、高限值患者混合血浆分别进行4次测定,以均值表示该两个样品的测定结果。取高值和低值混合血浆,按照不同体积比将二者混合,得到一系列不同浓度的混合血浆,计算混合血浆的理论浓度,并在仪器上检测4次,计算测定均值。对理论值和测定均值进行线性回归,得到相关系数r和直线回归方程$Y=bX+a$。以b在0.97~1.03之间,$r\geq0.975$,且a接近于0,作为判断标准。若符合以上要求,则接受获得的AMR。否则,应缩小分析测量范围再进行评价。

(3)确定临床可报告范围(CRR):结合临床需求、最大稀释度、AMR等确定CRR。

3.凝血仪的比对

每年两次对本室进行相同检测项目的两仪器进行比对,如有需要可增加比对次数。

(1)比对方法:每一项目的检测各在至少5天共选用患者标本40份,其中包含正常、异常结果的标本,也应覆盖黄疸、脂血和溶血标本。在每台仪器上,每份标本均进行相应项目的检测两次。

(2)可接受标准:最大可接受误差为TEa/2(其中PT、APTT、FIB、TT和D-D的TEa分别为15%、15%、20%、20%、30%),据此计算各医学决定水平的可接受误差水平。

实验仪器与比对仪器之间的相关系数大于0.90;各医学决定水平的预期偏差的95%的置信区间两侧至少有一侧绝对值小于可接受误差水平。若两侧绝对值均小于可接受误差水平,判断为"优",若仅有一侧绝对值小于可接受误差水平,则判断为"良"。在各医学决定水平上的判断均为"优"和"良"时,实验仪器与比对仪器间的一致性均可接受。若某一项目在某一医学决定水平上的预期偏差的95%的置信区间的两侧绝对值均大于可接受误差水平,则判断为"差",表明实验仪器与比对仪器在进行该项目的检测时,在某一医学决定水平上的一致性不可接受。

(3)比对结果评价:将所有检测结果录入,并绘制散点图,进行直观判断,同时剔除离群点,不纳入以下计算。计算实验仪器与比对仪器之间的相关系数(r)及标准误、预期偏差及其95%的置信区间。

(4)评价后处理措施:若实验仪器与比对仪器的一致性可接受,则可使用各台实验仪器进行标本检测。

血凝仪比对不一致时的处理措施:①分析比对失败原因,进行相关处理;②进行仪器校准,或在必要时通知工程师进行检修后再进行比对;③应用比对结果进行相应调节,得到相应系数;校正后应用质控进行校正验证;再应用10份标本进行校正后比对验证。

4.仪器操作、维护和保养

严格按说明书规范操作,定期对仪器进行维护和保养。

二、分析中质量控制

分析中也称分析过程,是指检验项目分析开始至完成这一时间段或过程。分析中的质量控制是保证患者合格标本结果准确性的关键,包括室内质控和室间质评两方面。

(一)实验室室内质量控制(IQC)

包括质控品要求、质控频率、靶值和标准差的确定、质控规则、失控的判断及处理。

1.质控品要求

与血凝仪配套的质控物,至少应包括高、低两个水平;每天在开机进行标本检测前进行质控品的检测,检测中每隔8小时应进行质控品检测;所有质控应与常规标本等同对待,由当天工作人员进行检测。

2.质控限的确定

(1)靶值(X)和标准差(S)的确定:在开始室内质控时,首先要设定质控品的靶值。应对新批号质控品的各个测定项目自行确定靶值。靶值必须在实验室内使用自己现行的测定方法进行确定。定值质控品的标定值只能作为确定靶值的参考。

(2)暂定靶值和标准差的设定和应用:在应用新批号质控物前,检测新批号的质控10天,每天测2次,计算20次质控测定结果的均值X,作为暂定靶值;根据旧批号质控品在所有仪器上的累积cv的均值和上述的暂定靶值计算出暂定标准差。应用新批号质控品第一个月,以上述的暂定靶值和标准差作为室内质控图的靶值和标准差;一个月结束后,将该月在控结果与前20个质控测定结果汇集在一起,计算出第一月的累积均值,该累积均值作为第二个月质控图的靶值。

(3)常用靶值和标准差的设立和应用:重复上述操作过程。三个月后,以最初20个数据和三个月在控数据汇集的所有数据计算的累积均值作为质控品有效期内的常用靶值,以累积标准差作为标准差,进行室内质控图的绘制。

3.质控规则

Westgard推荐六个控制规则,包括:①12S控制规则;②13S控制规则;③22S控制规则;④R4S控制规则;⑤41S控制规则;⑥10X控制规则。

各实验室应根据具体情况采用多规则控制,如13S控制规则、22S控制规则、R4S控制规则。

4.质控图的绘制

宜使用 Levey-Jennings 质控图，Levey-Jennings 质控图或类似的质量控制记录宜包含以下信息：①检测质控品的时间范围；②质控图的中心线和控制界线；③仪器/方法名称；④质控品的名称、浓度水平、批号和有效期；⑤试剂名称和批号；⑥每个数据点的日期；⑦操作人员的记录。

5.分析和处理

(1)判断：根据所选用的质控规则对质控结果进行分析判断，并记录；结果在控后才能进行临床标本的检测。

(2)室内质控失控的处理见图 4-11。

(3)质控失控时临床标本的处理：要求质控结果在控后才能进行临床标本的检测和审核。如质控失控原因为偶然误差和原质控品失效，则可对已检测的临床标本结果进行审核。其他原因均不能进行标本审核，需找到失控原因，复查质控结果在控后，重新检测临床标本先前的失控项目后，再进行报告审核。

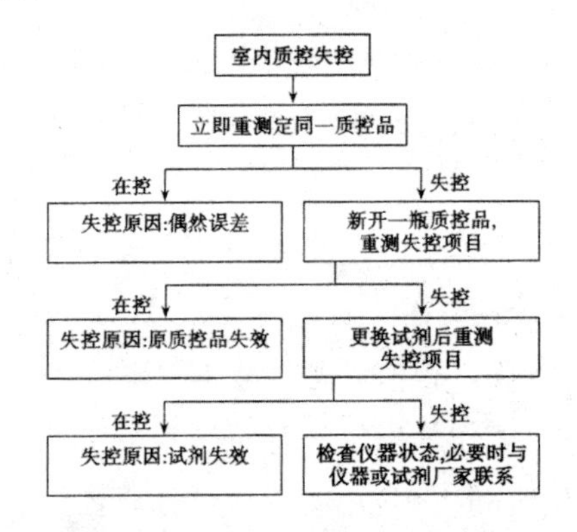

图 4-11 室内质控失控处理流程图

6.室内质控数据的统计和保存

(1)质控数据的统计：统计每个测定项目原始质控数据的平均数、标准差和变异系数；计算累积平均数、标准差和变异系数；对当月的所有质控数据进行分析和汇总。

(2)质控数据的保存：至少保存两年。

(二)实验室室间质量控制评价(EQA)

室间质量评价(EQA)分析的目的是通过实验室间的比对，了解本实验室检测结果的准确度、一致性，以便纠正和改进实验室的质量。包括国家卫生和计划生育委员会临检中心(CNCCL)的 EQA、美国临床病理学家协会(CAP)的能力比对(PT)、仪器厂家的全球实验室室间质控评价以及实验室替代能力评估系统(APAS)。收到 EQA 回报后，组织相关人员进行总结，对问题进行讨论分析制定解决方法，并记录留档。

三、分析后质量控制

分析后是指检验项目分析完成到申请检验的临床医生得到检验结果这一时间段或过程。

1.标本的复检及报告的审核

(1)审核的要求:①患者标本的审核需在质控结果在控后进行;②报告审核前的检查和复核。

(2)检查和复核的条件:①当患者结果与历史数据不符时;②当患者结果与患者病情不符时;③无历史数据和患者资料的患者,结果异常时;④所有的危急值结果。

(3)检查内容:①检查 LIS 系统的患者信息是否与标本上的信息一致,如不一致,查找原因并纠正错误后复查;②检查抗凝试管使用是否正确,如抗凝剂错误,纳入不合格标本的处理;③检查是否采血较多或较少,如采血过多或过少时,纳入不合格标本的处理;④检查是否患者的 HCT 是否大于 0.55,如 HCT 大于 0.55,则通知临床采血人员,根据公式调整抗凝剂或采血量后再送检;⑤检查是否有无凝块存在。可采用肉眼观察和玻棒挑动标本的方法检查。另外,可观察标本的 Fg 检测结果是否偏低。如存在凝块,纳入不合格标本的处理。

(4)审核:若以上检查均未见异常,需对标本进行复查。两次结果一致,进行报告审核,紧急值结果纳入紧急值结果的处理程序。如两次结果不一致,需进行再次复查,如能判断初次结果由偶然误差导致,则可根据后两次结果进行标本审核。如无法判断,则通知临床再次送检。

2.危急值的处理

如出现检验结果处于危急值状态,应立即验证并及时与临床沟通,妥善保存相关资料。

第四节　血栓与止血检查的临床应用

出血性疾病是由于遗传性或获得性原因导致机体止血、凝血活性减弱或纤溶活性增强,引起自发性或轻微外伤后出血难止的一类疾病。

(一)一期止血缺陷筛检试验的应用

一期止血缺陷是指血管壁和血小板异常所引起的止血功能的缺陷,主要是由于毛细血管壁通透性、脆性增加或血小板数量、质量异常所致的出血。临床上称为毛细血管-血小板型出血。常用筛检试验为 BT 和 PLT,其临床应用见图 4-12。

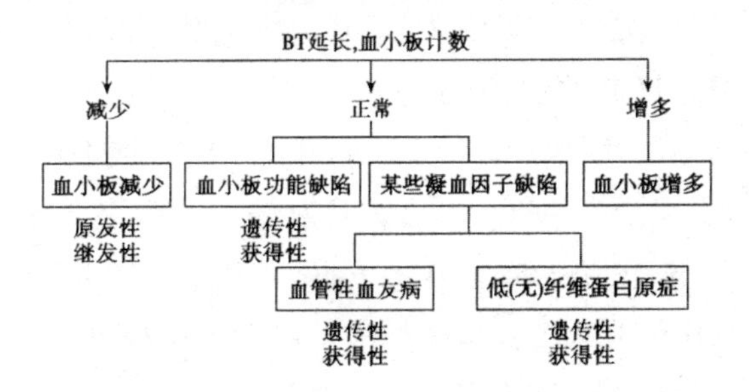

图 4-12　一期止血缺陷筛检试验的临床应用

(二)二期止血缺陷筛检试验的应用

二期止血缺陷是指凝血障碍和抗凝物质所引起的止血功能缺陷,主要是由于凝血因子缺乏或体内产生病理性抗凝物质所致出血，临床上常称为凝血障碍一抗凝物质型出血。常用筛选试验为 PT 和 APTT，其临床应用见图 4-13。

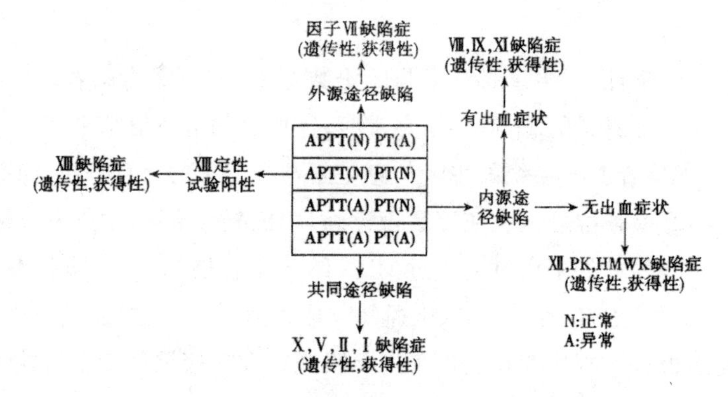

图 4-13　二期止血缺陷筛检试验的临床应用

常见出血性疾病的筛选试验结果分析及实验室检查路径(表 4-8,图 4-14)。

表 4-8　常见出血性疾病的筛选试验结果分析

主要疾病	PLT	TBT	PT	APTT
血管性紫癜	正常	正常或延长	正常	正常
血小板减少症(遗传性、获得性)	减少	延长	正常	正常
血小板功能异常性疾病	正常	延长	正常	正常
血管性血友病	正常	延长	正常	延长
内源性途径凝血异常	正常	正常	正常	延长
外源性途径凝血异常	正常	正常	延长	正常
多源或共同途径凝血异常	正常	正常	延长	延长
DIC	减少	延长	延长	延长

(三)手术前止凝血功能筛检

手术前止凝血功能主要根据患者的病史(家庭史和出血史)、体格检查和实验室检查等资料进行综合分析判断。其中，实验室检查一般要联合应用 PT、APTT 和 PLT。

(四)弥散性血管内凝血(DIC)的实验室诊断

DIC 是在原发疾病基础上，凝血和纤溶系统被激活，导致全身微血栓形成，凝血因子被大量消耗并继发纤溶亢进，引起全身性出血及微循环衰竭的临床综合征。DIC 的实验室诊断既是 DIC 诊断的重要组成部分，又是 DIC 治疗的依据。PLT 减少、PT 延长、APTT 延长、Fg 降低、D-D 明显增高是 DIC 最常用的实验诊断标准。对上述指标的动态检测，出现 PLT 和 Fg 进行性降低，D-D 进行性增高，对 DIC 的诊断价值更高(图 4-15)。

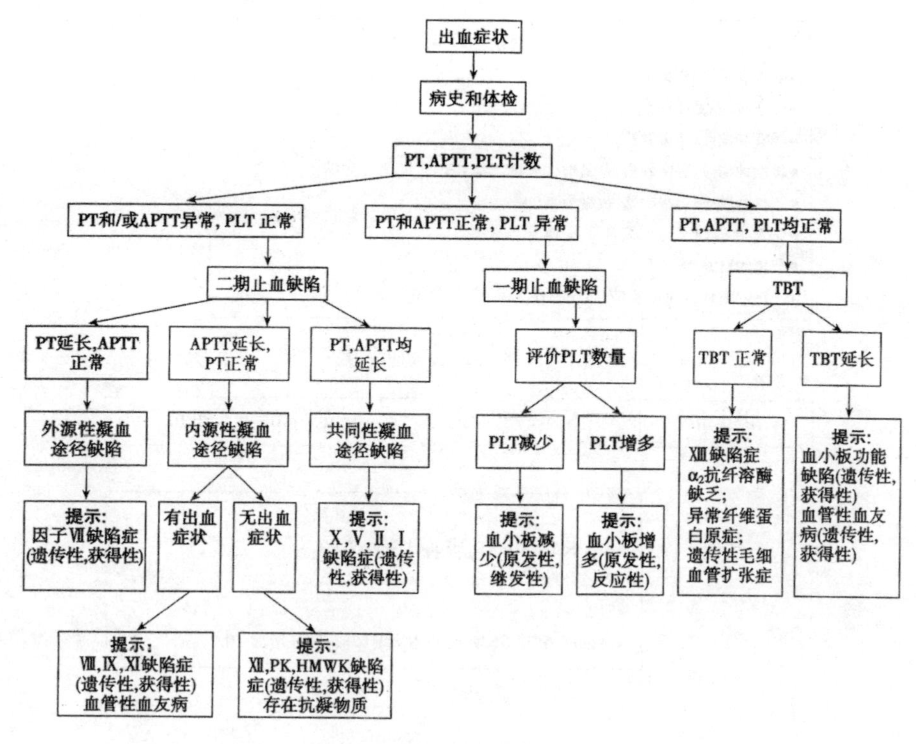

图 4-14　凝血功能障碍性疾病实验室检查路径图

(五)抗凝与溶栓治疗的监测

抗凝和溶栓治疗过程必须进行监测以避免出血的发生。抗凝药物不同监测指标不同,不同疾病状况抗凝目标也不尽相同。口服抗凝剂时检测 PT,得到其 INR 值作为监测指标;普通肝素最常使用 APTT 检测作为其监测指标;凝血酶时间、纤维蛋白原检测用以监测溶栓效果和调整用药剂量。

1.PT

是监测维生素 K 拮抗剂类口服抗凝剂的首选指标。美国胸科医师学会推荐预防深静脉血栓形成(DVT),INR 应控制在 1.5～2.5 之间;治疗 DVT、肺梗死(PE)、一过性脑缺血发作(TIA),INR 应控制在 2.0～2.8 之间;心肌梗死(MI)、动脉血栓和人工心脏瓣膜置换术、反复 DVT 和 PE 的患者,INR 应控制在 2.5～3.0 之间。由于亚洲人体表面积较小,建议国人口服抗凝剂使用时,调整 INR 在 1.8～2.5 之间为宜。

2.APTT

是监测普通肝素(UFH)的首选指标。小剂量肝素(5000～10000)U/24h 使用时,可不作实验室监测,但使用中等剂量 UFH(＞10000U/24h)时,必须进行监测。监测目标为使 APTT 达到正常对照值的 1.5～2.3 倍,此范围内的 UFH 剂量,抗凝效果最好且出血风险最小。APTT 达到正常对照值的 1.5 倍时,定为肝素的起效阈值;APTT 超过正常对照值的 2.5 倍时,出血概率增加。

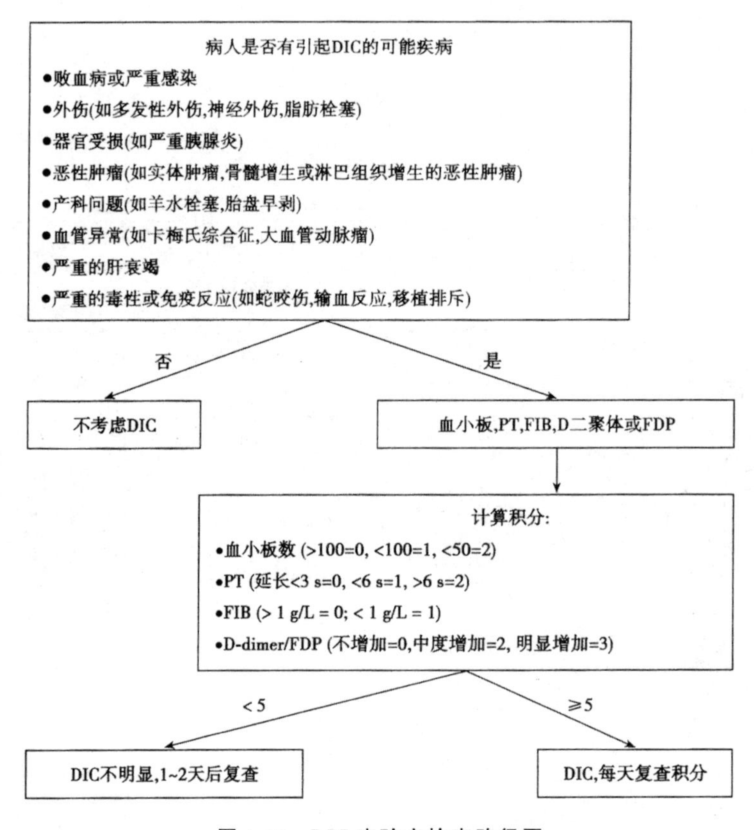

图 4-15　DIC 实验室检查路径图

3.Fg 和 TT

溶栓治疗过程中常用的监测指标是 Fg 和 TT。多数学者认为,Fg 维持在 1.2～1.5g/L,TT 维持在其基础的 1.5～2.5 倍可达到溶栓治疗安全有效的目的,若 Fg 低于 1.0g/L,则出血的风险增加。

第五章 血型与输血检验

第一节 概述

血型(blood group)广义概念是指遗传物质控制的,表达在血细胞、血浆及其他组织细胞表面的遗传多态性标志。因此,血型是指各种血液成分的遗传多态性,它受独立的遗传基因所控制。其特点:①血型概念扩大到红细胞以外的其他成分,如白细胞、血小板、血清、酶、组织、器官等;②血型具有多态性,如ABO、Rh血型多态性;③人体抗原、抗体反应所显示的遗传标记。传统的血型概念指的就是红细胞血型,指能以抗休来分类的红细胞抗原型。实际工作中传统命名与数字化的统一命名同时在使用。目前,血型的研究成果广泛运用于人类学、遗传学、法医学和临床医学等多个学科。

一、红细胞血型

自1900年奥地利维也纳大学的Karl Landsteiner发现人类第一个血型(ABO血型)后,对于血型研究中先后发现数百种红细胞血型抗原,1980年国际输血协会(the international society ofblood transfusion,ISBT)成立了红细胞表面抗原命名委员会,对红细胞表面血型抗原进行数字化的统一命名。2009年ISBT将以证实的红细胞血型抗原分别归为30个血型系统(blood groupsystems)(共有263种抗原)、6个血型集合(blood group collections)(共有11种抗原)及2个血型系列(blood group series)(低频抗原700系列有18种抗原,高频抗原901系列有8种抗原)。

血型系统(blood group systems)是指被一个单独基因座位,或两个以上紧密连锁的基因座位上的基因编码的抗原,见表5-1。每个血型系统之间都是独立。任何两个血型系统,都必须证实其基因是在不同染色体上,或同一染色体上的不同区域。同时,在减数分裂时,两个血型系统的基因需分别独立地遗传给子代。

表5-1 血型系统

ISBT编号	中文名称	通用英文名称	简称	基因名称	基因位置	相关膜结构
001	ABO血型系统	ABO blood group system	ABO	ABO	9q34.2	寡聚糖
002	MNS血型系统	MNS antigen system	MNS	GYPA GYPB GYPE	4q31.21	GPA (CD235A)/ GPBGYPB (CD235B)

（续表）

ISBT 编号	中文名称	通用英文名称	简称	基因名称	基因位置	相关膜结构
003	P 血型系统	P antigen system	P1	P1	22q11.2-qter	糖脂
004	Rh 血型系统	Rhesus blood group sys-tem	RH	RHD RHCE	1p36.11	Rhd(CD240D) RhCcEe (CD240CE)
005	Lutheran 血型系统	Lutheran antigen system	LU	LU	19q13.32	CD239,IgSF
006	Kell 血型系统	Kell antigen system	KEL	KEL	7q34	CD238. 肽链内切酶
007	Lewis 系统	Lewis antigen sys-tem	LE	FUT3	19p13.3	糖类（岩藻糖片段）
008	Duffy 血型系统	Duffy antigen sys-tem	FY	DARC	1q23.2	CD234,趋化因子受体
009	Kidd 血型系统	Kidd antigen sys-tem	JK	SLCUA1	18q12.3	尿素通道蛋白
010	Diego 血型系统	Diego antigen sys-tem	DI	SLCiAl	17 q21.31	糖蛋白(CD233)
011	Yt 血型系统	Yt antigen system	YT	ACHE	7q22.1	乙酰胆碱酿酶(ACbE)
012	XG 血型系统	XG antigen, sys-tem	XC	XG MIC2	Xp22.33	糖蛋白
013	Scianna 血型系统	Scianna antigen system	SC	ERMAP	1p34.2	糖蛋白
014	Ebmbrock 血型系统	Dombrock antigen system	DO	ART4	12p12.3	糖蛋白
015	Colton 血型系统	Colton antigen sys-tem	CO	AQP1	7p14.3	Aquaporin-1
016	Landsteiner-Wiener 血型系统	Landsteiner-Wiener an-tigen system	LW	ICAM4:	19p13.2	ICAM-4, lgSF +,CD242
017	Chido/Rodgers 血型系统	Chido/Rodgers an-tigen system	CH/RG	C4A C48	6p21.3	C4A,C4B
018	Hh/孟买血型系统	Hh/Bombay antigen system	H	FUT1	19q13.33	糖类(CD173)

（续表）

ISBT 编号	中文名称	通用英文名称	简称	基因名称	基因位置	相关膜结构
019	Kx蛋白	Kx protein	XK	XK	Xp21.1	糖蛋白
020	Gerbich 血型系统	Gerbich antigen system	GE	CYPC	2q14.3	CPC/GPD (CD236)
021	Cromer 血型系统	Cromer antigen system	CROM	CD55	1q32.2	CD55 ，ADF，C'调节器
022	Knops 血型系统	Knops antigen system	KN	CRl	1q32.2	CRl，CD35，C'调节器
023	hidian 血型系统	Indian antigen system	IN	CDU	11p13	CD44
024	Ok 血型系统	Ok antigen system	OK	BSC	19p13.3	CD147
025	Raph 血型系统	Raph antigen system	RAPH	CD151	11p15.5	跨膜糖蛋白
026	JMH 血型系统	John Milton Hagen antigen system	JMH	SEMA7A	15q24.1	Cew108， semaphorin
027	Ii 血型系统	Ii antigen system	I	CCNT2	6p24.2	多糖
028	Globoside 血型系统	Cloboside antigen system	GLOB	B3GALT3	3q26.1	糖脂
029	GIL 血型系统	CIL antigen system	CIL	AQP3	9p13.3	Aquaporin 3 (AQP3)
030	Rh-相关糖蛋白	Rh-associated glycoprotein	RHAG	RHAG	6p21-qter	

血型集合(blood group collections)在血清学、生物化学或遗传学上若干相关的血型抗原，但又未达到血型系统命名标准，与血型系统无关的血型抗原有 6 个集合 11 个抗原，见表 5-2。

表 5-2　血型集合

序号	名称	符号	抗原数
205	Cost	COST	2
207	Ii	1	2
208	Er	ER	2
209	Globoside	GLOB	3
210	（Le^c 和 Le^d）		2

血型系列(blood group series)是指目前尚不能归为血型系统及血型集合的血型抗原。根据在一般人群中出现的频率分为低频率抗原(low frequency antigen)700 系列和高频率抗原(high frequency antigen)901 系列，分别见表 5-3 和表 5-4。低频率抗原在一般人群中出现的频率小于 1%，而高频率抗原出现的频率大于 99%。

表 5-3 低频率抗原:700 系

编号	名称	符号	编号	名称	符号
700002	Batty	By	700040	Rasmussen	RASM
700003	Christiansen	Chr[a]	700043	Oldeide	or
700005	Biles	Bi	700044		JFV
700006	Box	Bx[a]	700045	Katagiri	Kg
700015	Radin	Rd	700047	Jones	JONES
700017	Torkildsen	To[a]	700049		HJK
700018	Peters	Pt[a]	700050		HOFM
700019	Reid	Re[a]	700052		SARA
700021	Jensen	Je[a]	700053		LOCR
700023	Hey	Hey	700054		REIT
700028	Livesay	Li[a]			SHIN
700039	Miline				

表 5-4 高频率抗原:901 系

编号	名称	符号	编号	名称	符号
901001		Vel	901012	Sid	Sd[a]
901002	Langereis	Lan	901013	Duclos	
901003	August	At[a]	901014		PEL
901005		Jr[a]	901015		ABTI
901008		Emm	901016		MAM
901009	Anton	AnWj			

二、白细胞血型与血小板血型

白细胞血型抗原的发现较红细胞血型晚半个世纪，但进展非常迅速。1954 年，法国人 Dausset 在多次受血的患者血清中发现一种能凝集白细胞的抗体，1958 年他发现 7 份反复多次输血患者血清能与约 60%的法国人白细胞反应，而不与提供这些血清的患者自身白细胞反应。以后 Payne、Dausse、van Logghem、van Rood 在对多产妇女血清的异常抗体的研究中发现抗人白细胞抗体，这主要是母亲被胎儿白细胞抗原致敏，从而提出了人类淋巴细胞的血型，发现了人类白细胞抗原(human leucocyte antigen,HLA)。HLA 是迄今为止人类染色体中多态性程度最高的区域。自 1965 年起,HLA 区域的多态性每年都在增加,现在至少已检出 A、B、C、D、DR、DQ、DP 等几个遗传位点,HLA 区域已发现的等位基因总数已达 4447 种。HLA 区域已被识别的相应血清学特异性有 A28 种、B61 种、Cl0 种、D26 种、DR24 种、DQ9 种和 DP6 种。这种遗传学上的特点,目前已广泛应用于器官移植、输血、亲子鉴定、疾病诊断等。

粒细胞也有其特异性抗原,如 NA1、NA2、NB、NC、ND、NE、HGA、9a 等;淋巴细胞上还有 Gr 系统抗原等。

血小板血型抗原是 1957 年后才陆续被发现的,如 Duzo、ZW、KO、PIE、PIA 等特异性抗原。在多次输血、输血小板及妊娠等导致体内产生血小板抗体,它可引起输血后血小板减少性紫癜,使输入的血小板存活时间缩短及造成新生儿血小板减少性紫癜等。

第二节　ABO 血型系统

一、ABO 血型系统分类和命名

1901 年,Landsteiner 发现了人类的第一个血型系统-ABO 血型系统,是迄今为止发现的最具临床价值的血型系统。1921 年世界卫生组织把 ABO 血型系统的血型正式命名为 A、B、O、AB 四种血型。1980 年成立 ISBT 后,对血型系统和血型系统中的抗原进行数字化命名。ABO 血型系统同时也采用了两种的命名规则。ABO 血型系统确定的抗原为:A,B,AB 和 A1,分别表示为 AB01、001001,AB02、001002,AB03、001003,AB04、001004。ABO 血型基因位于人类 9 号染色体,受 3 个等位基因控制,即 A 基因、B 基因和 0 基因。人 ABO 血型由红细胞抗原和血清抗体共同决定,A 型含 A 抗原和抗 B 抗体,B 型含 B 抗原和抗 A 抗体,AB 型含 A、B 抗原而血清中无 ABO 抗体,O 型只有 H 抗原而血清中含抗 A、抗 B 抗体。

ABO 血型系统具有其他血型系统所没有的独特性质,表现在:①血清中常存在反应强的抗体,而红细胞上缺乏相应的抗原;②许多组织上有规律地存在着 A、B、H 抗原,以及分泌液中存在 A、B、H 物质。这 2 种独有的性质,使 ABO 血型成为输血和器官移植中最重要的血型系统。

二、ABO 血型系统抗原

(一)ABO 血型抗原的合成和分子结构

ABO 血型抗原属于糖蛋白,ABH 血型抗原的决定簇是糖蛋白和糖脂上结构具有遗传多态性的多聚糖。这些多聚糖结构的多态性不是基因的直接产物,而是由功能和性质不同的糖基转移酶将特异性糖基转移到前体物质而生成的抗原,这些基因编码的糖基转移酶分别被称为 A、B 和 H 糖基转移酶,或简称为 A、B 和 H 酶。H 酶由一个 ABO 位点之外的基因 FUT1 编码,是岩藻糖转移酶,特异性的把岩藻糖 α(1,2)连接到一个半乳糖的末端。A 基因产物是 N-乙酰半乳糖转移酶,功能是从尿苷二磷酸(UDP)-N-乙酰氨基半乳糖转移一个 N-乙酰氨基半乳糖 d(1,3)连接到 H 抗原的岩藻糖化半乳糖残基上。B 基因的产物是半乳糖转移酶,其功能是从 UDP-半乳糖转移一个 D-半乳糖 α(1,3)连接到 H 抗原的岩藻糖化半乳糖残基上。H 抗原是 A 和 B 酶的特异性底物,如果半乳糖缺乏 a(1,2)连接的岩藻糖,这些酶就不能把相应的糖链转移到半乳糖上。如果个体的 H 基因没有功能,不能合成 H 抗原,那么 A 和 B 酶就会因为反应底物的缺少,不能把糖链连接到半乳糖上形成 A 和 B 抗原,这就是孟买型的形成机制。类似的,如果作为 H 酶底物的半乳糖被其他的糖取代,H 酶也不能发挥作用。

在生殖细胞减数分裂时,按照孟德尔的分离与自由组合遗传规律,子代可产生 AA、AO、BB、BO、AB 及 OO 等 6 种基因型,但用抗 A 和抗 B 血清,则只能检测出 A、B、AB 和 O 型 4 种表现型。

(二)ABO 血型抗原物质特性

ABH 血型物质的形成血型抗原由多肽和多糖两部分组成,前者决定血型抗原性,后者决定血型特异性。每个人专有的血型抗原物质称为血型物质。胎儿在 5～6 周时可测出 ABH 抗原,到出生时仍未发育完全,一般在出生后 18 个月才能完全表达。A、B 和 H 抗原的表达在人的一生中相对稳定,但老年人的抗原可减弱。ABO 抗原主要存在于红细胞表面,也广泛存在于其他组织细胞和体液中。ABO 血型物质有 2 种形式存在:一种是脂溶性的,存在于红细胞和除神经组织外其他组织细胞中;一种是水溶性的,存在于大多数体液和组织液中,如精液、血清、胃液、卵巢囊肿液、羊水、汗液、尿液、泪液、胆汁、乳汁和腹水中,但以唾液含量最丰富。

凡唾液中分泌 A、B、H 血型物质者称为分泌型,不分泌者为非分泌型。汉族中,分泌型占 80%,非分泌型占 20%。人的分泌型唾液里除有 A 和(或)B 型物质外,还分泌少量 H 物质,而 O 型分泌型人唾液中则有丰富的 H 物质。

ABO 血型不同,红细胞上 H 物质含量也不同。由于 A 或 B 基因控制,能将红细胞上较多的 H 物质转变为 A 或 B 物质,而 O 基因是无效基因,因此 O 型红细胞上含有大量的未经转变的 H 物质。红细胞上 H 物质含量及其与抗 H 反应的强度排列顺序为 O＞A2＞A2B＞B＞Al＞AlB。

血型物质的临床意义:①测定分泌型唾液中的血型物质,有助于鉴别 ABO 血型;②血型物质中和天然抗体,有助于鉴别抗体性质;③制备混合血浆;④利用红细胞凝集抑制试验,可检查脏器和组织血型;⑤利用某些动物或组织的 A 或 B 物质可制备高效价抗 A 或抗 B 抗体。

三、ABO 血型系统抗体

(一)ABO 抗体特点

ABO 血型系统抗体有“天然抗体”与“免疫性抗体”。“天然抗体”以 IgM 为主,主要由自然界中与 A、B 抗原类似的物质在无觉察的免疫刺激下产生。包括细菌类人红细胞 ABH 抗原性的刺激,产生自己所缺乏抗原的抗体。“免疫性抗体”主要由母婴血型不合的妊娠及血型不合的输血产生,以 IgG 类为主。新生儿及 3 个月内的婴儿可发现 ABO 抗体,但没有规律性,因此血清检测结果是不可靠的,新生儿的血型鉴定应以正定型为准。一般情况下,抗 A/B 抗体在出生后 3 个月可检出,以后效价逐渐增加,5～10 岁达到高峰,效价可达 1∶256 甚至更高。但成人后期效价随年龄增长而逐渐降低。ABO 血型抗体的缺失可见于弱的 A 或 B 亚型、嵌合体、低丙种球蛋白血症、白血病和淋巴瘤，偶见于老年人。抗 A/B 抗体可以是 IgM、IgG 或 IgA，有些体液三种抗体都存在。IgM 类抗体占 ABO 抗体的大多数，IgG 类主要有 IgG_1 lgG_2、IgG_3 和 IgG_4。O 型的抗体不是抗 A 和抗 B 抗体独立存在，而是与 A 和 B 抗原都能发生反应的交叉反应性抗体，即能够识别 A 和 B 抗原的共同结构，可以是 IgM 类，也可以是 IgG 或 IgA 抗体。

（二）ABO 抗体临床意义

ABO 不相容的输血可以引起溶血性输血反应，而且是急性血管内溶血反应，严重者可发生 DIC、急性肾衰竭、甚至死亡。

四、ABO 血型系统的亚型

亚型是指虽属同一血型抗原，但结构和性能上有一定差异的血型。ABO 抗原的血型和变异型很多，在 A 抗原中主要有 A_1 和 A_2，占全部 A 型血的 99.9％，其他 A 亚型还有 A_3、A_x、A_m、A_{end}、A_y 和 A_{el} 等不多见的亚型。而 B 亚型一般比 A 亚型少见，分别为 B_3、B_x、B_m 和 B_{el}。AB 型主要为 A_1B 和 A_2B。

可根据以下原则区分为 ABO 亚型：①红细胞与抗 A、抗 A_1、抗 B 及抗 A＋B 的凝集程度；②红细胞上 H 物质活性的强弱；③血清中是否存在抗 A_1；④分泌型人的唾液中 A、B 和 H 物质。

五、特殊类型的 ABO 亚型

（一）发病机制孟买型极少数人基因型为 hh，表型为 Oh，因 h 为无效基因，该类人群的红细胞及体液中无 H 物质，也不存在 A、B 抗原。于 1952 年在印度孟买市被首次发现，故称为孟买型。孟买型的红细胞不能被抗 H、抗 A、抗 B 或抗 A＋B 所凝集，其血清中可存在抗 H、抗 A、抗 B 和抗 A＋B。

（二）B(A)型和 A(B)表型

应用高效和敏感的单克隆抗 A 试剂，发现了 B(A)型。B(A)型红细胞上同时存在 B 抗原和很弱的 A 抗原，由于 B(A)型上的 A 抗原与抗 A 试剂的弱凝集反应，B(A)型容易被误判为 AxB 型。A(B)型红细胞也以相同的机制被识别和鉴定。

（三）获得性 B

在 20 世纪 50 年代发现数例患者红细胞有 B 抗原，血清中存在抗一 B 抗体，该抗体不与自身细胞反应，分泌液中有 A 物质和 H 物质。70 年代发现该类患者无 B 糖基转移酶，90 年代应用分子生物学技术研究表明该类患者不含有 B 基因，从而明确了获得性 B 的性质。

获得性 B-般出现于肠梗阻患者，肠道细菌进入血液后，其脱乙酰基酶使 A 抗原的 N.乙酰基半乳糖胺变成半乳糖胺，与 B 抗原半乳糖相似，与抗 B 试剂反应表现为弱凝集。获得性 B 只表现在 A 型，细胞在正常 pH 介质中，与抗 B 出现凝集反应；当抗 B 血清 pH 低于或等于 6 时，无凝集反应。

获得性 B 如果在血型鉴定中应重视反定型，严格交叉配血，以免发生严重溶血性输血反应。

六、ABO 血型鉴定

ABO 血型鉴定是根据红细胞表面具有的抗原来确定。具有 A 抗原是 A 型,具有 B 抗原是 B 型,两个抗原都有是 AB 型,两个抗原皆无是 O 型。

【检测原理】

用已知特异性的抗体检测红细胞的抗原,称为正向定型(forward typing),同时用已知血型抗原的红细胞检测血清中的抗体,称为反向定型(reverse typing),结合正反定型来判断红细胞的 ABO 血型。由于 ABO 血型系统抗体多数为 IgM 类,所以在室温条件下,盐水介质中就能够出现明显的凝集反应。血型鉴定多采用玻片法、试管法,一般不需要离心后查看结果。当 ABO 抗体较弱时,应采用试管法于离心后查看结果。常规试验操作是同时进行红细胞表面抗原和血清(血浆)中抗体测定。正常人群中通常有规律地出现 ABO 抗体。如果该个体红细胞上没有该抗原,那么血浆中会有该抗体。这两种试验可以作为互相验证,如果两个结果不符,应通过进一步试验确认血型。新生儿和出生 6 个月之内的婴儿由于血液中无 ABO 抗体或抗体很弱,该人群可只做正定型。新生儿血清中可能存在来自母体的抗体,应注意鉴别。ABO 血型鉴定结果判定见表 5-5。

表 5-5　ABO 血型鉴定

ABO 血型	红细胞抗原	血浆抗体	基因型
A	A	抗 B	A/A 或 A/0
B	B	抗 A	B/B 或 B/0
AB	A,B	无	A/B
0	无	抗-A,B	0/0

【质量控制】

1.观察结果

若试管中出现溶血现象(应排除标本采样等其他因素引起的溶血),表明存在抗原-抗体反应并激活了补体,应视为阳性结果。

2.ABO 血型鉴定试验出现正、反定型不一致

应首先重复试验,如果前次试验时红细胞悬浮于血浆或血清中,则改为用洗涤红细胞并悬浮于生理盐水中重复试验。如果重复试验仍然是正反不符,则继续下列试验。

(1)重新采集血液标本,避免标本采集错误或原标本受污染所导致的错误结果。

(2)查询受血者既往病史及输血史和用药史等。

(3)多次洗涤标本红细胞或试剂红细胞,应换用新开启的确定为无细菌污染的生理盐水洗涤红细胞。

(4)应用抗 A+B、抗 A_1 或抗 H 检测红细胞。

(5)分析 O 型筛选细胞检测结果,确定是否是同种异型或冷自身抗体干扰正反定型结果。

3.ABO亚型的鉴定

ABO亚型也称变异型，正反定型鉴定不符合ABO血型特点。

(1)常见亚型：

1)A亚型：A_2、A_3、A_x、A_m、A_{end}、A_y和A_{el}等。

2)B亚型：B_3、B_x、B_m和B_{el}。

3)AB亚型：A_2B、A_3B、A_xB、AB_3、cisAB。

(2)常用试剂：抗A、抗A_1、抗B、抗H、抗A+B、A_1红细胞、A_2红细胞、B型红细胞和O型红细胞。

(3)常见亚型的主要特性及区别：①ABO亚型大多数H抗原增强。H抗原强弱的次序：$O>A_2>B>A_2B>A_1>A_1B$；②A_3、A_m抗原与抗A及抗A+B的反应强度基本相似，A_x与抗A+B的反应强度明显高于抗A；③A_2、A_3、A_x常会出现不规则抗A(抗A_1)，A_m则没有抗A_1；④A_3、A_m分泌型的唾液内可检出A及H物质，分泌型Ax只可检出H物质；⑤A_3有混合视野。

4.ABO鉴定试验中常见问题及其原因

常见技术和操作失误造成ABO血型鉴定产生问题，一般见于正、反定型不一致，多数情况是技术和操作问题，主要有下列情况：

(1)试验器材不清洁，产生假阳性结果。

(2)错加标本或试剂，产生假阳性或假阴性结果。

(3)试剂污染或失效，产生假阳性或假阴性结果。

(4)细胞与血清间比例不适当，产生假阳性或假阴性结果。

(5)阳性反应产生溶血现象未能识别，判断失误导致假阴性结果。

(6)漏加试剂，产生假阴性结果。

(7)结果记录或判断错误，产生假阳性或假阴性结果。

(8)离心过度或不足，产生假阳性或假阴性结果。

5.受血者红细胞或血清本身的问题

(1)血清异常：脐带血中的华通胶或血清高M蛋白引起红细胞缗钱状形成，影响定型结果观察。

(2)红细胞致敏：受免疫球蛋白致敏的红细胞，在含高蛋白介质的试剂中，可发生凝集。

(3)异常基因型：在ABO亚型的检查中，A和(或)B抗原表达较弱，使用常规方法难以正常鉴定。

(4)嵌合体(chimerism)血型：这种血型者体内有两组红细胞群体，鉴定时可以出现“混合外观凝集”现象。可见于异卵双胎。

(5)近期输血：受血者于试验前输入过其他ABO型的血液，使血液标本有不同血型的红细胞混合物，显示出“混合外观凝集”现象。

(6)疾病因素导致抗原减弱：某些白血病或骨髓增生异常综合征等受血者，ABO血型抗原在红细胞表面表达受到抑制，导致正、反定型不符。

(7)红细胞多凝集现象：红细胞膜因遗传或获得性异常，如细菌酶作用，几乎与所有人的血清发生凝集。

(8)获得性 B：由于革兰氏阴性菌的作用，红细胞可获得“类 B”的活性。常见于 A,血型患肠道疾病者。

(9)血型特异性物质过高：一些卵巢囊肿病例，血液中血型物质浓度很高，可中和抗 A 及抗 B 试剂。避免影响应多次洗涤被检红细胞。

(10)抗体减弱：低丙种球蛋白血症(丙种球蛋白量减少)病例，会因免疫球蛋白水平全面下降，而反定型鉴定时与 A 细胞、B 细胞不出现凝集。

(11)不规则抗体的存在：受检者血浆中，含有 ABO 血型抗体以外的不规则抗体，与试剂 A、B 细胞上的相应抗原起反应。

(12)异常的血浆蛋白：受检者血浆中异常的白蛋白、球蛋白比例、高浓度的纤维蛋白原等问题，能导致红细胞缗钱(串)状形成，造成假凝集现象。

(13)近期内进行大量血浆置换治疗：由于使用大量的非同型的血浆做置换治疗，标本血清中含有供血提供的抗 A 或抗 B，造成反定型错误。

(14)药物等因素：药物如右旋糖苷及静脉注射某些造影剂可引起红细胞聚集而类似凝集表现。

(15)年龄因素：在尚未产生抗体的婴儿，或由母亲被动获得抗体的婴儿，或抗体水平下降的老人，试验时可出现异常的结果。

(16)单克隆定型试剂与人源多克隆定型血清在判读和分析弱抗原，特别是 ABO 亚型抗原时会有差异。

(17)防腐剂因素：受血者可能含有对防腐剂中的成分或对混悬介质的抗体，导致 ABO 血型鉴定错误。

第三节　Rh 血型系统

Rh 血型系统在红细胞血型系统中序列号是 4，数字表示 004，符号表示 RH。Rh 血型系统在临床上重要性仅次于 ABO 血型系统。Rh 血型系统非常复杂，抗原数目最多，共 50 个，但临床最主要仅有 5 个抗原。其中最强的 D 抗原，超过 e 抗原至少 20 倍。在输血医学中，根据红细胞是否存在 D 抗原将 Rh 血型分为“Rh 阳性”和“Rh 阴性”两类。

一、Rh 血型系统的命名和遗传

(一)Rh 血型命名

1.Fisher-Race 命名法

1943 年提出该命名方法，又称为 CDE 命名法。该命名方法基于早期对 Rh 血型基因的认识。当时认为Rh血型有3个紧密相连的基因位点,每一个位点都有一个等位基因,即D和d、C和c、E和e,3个基因是以复合体形式遗传的。根据该理论3个连锁基因有8种组合(Cde、cDE、cDe、Cde、cdE、cde、CdE),两条染色体的8种基因组合能够形成36种遗传型。CDE体系在解释血清学结果与反应之间是最为清晰易懂的。目前在日常工作中还在使用CDE命名法,常用于书面交流,如做Rh分型时出具检验报告多记为:CCDee、ccDEE等。

2.Wiener命名法

Wiener命名法又称为Rh-Hr命名法。Wiener认为,Rh基因产生的凝集原,包括一系列因子,每一个因子由一种抗体去识别。虽然该方法不够正确,但是我们可以用简单的名称表示或描述由一个单倍型产生的抗原,例如大写R表示有D抗原,小写r表示无D抗原;Ri表示DCe,R2表示DcE,Rz表示DCE等。

3.现代命名法

现代命名Rh血型系统,应包括区分抗原、基因和蛋白质。抗原用字母表示,如D、c、C、e、E等。基因用大写字母RHD和RHCE表示,并根据其所编码的抗原进行命名,如RHCE+ce、RHCE*CE等。部分D或变异D表示为RHD* DVI、RHD* DFR等。蛋白质按照携带的抗原命名,如RhD、RhcE、RhCe等。

(二)Rh血型遗传

在20世纪90年代初期,应用分子生物学技术发展,明确了Rh血型系统基因与遗传的分子基础,并确认Rh血型系统基因有两组,即RHD和RHCE。没有相应的“d”基因,就没有“d”抗原和“d”抗体。

RH基因位于1号染色体的1p34-36.9,由RHD和RHCE两个紧密连锁的基因构成,分别编码D抗原以及CE抗原。CE抗原可有不同组合,如CE、ce、cE、Ce。由于基于基因突变、基因重排等新的Rh复合物(新的抗原)不断产生,所以该系统非常复杂。和基因方向相反,两个3’端相邻,形成类发夹样结构,遗传物质较为容易进行交换,出现了新的杂交基因,现已发现近40种RHD和RHCE基因重组方式。RHD和RHCE基因之间交换产生的杂合蛋白,会导致RHD基因中有部分RHCE结构,或者RHCE基因中有部分RHD结构,这些杂合蛋白的产物可能会表现为很独特的抗原决定簇。

RHD和HCE基因结构相似,均有10个外显子和10个内含子,由417个氨基酸组成,只是二者编码的蛋白约有35个氨基酸不同。在欧洲人中,Rh阴性通常只有RHCE基因,无RHD基因,而且多数人是ce抗原表型。而在亚洲人和非洲人中,部分Rh阴性者携带RHD基因,但该基因无功能(沉默),这些个体通常有Ce抗原。RHCE基因产物C与c抗原在于第103位氨基酸不同,C抗原是丝氨酸,c抗原是脯氨酸。E与e抗原差异在于226位氨基酸,E抗原是脯氨酸,e抗原是丙氨酸。

二、Rh血型系统抗原及亚型

Rh血型系统中,与临床关系最密切的抗原是D、c、C、e、E。免疫原性最强的是D抗原,其次是c和E抗原。Rh抗原在胎儿早期就充分发育并维持整个一生,脐带血或新生儿的红细胞

Rh 血型与成人一样强。不同单倍体的个体，D 抗原强度也不同，依次为：R2 R2(DcE/DcE)＞RIR2(DcE/DCe)＞RiRl(DCe/DCe)＞R2r(DcE/ce)＞R1r(DCe/ce)，即 D＞E＞c＞C＞e。

（一）D 抗原

D 抗原 ISBT 命名法记为 RH1 或者 004001。其抗原频率白种人约为 85%，黑人约 95%，黄种人更高，为 99%以上，中国汉族 D 抗原阳性率约为 99.7%。D 抗原只存在于人类的红细胞膜，体液和分泌液中无 D 抗原。

D 抗原位于 RHD 基因编码的 D 多肽链上，该多肽链由 416 个氨基酸组成，并贯穿红细胞膜 12 次，形成 6 个环。N 端和 C 端均位于胞质内。D 抗原表位结构较为复杂，多个表位涉及细胞外环，细胞内的氨基酸改变，也能导致 D 表位的改变。针对不同表位的单克隆抗体已经发现 D 抗原有 30 余种表位，D 抗原决定簇用 epDi～epDg 表示。

D 抗原的表达有质的变化和量的变化。质的变化主要是指 D 抗原表位减少，这类人群红细胞也表现为 D 阳性，但是也有可能通过输血或者妊娠，产生针对本身红细胞缺失的抗原表位的抗体(抗 D)。

D 抗原量的变化表现为抗原数量的多寡，而抗原表位正常。D 的抗原量最多，Del 抗原量最少。D 抗原数量正常约为 1 万～3 万，弱 D 约为 200～1 万，增强 D 约为 7.5 万～20 万。

（二）弱 D(weak D)

红细胞膜上的 D 抗原数量减少为弱 D。一般情况下，弱 D 红细胞与 IgM 类抗一 D 试剂反应呈阴性，抗球蛋白方法检测为阳性。弱 D 产生的原因是基因单个核苷酸的突变，产生的氨基酸改变位于细胞膜内或者是跨膜区，突变影响到 D 抗原多肽链插入细胞膜，使红细胞 D 抗原数量减少，但不会影响 Rh 蛋白的免疫反应性。许多突变会形成弱 D 表型，弱 D 分为弱 Dl～弱 D53 型.其中最常见的是弱 D1 型。如果 D 抗原阳性的个体，同时有 KHD 和 RHCe 基因，且两个基因不在同一条染色体上，由于位置效应也使得 D 抗原减少。

弱 D 献血者和受血者在临床上意义不同。弱 D 献血者由于红细胞上带有 D 抗原，可以刺激阴性者产生抗-D，所以该类血液应作为阳性血供给临床。而对于弱 D 受血者，因常用的血清学技术无法鉴别是 D 抗原数量减少(弱 D)，还是 D 抗原表位部分缺失(部分 D)，此种情况一般认作 D 抗原阴性。

（三）放散 D(D_{el})

D 抗原在 D_{el} 红细胞上表达极弱，用常规的血清学方法常被漏检，易误判为 D 抗原阴性。但用吸收放散试验在放散液中可检测到抗-D 抗体，因此证明这些阴性细胞实际上带有微弱的 D 抗原。D_{el} 型由于基因突变所致，亚洲人与欧洲人突变位点不同。亚洲人 D 阴性者中 D_{el}，约占 10%～30%，欧洲人约占 0.027%。

D_{el} 型血清学检测常为阴性，需要进行吸收放散试验和基因检测。

（四）部分 D(partial D)

一些 D 抗原表达弱，并且血清中含有抗 D 抗体的 Rh 阳性者，称为部分 D。因此部分 D 的产生是由于 D 抗原表位的部分缺失所致。完整的 D 抗原应包括 9 个抗原决定簇，应用单克隆抗体，可以发现缺乏不同抗原决定簇的部分D。通过分子生物学技术发现部分D的产生多数是由于RHD基因部分被RHCE基因替代，产生了杂合基因。而杂合基因产生的杂合蛋白不仅丢失了部分D抗原决定簇，而且可能会产生新的抗原。有些部分D表型是由于单个氨基酸改变所致，与弱D不同的是这些氨基酸的改变位于细胞膜外。

(五)D抗原阴性

使用血清学方法检测红细胞。如果红细胞没有D抗原，为D抗原阴性。D抗原阴性在白种人中较为常见，在亚洲人中则少见。种族不同其D抗原阴性个体所携带的基因也有差异。白种人多数情况是完全缺乏RDH基因，而其他种族的D抗原阴性常因RHD基因失活突变所致。亚洲裔D抗原阴性的个体，多数由于一条染色体及基因突变，另一条染色体为Ce单倍型。亚洲D阴性者有10%～30%实际是D_{el}型。

(六)C/c和E/e抗原

RHCE基因编码C和(或)c及E和(或)e抗原。RHCE有50多种等位基，易发生突变。突变会导致抗原表达改变或者减弱。

1.复合抗原

包括CE、Ce、cE、ce。ISBT规范命名CE为RH22，Ce为RH7和RH41两种，cE为RH27，ce为RH6。复合抗原是在同一蛋白质分子上表达。

2.变异体

RHCE基因突变会导致C/c和E/e抗原数量及质量的改变，C和E抗原改变较为常见。欧洲人中C抗原的改变与RhCe蛋白第一个细胞外环氨基酸突变有关，伴有CW或者Cx抗原表达，也可能产生新的抗原。这些红细胞虽然表现为C抗原阳性，但是受到免疫刺激后，可能产生抗C或者抗Ce抗体。非洲人的C抗原表达的改变和杂合基因有关，该基因不编码D抗原，编码异常的C抗原，RHcd基因多处突变可发生e抗原的变异也常见。

三、Rh血型系统抗体

Rh血型抗体绝大部分为IgG，少数也会有IgM成分。如含IgM类抗D或IgG类抗D本身浓度很高，都可在盐水介质中凝集D阳性红细胞。但大多数情况下需要酶介质处理或加入高分子介质才能凝集D阳性红细胞，其最佳反应温度是37℃。抗D中主要IgG是IgG1和IgG3，IgG1含量多于IgG3，偶见IgG2和IgG4。能通过胎盘，导致新生儿溶血病。

Rh抗体中，除偶尔可见天然的抗E、抗C^{W}抗体外，其余各种Rh抗原的抗体主要通过输血或妊娠免疫产生。D抗原是Rh抗原中免疫性最强的抗原，引起抗D产生并导致严重的溶血反应。

抗D是最常见的Rh抗体，此外还有抗E、抗e、抗C、抗c等。

抗D是新生儿溶血病最主要的病因，常发生于第二次妊娠。Rh血型抗体引起的新生儿溶血病要比ABO溶血严重。

四、Rh血型鉴定

Rh血型系统主要有5种抗血清，即抗C、抗c、抗D、抗E和抗e。用5种抗血清来检查红细胞抗原,可能有18种表现型。在临床输血中,一般只做D抗原的鉴定,凡被检红细胞与抗D血清凝集者为Rh阳性,不凝集者为Rh阴性。其他Rh抗原鉴定和D抗原一样,只是加相应的抗血清即可。Rh血型鉴定操作方法有玻片法、试管法、微量板法、微柱凝胶法等,其中以试管法最为经典。其鉴定方法,由抗血清的性质而定。如IgM抗体用盐水法,IgG抗体用酶、抗球蛋白、聚凝胺等方法。目前大部分医院都使用微柱凝胶卡式血型鉴定。这种方法简便快捷,准确度也较高。

【检测原理】

1.单克隆混合试剂检测法

用已知Rh各抗血清(IgM+IgG型)试剂通过凝集反应对红细胞上Rh抗原进行鉴定。

2.酶介质检测法

酶介质可破坏红细胞表面的唾液酸,降低红细胞表面负电荷,减少红细胞的静电排斥力,使红细胞间的距离缩小,促使IgG型小分子特异性Rh血型抗体与红细胞上的Rh抗原反应,形成可见的凝集。

3.RhD阴性确认

在进行Rh血型鉴定时,IgM抗D检测为阴性时需进一步使用三种以上IgG抗D试剂进行RhD阴性确认。如果抗球蛋白方法的结果均为阴性,即可判定该个体为RhD阴性;如果抗球蛋白方法有一种或一种以上的IgG抗D试剂结果为阳性,那么该个体为弱D表型。弱D人群作为献血者按照RhD阳性对待,其血液只能给Rh阳性受血者输注,作为受血者按照RhD阴性对待,只能接受RhD阴性血液。

【质量控制】

1.导致Rh血型鉴定可能出现假阳性的原因

(1)直接抗球蛋白试验阳性:标本采自因血型不合已造成的急性血管内溶血或自身免疫性溶血性贫血患者。

(2)受检红细胞与抗血清孵育的时间过长,含高蛋白的定型试剂会引起缗钱(串)状形成。

(3)血液标本抗凝不当,受检过程中出现血液凝块或出现小的纤维蛋白凝块,误判为阳性。

(4)定型血清中含有事先未被检测的其他特异性抗体,造成假阳性定型结果。

(5)多凝集红细胞,造成定型结果假阳性。如多发性骨髓瘤患者,可能发生缗钱状凝集。

(6)检定用器材或抗血清被污染,造成假阳性。

2.导致Rh血型鉴定可能出现假阴性的原因

(1)直接抗人球蛋白试验(DAT)强阳性:婴儿患有新生儿溶血病,红细胞被Rh抗体(常为抗.D)附着。

(2)受检红细胞悬液浓度太高,与定型血清比例失调。

(3)定型试剂漏加、错加、失效。

(4)离心后重悬细胞集块时,摇动用力过度,摇散微弱的凝集。

(5)弱D抗原或D变异型与某些抗D不发生反应。

第四节　红细胞其他血型系统

一、MNS血型系统

MNS是继ABO血型之后第二个被发现的血型系统。基因位于4号染色体，是两个紧密连锁的基因，即GYPA基因和GYPB基因，编码血型糖蛋白A(GPA)和血型糖蛋白B(GPB)。ISBT命名为MNS，002，目前已经确认抗原有46个。

(一)M、N、S、s及U抗原

MN抗原决定簇位于GPA上，其区别在于GPA细胞膜外端的氨基酸组成不同，M型1号位为丝氨酸，5号位为甘氨酸；N型的1号位为亮氨酸，5号位为谷氨酸。S和s抗原决定簇位于GPB的唾液酸糖蛋白上。S/s的区别是由于GPB39位氨基酸不同引起：S为蛋氨酸，s为苏氨酸。另外还有许多和MNS血型系统相关的红细胞低频抗原，一些是由于GPA或GPB上氨基酸替换和(或)糖基化改变造成，其他大多数于异常杂交血型糖蛋白有关。MN血型抗原频率在欧洲、非洲各民族中一般变化不大。M在50%～60%之间，N在40%～50%之间。中国汉族人中M在45%～50%之间，N在50%～55%之间。中国人S频率要小于欧洲白人，s频率远远大于欧洲人。U抗原ISBT命名MNS5，002005。U抗原在黑人中频率是90%，而其他所有人群中为高频率抗原，大于99.9%。

(二)MNS血型抗体

1.同种异体抗体

大多数抗M和抗N由于在37℃不反应，因而临床意义不大，在输血中通常可以不考虑它们。只有当输血相容性试验和抗体筛选试验在室温检测时，才能发现它们。因此我们需要注意的是，当遇上在37℃有活性的M或N抗体时，就要选择提供交叉配血相合的血液。

2.抗S和抗s

抗S通常是免疫抗体，也有天然抗S。虽有IgM抗S存在，但抗S、抗s和抗U通常是IgG抗体，是非结合补体性质的IgG抗体。抗S、抗s、抗U抗体理想的反应条件是正常的离子强度、10～22℃之间，抗人球蛋白试验在37℃也有反应。抗S会造成溶血性输血反应和严重的新生儿溶血性疾病(hemolytic disease of the newborn，HDN)。在自身免疫性溶血性贫血(autoimmune hemolytic anemia，AIHA)中，也能发现自身抗-S存在。

抗s既有IgG也有IgM，且存在只是IgG3的。它们都是免疫性抗体，未发现有天然抗s抗体。抗s能引起严重甚至致命的HDN和迟发型溶血性输血反应。它的最佳反应条件是22C。

3.抗U

U-表型较为罕见。抗U都是免疫性抗体，未见“天然”抗U的有关报道。与抗S或抗s相比，抗U更容易引起输血相关问题，且更为严重。抗U一般是非补体结合性的IgG抗体，有时只包含 IgGl 成分。抗 U 抗体在<22℃时,抗体反应性较体温时强。

自身抗 U 的单独存在或是与其他自身抗体并存,都可以引起 AIHA。一些自身抗.U 只有在低 pH 和低温才有反应。那些产生同种抗 U 的都是黑人,而那些有自身抗.U 的患者又都是白人。

二、P 血型系统

(一)P 血型抗原

P 血型是第 3 个被发现的人类红细胞血型系统,基因位于 22 号染色体。国际输血协会(ISBT)红细胞膜抗原命名专业组将这些有一定关联的抗原定义为:P 血型系统(P1,003);globoside 血型系统(P,028)和血型集合(209)。P 血型系统只包括 1 个抗原 P1(003001);globoside 血型系统 P(028001)和血型集合(209)包括 P(GLOB1,209001)、P^K(GLOB2,209002)和 LKE(GLOB3,209003)。由于 Pl、P 和 LKE 受不同基因位点控制,PK 控制基因位点目前不清,所以 P、PK 和 LKE 未被列入到 P 系统中。但由于 P、PK 和 LKE 的血清学、生物化学等方面有密切关联,因此传统上统称为 P 血型,实际上并不是一个单一的血型系统。

(二)P 血型抗体

人血清抗 Pl 一般是冷抗体,凝集反应很弱。因抗 P1 一般在 25℃以上不出现凝集反应,故很少有临床意义。所有的 P^K 人血清中都含有抗 P,抗 P 为 IgM,但绝大部分是 IgM 和 IgG 的混合,也可有 IgA。P 表型血清中有抗 P^K,但与抗 P 和抗 P1 同时存在。极少数自身免疫性溶血性贫血和胆汁性肝硬化患者血清中可发现自身抗 PK。至今发现的抗 LKE 都显示是天然抗体。

三、Kidd 血型系统

(一)Kidd 血型系统抗原

Kidd 血型系统在 ISBT 命名符号中为 JK,数字为 009,该系统共有 3 个抗原;分别是 JK^a(JKl),JK^b(JK2),JK^3(JK3)。JK 基因位于 18 号染色体上。尚未发现可溶性 JK 抗原,红细胞、中性粒细胞和肾细胞上有 JK 抗原,而其他血细胞上未发现。

(二)Kidd 血型抗体

抗-JK^a 与抗-JK^b 同种抗体均在缺少相应抗原的个体产生,抗 JK^3 则是在 JK(a-b-)的个体产生。Kidd 抗原的免疫原性低。Kidd 抗体具有输血风险,通常很难检测。Kidd 抗体几乎没有纯 IgM,通常都是 IgG 或 IgG 和 IgM 的混合物。抗 Jk^a 多为 IgG_3 或 IgG_3 和 IgG_1 的混合型,偶尔也有单独的 IgG_1 型,有时 IgG_2 也会出现。40%~50%的 Kidd 抗体会结合补体。在检测 Kidd 抗体时,有些 Kidd 抗体只能用多特异性抗人球蛋白试验检测出来,有些又需要用抗补体试验才能检出。还有一点要注意的是,某些 Kidd 抗体与去钙的试剂混合后,会使结果检测呈阴性。只有含 IgM 成分的 Kidd 血清能结合补体,因为纯 IgG 型的 Kidd 抗体是不能结合补体的。

抗 Jk^a 不仅会引起严重和致命的即发型输血反应,还会引起迟发型输血反应。迟发型输血反应往往会引起诸如少尿、肾衰、甚至死亡等严重后果。抗 Jk^b 同样也能引起严重的迟发型输血反应。Kidd抗体引起的迟发型输血反应比较多，主要原因是这种抗体在血浆中的滴度下降比较迅速，且下降的水平很低，甚至检测不出。通常，在配合型血液输注中，患者本身含有Kidd抗体，则相对应的不相容的红细胞会被很快清除。

抗Jk3是一种罕见抗体，由Jk(a-b-)者产生，且只有少数Jk(a-b-)表型的人被免疫而产生抗Jk3，虽然罕见，但仍有许多由于这种抗体引起的病例报道。抗Jk3一般为IgG型。与其他Kidd抗体类似的是，抗Jk3在体内会迅速下降，可引起严重的即发型和迟发型溶血性输血反应，但引起新生儿溶血病临床表现较轻。

四、Duffy血型系统

（一）Duffy血型系统抗原

Duffy血型系统ISBT命名为FY，008。共有6个抗原，传统命名为Fy^a、Fy^b、Fy^3、Fy^4、Fy^5、Fy^6，ISBT将这6个抗原命名为FY1～6。Duffy血型基因位于1号染色体，有1个外显子，编码FY糖蛋白，是338个氨基酸的多肽链，贯穿红细胞膜7次或9次。N端在细胞外，C端在细胞质内。该糖蛋白在多种细胞表达，并且是红细胞趋化因子。红细胞膜具有多特异性细胞因子受体还不十分清楚，提示该受体具有清除体内前炎性多肽的功能。Fya和Fyb抗原为共显性等位基因产物，是人类第一个在常染色体定位的遗传标记。

（二）Duffy抗体

“天然产生”的抗Fya非常罕见。如果体内产生了抗Fy抗体，多数是抗Fy^a，少数是抗Fy^b，其他抗体更为罕见。该血型系统抗体是通过输血或者妊娠免疫产生，是IgG类抗体。抗Fy^a抗体能引起中重度新生儿溶血病，也能导致中重度急性或迟发性溶血性输血反应。抗Fy^b抗体引发的免疫反应要弱于抗Fy^a，急性溶血反应很少见。抗Fy^3抗体可引起急性或迟发性溶血性输血反应，该抗体存在于Fy(a-b-)个体血清中。

抗体在间接抗球蛋白试验中，凝集反应最强。蛋白水解酶可破坏Fy抗原，因此用酶处理红细胞与Fy抗体反应，通常表现为阴性结果。

人类红细胞膜FY糖蛋白是间日疟原虫的受体，Fy(a-b-)个体对间日疟有着天然的免疫力。间日疟原虫的裂殖子能够通过Fy抗原结合到红细胞表面，进而侵入红细胞。但是裂殖子不能进入缺乏Fy^a和Fy^b抗原的红细胞，因此不感染间日疟。在非洲，尤其是非洲西部，大部分人的红细胞是Fy(a-b-)的表型。

五、Kell血型系统

（一）Kell血型系统抗原

Kell血型是在直接抗人球蛋白的第一次应用中检测出的血型抗原。Kell血型系统在ISBT命名中符号为KEL，数字为006。目前ISBT已确认的KEL抗原有22个，还未发现有可溶性KEL抗原的报道。KEL抗原在血液红细胞上表达，而在其他血细胞无表达。KEL基因位于7号染色体。

（二）Kell血型抗体

抗K及抗k主要是通过免疫产生，抗体是IgG类，多数是IgG_1亚类。能够通过胎盘，Kell

抗体常可导致严重的新生儿溶血，产妇产生抗 Kell 频率约为 0.1％，往往产妇产生抗 Kell 的同时，还伴有抗 D、抗 c 等共同导致严重新生儿溶血病。抗 K 也能引起急性和迟发性溶血性输血反应，使用间接抗球蛋白试验能够检出该抗体，具有临床意义。

白种人献血者中 K 抗原阳性者约 10％，阴性者约 90％，所以血液中有抗 K 患者较容易找到相合血液。以前一直认为中国汉族人群几乎 100％K 抗原阴性，近年来国内多有报道在献血者和干细胞捐献者中发现 K 抗原阳性，但是到目前为止尚未有抗 K 的报道。因此，抗.K 在中国汉族人群中意义不大。抗 k 发生率极低，其临床意义和血清学特征与抗 K 相似。

抗 KP^a、抗 Kp^b、抗 Js^a 及抗 Js^b 抗体均较抗 K 少见，但临床意义相同，均可发生溶血性输血反应和新生儿溶血病。

如果患者有 Kell 系统抗体，应选择交叉配血相合且相应抗原阴性的血液。

Kell 系统抗体与某些自身免疫性溶血性贫血有关，少部分自身免疫溶血性贫血患者的自身抗体针对 Kell 抗原，不易区分自身抗体和同种抗体。

六、Lewis 血型系统

(一)Lewis 血型系统抗原

Lewis 血型抗原有 Le^a、Le^b、Lc^{ab}、Le^{bH}、ALe^b、和 BLe^b，ISBT 将 Lewis 血型系统命名为：LE，007。Le^a 和 Le^b 抗原，直接凝集法不够敏感，要通过使用间接抗人球蛋白试验、高效价的抗体与酶处理的细胞这些更加敏感的技术，才能在脐带血细胞和胎儿细胞上检测到恒量的 Le^a 和 Le^b 抗原。

一个人在出生后不久，Lewis 抗原就已经在红细胞上表达了。Le^a 首先生成，当个体具有 Le 基因，那么在他刚出生的最初几个月里就将形成 k(a＋)的红细胞。在这一段时间里，Le(a＋b＋)表现型是常见的。当发育到 6 岁时，Le(b＋)表达频率将与成人水平相当。

中国人脐带血标本当中有 50％是 Le(a-b＋)，50％是 Le(a-b-)。Le(a-b＋)的细胞在转变表达成 Le(a-b＋)之前先会变成 Le(a＋b＋)，而 Le(a-b-)细胞可以转变成 Le(a＋b＋)，也可能保持 Le(a-b-)的表现型。

(二)Lewis 血型抗体

大多是天然产生的 IgM 类抗体，表型为 Le(a-b-)的个体，可具有抗.Le8 及抗.Leb，但常常只含有抗一 Le8 抗体，而有些 Le(a-b＋)个体，并不产生抗.Le8，这是因为其血浆中可能含有少量 Lea 可溶性抗原所致。临床上极少见到因 Lewis 抗体所致溶血性输血反应，主要原因是多数 Lewis 抗体在 37℃时无活性，还因为供者血浆中 Lewis 抗原中和了受者的 Lewis 抗体。因为 Lewis 抗原只存在于胎儿分泌液中，一般不存在红细胞上，所以 Lewis 抗体不引起严重的新生儿溶血性疾病。

七、Lutheran 血型系统

(一)Lutheran 血型抗原

Lutheran 血型在 ISBT 命名中符号为 Lu，数字为 005，已确定有 18 个抗原，以 Lu1～Lu20 表示，缺少 Lu10 和 Lu15。在绝大部分人中，Lu^a(Lul)和 Lu^b(Lu2)的平均表现频率为：Lu(a

＋b-)0.2％，Lu(a-b＋)92.4％，Lu(a＋b＋)7.4％，Lu(a-b-)极罕见。Lutheran 基因(LU)位于19号染色体上。

(二)Lutheran 血型抗体

抗 Lu^a 是通过妊娠和输血产生，也有自然发生的抗体。抗 Lub 罕见，常为单独存在。抗体以 IgM 类为主，也有 IgG 类免疫球蛋白。检测 Lu 抗体，可用盐水法，也可以用抗球蛋白方法。用 α-糜蛋白酶处理红细胞可破坏 Lutheran 抗原，木瓜酶处理红细胞对 Lutheran 抗原作用不明显。一般认为 LU 抗体不具有临床意义，只能引起轻微溶血(偶尔轻度黄疸)和新生儿溶血病。

八、Diego 血型系统

(一)Diego 血型抗原

Diego 血型系统，ISBT 命名符号为 DI，数字为 010，共有 7 个抗原，以 DIl～DI7 表示。其中最主要的两个抗原 Dia 和 Djb 是显性遗传。Dib 抗原是高频率抗原。Dia 抗原分布有种族差异，主要存在于蒙古人种中。在中国汉族人群中 Dia 抗原频率约为 2％，南美洲印第安人 Dia 抗原频率约为 36％，在白种人和澳洲土著人群该抗原极为罕见。DI 抗原是重要的人类学标记。Diego 血型系统位于 17 号染色体，基因名称为 AE1。DI 抗原在出生时就已经发育成熟。该抗原能够耐受酶和还原试剂处理。

(二)Diego 血型抗体

抗_Dia 可以引起新生儿溶血病，也可破坏输入的 Dia 抗原红细胞。抗-Dib 比较少见，但也有临床意义，能引起新生儿溶血病和溶血性输血反应。

九、Xg 血型系统

(一)Xg 血型抗原

Xg 血型系统在 ISBT 命名符号为 XG，数字为 012，只有 1 个抗原 Xga(XG1，012001)。XG 抗原最显著特点是位于性染色体 X 上。XG1 抗原发生率女性为 89％，男性为 66％。

(二)Xg 血型抗体

抗-XGa 抗体大多数是 IgG，少数是 IgM，不引起溶血性输血反应和新生儿溶血病。

十、Ii 血型抗原

(一)Ii 血型抗原

ISBT 命名 Ii 血型为血型集合 207，字母符号为 I，包括 2 个抗原：I 为 I1，207001，i 为 I2，207002。i 表型见于新生儿，随着年龄增长逐渐减少，I 抗原逐渐增加，到两岁左右，红细胞基本表达成人 I 抗原。成人 i 表型(I-i＋)非常少见，多是常染色体隐性遗传，I 基因突变所致。遗传性有核红细胞增多症(HEMPAS)，是获得性或先天性 N 糖基化缺陷，i 抗原明显增多，伴有慢性溶血。患有慢性溶血性疾病患者，其 i 抗原增多，是过度造血的表现。

(二)Ii 血型抗体

抗 I 可见于正常人，一般是 IgM 类冷抗体，最佳反应温度是 4℃，效价通常＜64。抗 I 与成人细胞出现强凝集反应，与脐带血细胞不出现凝集反应，或只有微弱凝集反应。在 4℃孵育或者用酶介质处理红细胞，会增强抗Ⅰ活性。A_1 个体可产生抗IH抗体，该抗体与富含H抗原的O细胞及 A_2 细胞出现强凝集。

抗Ⅰ多为自身抗体，可干扰血型鉴定等检测。虽然该抗体在低温出现反应，但是在间接抗球蛋白试验中也可能出现阳性反应，特别是使用多克隆抗球蛋白试剂。可采用冷自身吸收技术去除自身抗体。

冷凝集素综合征和混合型自身免疫性溶血性贫血患者，其血液中可含有病理性抗Ⅰ及抗i。某些感染性疾病，如支原体肺炎等，可出现自身高效价抗Ⅰ，甚至出现一过性溶血的临床表现。

第五节　交叉配血试验

交叉配血试验通常包括：①受血者血清对供血者红细胞，称"主侧"配血，是检测对供血者红细胞起反应的抗体；②受血者红细胞对供血者血清，称"次侧"配血，是检测对受血者红细胞起反应的抗体；③自身对照，受血者红细胞对受血者血清，目的是显示自身抗体、直接抗球蛋白试验阳性及红细胞缗钱状假阳性的检测。交叉配血试验反应体系均应在37℃孵育，交叉配血除了盐水介质法外，至少还应有抗人球蛋白法，有条件的还可增加酶法、清蛋白介质、低离子介质凝聚胺法或其他合适的促凝剂以及微柱凝胶免疫技术等方法。

交叉配血试验的标本原则上必须是输血3天之内的，此时的标本方能代表患者即时的免疫学状态。配血后的受、供血者的标本必须密封在1～6℃至少保存7天。

(一)交叉配血试验结果解释及处理方案

1.抗体筛查阴性，交叉配血相容

绝大部分标本抗体筛查阴性，交叉配血也是相容的。但抗体筛查试验阴性也不能保证血清中就不含有临床意义的抗体。

2.抗体筛查阴性，主侧交叉配合试验阳性

(1)复查血型：受血者或供血者的ABO、Rh定型试验不正确。

(2)主侧凝集类B抗原：通过复查血型以及唾液血型物质鉴定出其正确血型，再选择合适的血液再次进行交叉配合试验。

(3)血清中可能含有一种ABO抗体，必要时可以做ABO亚型鉴定。

(4)受血者血清中含有同种抗体，但筛查红细胞上无此抗原存在。可将受血者的血样标本与多个供血者的血样标本进行配合试验，直到找到无相应抗原的供者血液。

3.抗体筛查试验阳性，主侧交叉配合试验阳性

(1)自身对照试验阴性：受血者体内有同种不规则抗体，可采取下列办法：①对受血者血清做抗体特异性鉴定，对供血者血液标本做抗原鉴定，选择抗原阴性的血液重新做交叉配合试验；②如果抗体特异性无法确定，应选择交叉配血试验阴性的血液发出。

(2)自身对照试验阳性:受血者血清内可能有自身抗体或同时存在不规则抗体。自身抗体导致的配血不合是比较复杂的,受血者血清中有非特异性的自身抗体,红细胞也常被抗体或补体成分致敏,导致主、次侧均不合。

(二)交叉配血试验的影响因素

(1)缗钱状形成:被检血清在室温和37℃中,红细胞出现了缗钱状假凝集,造成配血结果误判。常见于巨球蛋白血症、多发性骨髓瘤、霍奇金病,以及其他表现为血沉加速的一些病例。

(2)在室温条件下,配血结果阳性,说明受血者血液中可能存在自身抗体或IgM类同种抗体。

(3)出现抗体筛查试验阴性和交叉配血结果阳性的现象,提示受血者血清中可能存在未明的抗体。

(4)直接抗球蛋白试验阳性,显示受血者或供血者有自身抗体。

(5)在交叉配血试验操作过程中,应用离心力不当,造成了假阴性和假阳性。

(6)在被检血清中如含有溶血性抗体,则具有相应抗原的红细胞被溶解而不是凝集,交叉配血结果应为阳性。此时应是血清中存在补体而导致溶血反应,血清应灭活后再做试验。

(7)红细胞不正确的洗涤和悬浮,使抗球蛋白试验出现假阴性。

一、盐水介质配血法

【检测原理】

盐水介质试验技术的本质是凝集反应,具有凝集反应的特点。在盐水介质中,红细胞表面抗原和抗体会出现肉眼可见的凝集,属于直接凝集试验。盐水介质试验技术用于检测红细胞抗原和(或)抗体。红细胞悬浮于盐水介质中,可直接与试剂血清或患者血清反应,主要用于IgM类抗体的检测,而不能检出IgG类抗体。

盐水介质试验技术常用于血型鉴定、血清中IgM类抗体的筛查和鉴定、盐水介质的交叉配血等。

【基本方法】

根据试验载体不同,主要有三种方法:平板法;试管法;微孔板法。

1.平板法

根据实验所用耗材不同,分玻片、纸板、陶瓷板、搪瓷板法等,为定性试验。

应用范围:常规ABO血型和RhD抗原定型。

一般用已知抗体作为试剂血清,已知抗原作为试剂细胞,被检标本(红细胞悬液或血清)与试剂各加1滴在做好标记的玻片上,混匀并轻摇玻片,2分钟内用肉眼或低倍显微镜观察结果。由于玻片法所加的液体量较少,如果室温较高时易发生干涸,观察结果时间可少于2分钟。若玻片法结果可疑时,应采用试管法重新做实验。

此方法容易掌握,操作简便、快速,但工作环境和工作人员易被污染。如果未采用一次性耗材,清洗不彻底时会出现假阳性或假阴性结果。

2.试管法

为定性试验方法，也可用于半定量试验，如测定抗体效价。试管法是输血前检查最常用的试验方法。可以根据试验设计加入不同的试剂量或被检标本量；也可根据温度设置，将试管放在不同的温度环境中进行抗原抗体反应；也可将试验过程中的标本进行洗涤操作等。其特点是操作简便、快速，方法易于掌握，结果准确、可靠。

在标记好的试管中加入血清和红细胞悬液，应按照试剂要求观察结果，或离心 30 秒(3000g)，或静置 30 分钟观察结果。

【结果判读】

(1)阳性结果红细胞出现凝集反应或溶血是阳性结果。

(2)阴性结果红细胞呈游离的混悬状态是阴性结果。

(3)溶血为阳性结果，与血液凝集具有同样重要的临床意义。有些血型抗体与红细胞表面相应抗原反应后，能够激活补体，引起红细胞溶解。具有这种性质的抗体称为溶血素。当补体不存在时，这些抗体往往凝集或致敏具有特异性抗原的红细胞。m 型抗体中具有溶血作用的有抗 A，抗 B，抗 A+B，抗 I，抗 i 等。

凝集强度判定标准见表 5-6。

表 5-6　凝集反应判定标准

反应强度	现象
++++	一个大凝集块，背景清晰，无游离红细胞
+++	数个较大凝集块，背景清晰，几乎无游离红细胞
++	凝集块较小，背景稍浑浊，游离红细胞较少
+	细小凝集块，背景浑浊，游离红细胞较多
±(weak+)	肉眼观察呈“粗颗粒”样，镜下可见细小凝集团
-	肉眼及光镜下红细胞呈游离状态，无凝集

【质量控制】

(1)观察结果后应立即记录。

(2)如果做 ABO 血型鉴定，试验温度不要高于室温；如果做交叉配血试验时，应注意室温控制在(22±2)℃以上，防止冷抗体引起凝集反应。

(3)要在光线良好的背景下观察凝集反应。

(4)因溶血和血液凝集都是阳性结果，所以观察结果首先看有无溶血，再看红细胞是否凝集；进行配血试验时试管中发生溶血现象是配血不合，表明有抗原抗体反应，同时还有补体参与，应进一步进行抗体筛查实验。

二、聚凝胺介质配血法

聚凝胺试验技术是一种快速、简便检测红细胞不完全抗体的方法，可用来检测 IgG 抗体。多数 IgG 类抗体能够被检出，但 IgG 的抗 K 抗体除外。但对于中国汉族人群来说，到目前为止尚未发现K抗原阳性者,因此也未检出抗K抗体,所以采用此方法进行输血前检查相对安全。此法较之盐水法在灵敏度上有了很大的提高,但还是一种非特异性促凝实验,灵敏度仍未完全达到理想的临床应用水平。

【检测原理】

聚凝胺是一种由4个胺聚合而成的高阳离子聚合体,在溶液中有多个阳离子集团,能够中和红细胞表面的负电荷,从而缩短红细胞间的正常距离,使正常红细胞形成可逆的非特异性聚集,同时也使IgG类抗体直接凝集红细胞。然后加入枸橼酸重悬液(中和液)后,仅由聚凝胺引起的非特异性聚集会因电荷中和而消失,而由抗体介导的特异性凝集则不会消失,呈现出肉眼可见的凝集现象。

【适用范围】

适用于血型鉴定、抗体筛查及交叉配血试验。

【结果分析和判定】

(1)阳性对照管凝集不消失,阴性对照管凝集消失,被检管凝集不消失判定为阳性,凝集消失判定为阴性。

(2)阳性对照管凝集消失和(或)阴性对照管出现凝集不消失,则试验失败,应分析原因重新试验。

【试验技术特点】

1.灵敏度高

比抗球蛋白方法高1～20倍。

2.速度快

实验时间5分钟左右。

3.准确

准确度高于酶试验。

4.其他

操作要求高。

【抗体筛查和交叉配血试验结果分析】

(1)抗体筛查试验与交叉配血试验结果均为阴性,表明受血者血清中无同种抗体,与供血者血液相配合。

(2)抗体筛查试验与交叉配血试验结果均为阳性,表明受血者血清中有同种抗体,且与此供血者血液不配合。如果血清中存在同种异体抗体,该抗体筛查和交叉配血就可能是阳性,只要血清中存在同种异体抗体,就应该选择抗原阴性红细胞输血。建议对受血者血清做抗体鉴定试验,再与相配合的供血者做交叉配血试验。

(3)抗体筛查试验阴性,交叉配血试验阳性。表明受血者血清中有稀有的同种抗体与此供血者血液不配合,建议对受血者血清做抗体鉴定试验,再与相配合的供血者做交叉配血试验;抗体筛查试验阳性,交叉配血试验阴性,表明受血者血清中有同种抗体。但与此供血者血液配合,建议对受血者血清做抗体鉴定试验。

【质量保证】

(1)不能使用含枸橼酸钠和肝素抗凝标本。

(2)按比例加样,观察非特异性凝集,60 秒内观察结果。

(3)对冷凝集有加强作用,有冷凝集配血最好不用。

(4)聚凝胺只能使正常红细胞发生凝集,对缺乏唾液酸的细胞(如 T 及 Tn 细胞)无作用。

(5)用聚凝胺试验技术交叉配血,出现不配合时,要用抗球蛋白试验重复。结果不一致时,以抗球蛋白试验结果为准。

(6)应使用非抗凝血清做试验,若使用血浆做试验,抗凝剂过量将中和部分聚凝胺。

三、凝胶微柱配血法

【检测原理】

微柱凝集试验(microcolumn gel assay)是凝集反应,在凝胶或小玻璃珠介质中,红细胞抗原与相应抗体结合,经低速离心,未与抗体结合的红细胞沉于凝胶或小玻璃珠柱底部,而与抗体结合或凝集的红细胞,位于微柱上部或悬浮于介质中。根据试验目的不同,微柱凝集试验技术分为三类:中性柱(不含抗体,相当于试管的作用)、特异性柱(含特异性抗体,如抗 A、抗 B,可进行 AB 抗原检测)、抗球蛋白柱(含抗球蛋白,可进行 IgG 类抗体的检测)。分别用于不同的血型血清学试验、血型鉴定、抗球蛋白试验等。微柱凝胶技术比传统试验方法具有缩短试验时间、结果观察客观、易于保存等优点。

【结果分析和判定】

(1)若红细胞沉淀在凝胶柱管底,判读为阴性。

(2)若红细胞沉淀在凝胶柱中部或凝胶之上,判读为阳性。

【试验技术应用】

(1)抗球蛋白试验:直接抗球蛋白试验和间接抗球蛋白试验。间接抗球蛋白试验可用于交叉配血和红细胞同种抗体筛选等。

(2)ABO 血型定型可单纯做正定型,也可同时做正、反定型。

(3)其他血型系统抗原检测如 Rh 其他抗原(CcEe)定型。

【质量保证】

(1)操作中应先向反应腔内加入红细胞,再加入被检血清或试剂血清。

(2)微柱凝集试验如果抗原抗体反应时间较短,有可能难于鉴别或漏检某些 ABO 亚型抗原。微柱凝集试验技术不适合于直接抗球蛋白试验阳性的红细胞样本,也不适合于酶处理的红细胞样本的检测工作。

【试验技术的特征】

1.简便

试验简单、方便。不需洗涤,对阴性结果不需要确证试验,适用于大量标本检测,简化了实验程序。

2.准确

结果清晰明确,可重复性强。将凝集结果从传统显微镜下的平面识别模式转换到卡式立体肉眼判断,避免经验不足对结果判断的影响。

3.敏感

该方法对临床标本血型检测的敏感性恰到好处。

4.结果保存时间长

在室温条件下,试验结果即标本原始反应格局一般可保存数天甚至数周。

5.标本用量少

该方法的标本用量为试管法的1/10～1/5,尤其有利于新生儿及某些特殊血液病标本的检测。

6.标准化

微柱凝胶卡、试剂、离心机、判读仪及工作程序和结果的判定等都易于规范化、标准化。

7.安全

操作程序简便规范化,能够减少接触血液标本及病原微生物的机会,减少医源性感染。

【质量保证】

1.假阳性反应

(1)未完全去除纤维蛋白原的血清标本在凝胶中形成纤维蛋白,能够阻碍红细胞沉降而浮于胶中或胶表面而造成假阳性。

(2)抗凝剂不足或不含抗凝剂的血浆标本常常易出现假阳性。

(3)被检标本污染细菌使红细胞浮于胶中或胶表面。

(4)实验室温度较低时,因凝胶颗粒活动减少,单个红细胞穿过时困难,易出现假阳性结果。

2.假阴性反应

(1)抗原或抗体过少、过弱。

(2)抗原、抗体比例不当时也容易产生假阴性。

(3)离心力过大时,容易使弱阳性成为阴性格局。

(4)未加入抗体等人为实验操作错误。

3.溶血反应

(1)实验操作错误或标本本身存在问题:①反应液是低渗透压溶液;②温度过冷或过热;③红细胞或抗体被细菌等污染;④其他可使红细胞破坏的理化因素。

(2)红细胞抗原抗体溶血性反应:①红细胞抗原与特异性抗体结合,激活补体,作用于细胞膜使之破裂溶血;②红细胞抗原与特异性抗体结合,未激活补体,但受到血清中其他因子作用溶血。

第六章　尿液一般检验

第一节　概述

尿液(urine)是血液经过肾小球滤过、肾小管和集合管重吸收和排泌所产生的终末代谢产物。尿液的组成和性状可反映机体的代谢状况，并受机体各系统功能状态的影响。通过尿液的排泄，可排出体内的代谢废物、异物、毒物等，同时调节水、电解质代谢及酸碱平衡，借以维持机体内环境的相对恒定。因此，尿液检验(Urine test)不仅对泌尿系统疾病的诊断、疗效观察有一定临床意义，而且对其他系统疾病的诊断、预后判断也有重要参考价值。

一、尿液的生成与排泄

(一)尿液的生成

尿液生成分肾小球的滤过、肾小管的重吸收和肾小管与集合管的分泌三个相互联系的环节。

1.肾小球的滤过

肾小球是由入球小动脉经过分支，形成无数毛细血管后，又汇集成出球小动脉的球形毛细血管网，位于肾皮质，故称肾小球(glomerule)。正常肾小球滤过膜对血浆成分的滤过具有选择性，当血液流经肾小球时，除血细胞、大分子量蛋白质不能滤出外，血浆中的水、电解质和小分子有机物都能由肾小球滤入肾小囊，形成超滤液，也称原尿。肾小球滤过的影响因素有：

(1)屏障作用：肾小球滤过膜的屏障作用，主要指孔径屏障与电荷屏障。①孔径屏障：指滤过膜的孔径大小、结构与功能的完整性。肾小球滤过膜的毛细血管内皮细胞是滤过膜的内层，细胞间缝隙直径为50～100nm不等，形成了许多孔径大小不同的网孔，是阻止血细胞通过的屏障(可称为细胞屏障)；基膜是滤过膜中间层，由非细胞性的水合凝胶构成，其结构呈微纤维网状，网孔为4～8nm大小的多角形，除水和部分小分子溶质可以通过外，它还决定着分子大小不同的其他溶质的滤过(可称为滤过屏障 filtra-tion bamer)，是滤过膜的主要孔径屏障；外层是具有足突的肾小囊脏层上皮细胞，足突之间相互交错形成裂隙，裂隙上还有一层滤过裂隙膜(可称为裂隙屏障)，在超滤过程中，起着重要作用，是肾小球滤过的最后一道孔径屏障。正常情况下，肾小球滤过膜只允许相对分子质量小于1.5万的小分子物质自由通过，1.5万～7万的中分子物质可部分通过，而相对分子质量大于7万的物质(如球蛋白、纤维蛋白原等)几乎不能通过；②电荷屏障：指肾小球滤过膜的内皮细胞层与上皮细胞层的涎酸蛋白、基膜表面硫酸肝素类等带负电荷的结构。这些带负电荷的结构多属糖蛋白，由于相同电荷相斥的作用而阻止那些带负电荷较多的大分子物质滤过，故任何引起肾小球滤过膜孔径屏障及电荷屏障改变的因素，都可引起原尿及终尿成分的改变。

(2)滤过膜的通透性：是指不同物质通过肾小球滤过膜的能力，其主要取决于被滤过物质相对分子质量大小及其所带电荷性质。一般而言，电荷中性的物质的有效半径小于 2.0nm 者（如葡萄糖分子的有效半径为 0.36nm），常可自由滤出；有效半径大于 4.2nm 的大分子物质则不能或极难被滤过；有效半径在 2.0～4.2nm 之间的各种物质，其滤过能力则与有效半径呈反比。随着物质相对分子质量有效半径的增大，它们的滤过量则逐渐减低。

肾小球滤过膜有三层结构，即毛细血管壁的内皮层、基膜及覆盖于基膜外的肾小球囊脏层的上皮细胞（足突细胞），细胞间存在大小不同的间隙，构成机械性屏障。构成滤过膜的细胞表面覆盖有大量带负电荷的唾液酸，形成电荷屏障，使血浆中带负电荷的成分不易通过。

2.肾小管与集合管重吸收

正常成年人每天形成原尿约 180L，但每天仅排出终尿 1～2L，这是由于肾小管和集合管具有选择性重吸收和强大的浓缩功能，可减少营养物质丢失、排出代谢终产物。肾小管不同部位对各种物质的重吸收各不相同，有主动吸收和被动吸收两种方式。近曲小管是重吸收的主要部位，其中葡萄糖、氨基酸、乳酸、肌酸等全部重吸收；HCO_3^-、K^+、Na^+ 和水大部分重吸收；硫酸盐、磷酸盐、尿素、尿酸部分吸收；肌酐不被重吸收。同时由于髓袢的降支对水的重吸收大于对溶质的重吸收，可使肾小管内液的渗透压逐渐升高，形成渗透梯度，可进一步促进集合管对水的重吸收，以达到尿液的稀释与浓缩。

3.肾小管和集合管的分泌与排泄作用

肾小管上皮细胞可将其细胞内部的代谢产物分泌到管腔中，并将血液中的某些物质排泄到管腔内。

肾小管能分泌 H^+、K^+ 等，同时重吸收 Na^+，故称为 K^+-Na^+ 交换，起排 K^+ 保 Na^+ 作用。肾小管不断产生 NH_3，与其分泌的 H^+ 结合，生成 NH_4^+，分泌人管腔以换回 Na^+，这是肾排 H^+ 保 Na^+ 的另一种方式。

(二)尿液的排泄

原尿经肾小管和集合管的重吸收、分泌与浓缩稀释后即形成了终尿，流经肾盂、输尿管到达膀胱并贮存，通过尿道排出体外。在排尿时还可能混入泌尿、生殖系统各部位的少量分泌物或脱落细胞。

二、尿液检查的临床应用

尿液检验是临床上最常用的重要检测项目之一，根据临床需要，通过实验室手段对尿液中的某些成分进行检查，指导临床医师解决以下问题：

1.协助泌尿系统疾病的诊断和疗效观察

泌尿系统炎症、肿瘤、结石、血管病变及肾移植手术后发生排斥反应时，可引起尿液成分的改变，因此尿液检测是泌尿系统疾病最常用的不可替代的首选项目。

2.其他系统疾病的辅助诊断与观察

凡引起血液成分改变的疾病，均可引起尿液成分的变化。如糖尿病时进行尿糖检查，黄疸时进行尿胆红素、尿胆原和尿胆素检查，急性胰腺炎时进行尿淀粉酶检查，多发性骨髓瘤时进行尿液本周蛋白检查等，均有助于疾病的诊断与观察。

3.安全用药的监护

临床上常用药物如庆大霉素、卡那霉素、多粘菌素 B、妥布霉素、磺胺药、抗肿瘤药及某些中药（如关木通、马兜铃）等，对肾脏都有一定的毒性作用，常可引起肾脏的损害，如在用药前及用药过程中随时进行尿液检验，及时发现尿液的改变、采取措施，确保用药安全。

4.中毒与职业病的防护

某些重金属铅、镉、铋、汞等均可引起肾脏损害。对从事重金属作业的人员，以及作业场地附近的居民，应进行定期体检，以早期发现并预防肾脏损害。对劳动保护与职业病的诊断及预防有一定意义。

5.健康体检

通过尿液分析，可筛查泌尿、肝胆系统疾病和代谢性疾病（如糖尿病）等，达到早发现、早治疗，特别是对亚健康群体进行定期监测以提高人们的生活质量。

第二节　尿液标本采集与处理

尿液标本是尿液检验的物质基础，其采集和处理是否正确直接影响检验结果的准确性。根据尿液检查的目的，确定尿标本的种类、采集时间和方法，进行必要的处理并及时送检或保存，是确保尿液检查结果准确性的主要分析前因素。

一、标本采集

（一）尿液标本采集一般要求

1.患者准备

临床医师、护士和检验技师应该向患者介绍留取尿液的时间、方法，并提供收集样品的容器。对不能自主留取样品的患者，需要通过技术手段协助其留取尿液标本，例如婴幼儿、失去意识的患者和需要导尿的患者。有条件的医院可以给患者提供《临床标本留取指南》等文字性指导资料。尿液标本采集的一般要求见表 6-1。

2.明确标记

在尿液采集容器和检验申请单上，准确标记患者姓名、门诊号或病历号、性别、年龄、检验项目、采集尿液标本的日期和时间、标本量和类型等信息，或以条形码作为唯一标识。

表 6-1　尿液标本采集的一般要求

项目	一般要求
患者要求	患者处于安静状态，按常规生活、饮食。注意运动、性生活、月经、过度空腹或饮食、饮酒、吸烟及姿势和体位等都对检查结果有影响
避免污染	①患者先洗手并清洁外生殖器、尿道口及周围皮肤 ②女性患者特别要避免阴道分泌物或月经血污染尿液，男性患者要避免精液混入 ③要避免化学物质（如表面活性剂、消毒剂）、粪便等其他污染物混入
采集时机	用于细菌培养的尿液标本，必须在使用抗生素治疗前使用无菌容器采集，以利于细菌生长
特殊要求	①采用导尿标本或耻骨上穿刺尿标本时，医护人员应先告知患者及家属有关注意事项，然后由医护人员进行采集 ②采集婴幼儿尿标本时，由儿科医护人员指导，并使用小儿专用尿袋采集标本

（二）尿液标本采集容器及器材

1.尿液标本采集容器准备见表 6-2

表 6-2　尿液标本采集容器的准备

指标	要求
材料	①透明、不渗漏、不与尿液发生反应的玻璃或塑料容器（见图 6-1） ②儿科患者使用专用的洁净柔软的聚乙烯塑料袋
规格	①容积 50～100ml，圆形开口且直径至少 4～5cm ②底座宽而能直立、安全且易于启闭的密闭装置 ③采集计时尿（如 24 小时尿）容器的容积应至少达 2～3L，且能避光
清洁度	容器洁净、干燥、无污染（菌落计数＜10^4 CFU/L）
标识	容器要标有患者姓名、性别、ID 号和标注留尿时间，并留有粘贴条形码位置
其他	①用于细菌培养的尿液标本容器采用特制的无菌容器（见图 6-2） ②对于必须保存 2 小时以上的尿液标本，建议使用无菌容器

2.信息标记

应用于尿液检查的容器、离心管（试管）、载玻片必须便于标记和识别，且保持洁净。信息标记应粘贴牢固、防潮，贴于容器外壁上，不允许贴在容器盖上。

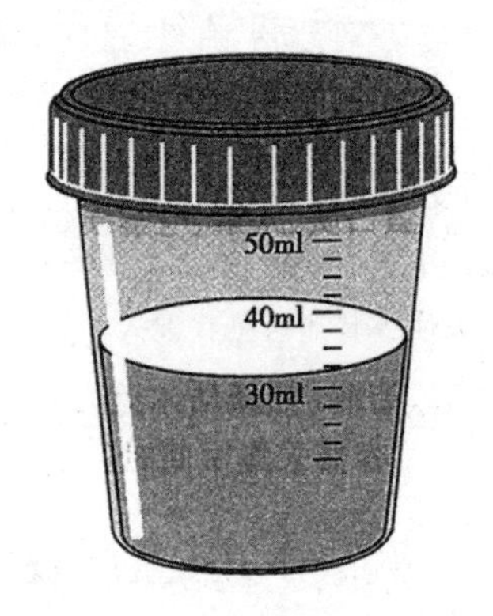

图 6-1　普通尿标本收集杯

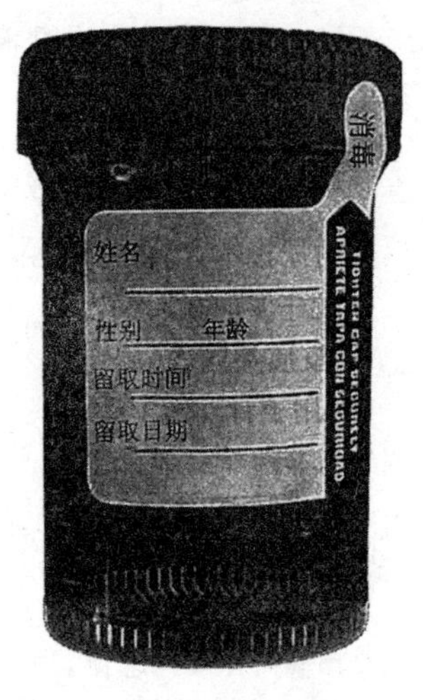

图 6-2　带有消毒标签的尿杯

(三)检测样本的类型

根据临床尿液检查的目的(通常包括化学检查、尿液有形成分显微镜检查和细菌学检查等)、患者状况和检验要求。常用的尿液标本分为晨尿、计时尿、随机尿和特殊尿标本。

1.晨尿标本

(1)晨尿是指清晨起床后、未进早餐和做运动之前第一次排出的尿液。晨尿一般在膀胱中的存留时间达 6～8 小时,标本浓缩、偏酸,有形成分保持比较完整,尿液中的细胞、管型、细菌、结晶及肿瘤细胞等有形成分检出率会较高。还用于肾脏浓缩功能的评价、人绒毛膜促性腺激素(hCG)的测定。应该告知患者清晨起床后将中段尿排在干净清洁的玻璃或塑料容器内,加盖,在 1.5 小时内送到医院实验室。

(2)二次晨尿是指采集晨尿后 2～4 小时内的尿液。由于清晨第一次尿液在膀胱内潴留时间过长,并从留取到送检到检验的过程偏长,容易使部分有形成分发生形态改变和数量的减少,有学者推荐使用二次晨尿用于尿沉渣检查或尿常规检查。

2.随机尿标本

随机尿(random urine)是指在任何需要的情况下,随时留取的尿液标本。适用于门诊或急诊患者。随机尿易受饮食、运动、药物的影响,可能导致低浓度或病理性临界值浓度的物质和有形成分的漏检。因而,随机尿不能准确反映患者的状况,但随机尿比较新鲜,对尿液中有形成分的形态干扰最少,特别适用于对尿液中红细胞形态的观察。

3.计时尿标本

(1)餐后尿标本:通常收集午餐后 2 小时(14:00～16:00)的尿液。餐后尿有利于病理性尿胆原(为最大分泌时间)、尿糖和尿蛋白的检出。有助于对肝胆疾病、肾疾病、糖尿病、溶血性疾病等的诊断。

(2)3 小时尿标本:收集上午 6～9 时的尿液称为 3 小时尿。适用于定时定量进行尿液中的有形成分分析。

(3)12小时尿标本:即收集从晚上8时开始到次晨8时终止的12小时内全部尿液。12小时尿标本过去曾用于尿液有形成分计数(如Addis计数),现认为这种标本中的有形成分易于破坏,结果变化较大,已趋于淘汰,但近来有学者提出该标本可用于微量白蛋白和球蛋白排泄率测定。

(4)24小时尿标本:患者于上午8时排空膀胱,并弃去排出的尿液,此后收集每次排出的尿液,直至次日上午8时最后一次排出的尿液,全部收集于容器内并记录尿量。常用于肌酐、儿茶酚胺、17-羟皮质类固醇(17-羟)、17-酮类固醇(17-酮)、总蛋白质、尿素、电解质等化学物质定量的检查。还用于肾功能检查、尿结核分枝杆菌检查等。

4.特殊尿标本

(1)中段尿标本:采集标本前先清洗外阴,再用0.1%清洁液(如新洁尔灭等)消毒尿道口。在不间断排尿过程中,弃去前、后时段排出的尿液,以无菌容器采集中间时段的尿液。一般用于细菌培养。

(2)三杯尿标本:患者一次连续排尿,分别采集前段、中段、末段的尿液,分装于3个尿杯中,及时送检。多用于泌尿系统出血部位的定位和尿道炎的诊断。

(3)导管尿和耻骨上穿刺尿:①导尿标本:用于已经实施导尿术的患者。严格消毒导尿管口,放出中段尿送检;②穿刺尿标本:用于患者不能自主排尿,如尿潴留或排尿困难患者。一般采取耻骨上穿刺技术采集尿样;③导尿和穿刺尿标本:主要用于尿潴留或排尿困难,临床确有需求,并由临床医生征得患者或家属同意后采取。2岁以下小儿慎用,采取过程应该严格消毒、严格按照无菌技术采集标本。

(四)尿液标本留取方法

1.晨尿和随机尿标本收集

嘱咐患者清洗外阴部,留取中段尿,将前段尿自然排出,收集中间段约15～50ml的尿液于容器中,最后段的尿液同样弃去不要。

2.二次晨尿标本的收集

一般患者在早晨6～7时起床后,可随机尿出夜间存储于膀胱内的尿液,然后正常饮水。饮水量约1杯(200～300ml)。在上午8～9时留取二次晨尿标本,留取中段尿标本,尽快送医院实验室检查,并告知实验室此标本为二次晨尿标本。

3.婴幼儿标本的收集

是一种特殊的尿液收集程序,应该用儿科和新生儿专用的尿标本收集袋,此袋上有低变应原的保护性黏膜,可保护儿童皮肤,并不会将尿标本渗漏到新生儿身体上。正确收集儿童随机尿标本,临床医生或者护士需按如下要求操作:

(1)分开儿童的腿。

(2)保证耻骨会阴部清洁、干燥、无黏液。

(3)移去防护纸,暴露出粘连于袋上的低过敏黏膜。对于女孩,拉紧会阴除去皮肤皱褶,将黏膜紧压于阴道四周,从皮肤连接处开始,黏膜在直肠与阴道之间一直向前;对于男孩,将袋连于阴茎，将片状物压紧于会阴。确保整个黏膜牢固地粘于皮肤，黏膜无皱褶。

(4)定时察看容器(如每隔 15 分钟)。

(5)从患者处收回收集标本，并标明记号。

(6)如无进一步污染，将标本倒入收集杯，杯子贴上标签，送去检查。

4.导尿和穿刺尿标本的收集

此类标本必须在医生或护士严格无菌操作程序下采集，属于非实验室人员和患者可以自行留取和操作所能采集的标本，应该尽快送检。此类标本采集有一定难度，因此无论标本量的多与少，都应该尽量满足临床对该标本的检验需求，并在化验结果处注明标本类型、收到时间和标本量。

二、标本运送与贮存

(一)尿液标本运送

尿液标本的运送，应保证标本在不影响检验结果质量的时间和环境条件下送至检测地点(实验室)。运送的过程包括送检签收、运送和实验室接收 3 个环节，3 个环节的时间都应体现在检验报告中，以便进行质量监控。

1.标本送检签收

(1)一般患者的尿液标本，运送人员定时到临床科室收取，并与临床人员共同核对标本的数量、患者姓名、检测项目、收取时间等信息，在登记本上记录，双方当事人签名确认，然后送往实验室。

(2)急症患者的标本必须有明显标识，在签收时应单独交给运送人员，运送人员在标本运送至实验室时也应单独呈给检验人员加以说明，以防止延误检测。

(3)门诊患者的尿液由患者采集标本后，可由患者或其家属直接送至实验室，由检验人员登记送检的时间、患者姓名、年龄、性别、检测项目等信息后，由送检者签名确认。

2.尿液标本的运送

(1)及时送检：尿液标本应在收集后 2 小时内送至检验科并检测完毕。如不能立即送检或检测，应放置于 2～8℃冷藏保存。2～8℃冷藏标本保存仅适合部分项目，不适合于胆红素和尿胆原，而且冷藏保存可令无定形尿酸盐和无定形磷酸盐沉淀，影响显微镜检查。如果尿液还要用于做细菌培养，运送过程也应冷藏，冷藏过程应保持到标本接种为止。

(2)避光保存：由于有些分析物(如胆红素)对光敏感，进行此类项目的检测标本应避光保存和运送。

(3)运送容器：盛放标本的容器要有盖以防止尿液漏出。在运送过程中，最好放置在第 2 个容器内以防止溅出液体。

3.出现以下情况应拒收标本

(1)唯一性标志错误或不清楚的、脱落的、丢失的。

(2)容器破损的。

(3)标本量不足者。

(4)被污染的微生物培养标本。

(5)收集标本离送检间隔过长，对检测结果有明显影响者。

以上是标本拒收的常用标准，对特殊情况或具体标本各实验室还可自行规定。标本验收情况应有记录，标本不合格的情况应及时反馈给申请科室或临床医生。对某些特殊情况，拒收或退回标本可能有困难，应与申请医生直接联系，提出处理意见，如申请医生仍要求做检验，实验室应在检验报告单上对验收不合格的情况进行描述，说明对检验结果可能产生的影响。

标本验收工作实际上是临床实验室对送检标本外在质量的把关，对于很多大型医院这一工作量非常庞大，如用手工操作可能难以完成，这时候应利用信息系统和条形码技术，以提高效率和减少错误。

(二)尿液标本贮存

尿液检查一般需要新鲜尿标本，并且在采集后 2 小时内检查完毕，最好在 30 分钟内完成检验。尿液标本放置时间过久会使尿液中有形成分溶解、破坏、变形，影响检查的准确性。因此对不能及时检查的尿液标本，必须进行适当处理或保存，以降低因标本送检延时而引起的理化性状改变，进行多项分析时的尿液应分装，并根据不同的分析目的选择不同的保存方法。

1.冷藏或冷冻

冷藏是保存尿液标本最简便的方法，一般可保存 6 小时，但要避光加盖。低温能防止一般细菌生长，保持尿液的弱酸性及某些成分的生物活性，但有些标本冷藏后，由于磷酸盐与尿酸盐的析出与沉淀，可妨碍有形成分的观察。因此，不推荐在 2 小时内可完成检测的尿液标本进行冷藏保存。冷藏保存主要用于电解质、肌酐、葡萄糖、总蛋白、白蛋白、重金属、药物、促卵泡激素、雌三醇等检查。冷冻可较好保存尿液中的酶类、激素等，但需先将标本离心弃去细胞成分后密封，保存上清液。

2.防腐

尿液有形成分检查应该在接收到标本后尽快进行，因此一般不需要添加防腐剂(preservative)，然而对计时尿标本和在标本采集后 2 小时内无法进行尿液检查，或被检查的成分不稳定时，可加入特定的化学防腐剂，常见的化学防腐剂的种类、作用及意义见表 6-3。

表 6-3　常见的化学防腐剂的种类、作用及意义

防腐剂	用量	作用	意义	备注
甲醛	(5～10)ml/L	对细胞、管型有固定作用	有形成分检验	过量可干扰镜检、使尿糖测定呈假阳性
甲苯	(5～20)ml/L	阻止标本与空气接触，保护化学成分	化学成分检验	
麝香草酚	＜1g/L	抑制细菌、保存有形成分	有形成分及结核分枝杆菌检验	过量可干扰加热醋酸法尿蛋白定性实验及尿胆素检测

（续表）

防腐剂	用量	作用	意义	备注
浓盐酸	10ml/L	保护激素等成分	17-羟或17-酮类固醇、儿茶酚胺	不能用于常规筛查
硼酸	10g/L	抑制细菌、保护蛋白质和有形成分	蛋白质、尿酸测定	干扰常规筛查的pH
冰乙酸	25ml/24h	保护5-HT，VMA	5-HT，VMA	
碳酸钠	10ml/24h	碱化尿液	卟啉类测定	不能用于常规筛查

三、尿液标本采集生物安全和检测后处理

（一）尿液标本采集生物安全

尿液标本的采集应在临床护士或主管医生指导下完成。每一份尿液标本采集完后置于符合规定的密封容器里。运送过程中同时要注意生物安全，应该意识到尿液是有潜在生物危害的标本，并应采取全面的预防措施，如防止标本漏出或侧翻，污染环境、器材和衣物等。

（二）尿液标本检测后的处理

实验室检查后的尿液标本不能随意处理，因其中可能含有细菌、病毒等传染性物质。应按照《临床实验室废物处理原则》（WS/T/249-2005）的方法处理实验后的残余标本和所用器械，以免污染环境，传染他人。

1.检测后尿液

检测后尿液标本一律视为感染性生物污染源，必须经过10g/L过氧乙酸或漂白粉消毒处理后，通过专门的管道排进医院污水池中统一处理。

2.标本容器

如果所用的容器及试管不是一次性的，需经70%乙醇液浸泡，或经30～50g/L漂白粉液浸泡处理，也可用10g/L次氯酸钠浸泡2小时，或5g/L过氧乙酸浸泡30～60分钟，再用清水冲洗干净，干燥后备用。所用的容器及试管若是一次性试管、玻片、一次性定量计数板等应该统一存放在标有污染物的容器中，经高压灭菌处理后弃去或使用高温焚化处理。

第三节　尿液理学检查

尿液理学检查主要包括尿量、颜色、透明度、比重、尿渗量及气味等。

一、尿量

尿量（urine volume）是指24小时内排出体外的尿液总量。尿量主要取决肾脏生成尿液的能力和肾脏的浓缩与稀释功能。一般情况下，尿量与饮水量呈正相关，此外尿量还受到体内外多种因素的影响，如食物、气候、年龄、精神因素、活动量等。即使是健康人，24小时尿量的变

化也较大。

【检测原理】

使用量筒等刻度容器直接测定尿量。①直接法：将每次排出的全部尿液收集于一个容器内，然后测定尿液总量；②累计法：分别测定每次排出的尿液量，最后累计尿液总量；③计时法：测定每小时排出的尿量或特定时间段内排出的尿量，换算成每小时尿量。

【方法学评价】

直接法准确性较高，但需加防腐剂。累计法需要多次测定，易漏测，误差较大，可影响结果准确性。计时法常用于观察危重患者某一时间段的排尿量。

【质量保证】

量具上应有清晰的容积刻度(精确到 ml)；必须采集全部尿液；24 小时尿量读数误差不能超过 20ml。

【参考区间】

成年人：1000～2000ml/24h，昼夜尿量之比为(2～4)∶1；儿童按体重计算尿量，大约为成年人的 3～4 倍。

【临床意义】

1.多尿(polyuria)

是指成人 24 小时尿量超过 2500ml，儿童 24 小时尿量超过 3000ml。

(1)生理性多尿：肾脏功能正常，由于外源性或生理性因素所致的多尿，可见于饮水过多、静脉输液、精神紧张等，也可见于服用咖啡因、脱水剂、利尿剂等药物。

(2)病理性多尿：常因肾小管重吸收功能和浓缩功能减退所致，病理性多尿的原因与发生机制见表 6-4。

表 6-4　病理性多尿的原因与发生机制

分类	原因	机制
代谢性疾病	糖尿病	溶质性利尿，尿量多，尿比重高
肾脏疾病	慢性肾炎、慢性肾盂肾炎、肾小管性酸中毒、高血压肾病、失钾性肾病、急性肾衰竭多尿期、慢性肾衰竭早期等	肾小管受损致肾浓缩功能减退。肾性多尿患者夜尿增多，昼夜尿量之比＜2∶1
内分泌疾病	尿崩症、原发性醛固酮增多症、甲状腺功能亢进等	ADH 分泌绝对或相对不足，肾小管及集合管重吸收水分的能力下降，尿量多，尿比重低

2.少尿(oliguria)

是指 24 小时尿量＜400ml 或每小时尿量持续＜17ml(儿童＜0.8ml/kg)；12 小时无尿或 24 小时尿量＜100ml 为无尿(anuna)。无尿发展至排不出尿液称为尿闭。生理性少尿见于机体缺水或出汗过多。病理性少尿常见的原因与发生机制见表 6-5。

表 6-5 少尿常见的原因与发生机制

分类	原因	机制
肾前性	休克、过敏、失血过多、心力衰竭、肾动脉栓塞、肿瘤压迫、重症肝病、全身性水肿。严重腹泻、呕吐、大面积烧伤、高热、严重创伤、感染(如败血症)等	肾缺血、血容量减低、血液浓缩、肾脏血流量减少、ADH 分泌增多
肾性	急性肾小球肾炎、急性肾盂肾炎、急性间质性肾炎、慢性肾炎急性发作、慢性疾病，如高血压性和糖尿病性肾血管硬化、慢性肾小球肾炎、多囊肾等导致的肾衰竭，肌肉损伤(肌红蛋白尿)、溶血(血红蛋白尿)和肾移植(急性排斥反应)等	肾实质病变致 GFR 减低
肾后性	输尿管结石、损伤、肿瘤、药物结晶(如磺胺类药物)、尿路先天性畸形、单侧性或双侧性上尿路梗阻；前列腺肥大症、膀胱功能障碍、前列腺癌等疾病	尿路梗阻

二、颜色和透明度

尿液外观包括颜色及透明度。正常的尿液颜色由淡黄色到深黄色，随尿量的多少、饮食、药物及病变而变化。颜色的深浅一般与尿比重平行；与单位时间的尿量呈反比，尿量少，颜色深，比重高。在正常情况下，尿液颜色主要来源于尿色素及尿胆原。

透明度一般以混浊度(turbidity)表示，可分清晰透明、轻微混浊(雾状)、混浊(云雾状)、明显混浊 4 个等级。正常尿液混浊的原因主要为结晶所致。病理性混浊尿的原因为尿液中含有白细胞、红细胞及细菌。尿液中如有黏蛋白、核蛋白也可因尿液 pH 变化而析出产生混浊。

【检测原理】

通过肉眼观察或尿液分析仪判断尿液颜色和透明度。

【方法学评价】

尿液颜色和透明度受检验人员主观因素或尿液分析仪检测标准影响，所以判断标准很难统一，临床应用中仅作参考。

【质量保证】

1.标本新鲜

新鲜尿液标本有助于准确判断尿液颜色和透明度。尿液放置时间过长，盐类结晶析出、尿素分解产氨、细菌繁殖、尿胆原和尿胆红素的转化等多种因素，均可影响检验结果的准确判断。

2.防止污染

采用无色、洁净且无化学物质污染的容器采集尿液标本，最好使用一次性尿杯，采集标本前 3 天需禁服溴化物、碘化物等影响尿液颜色的药物，以防出现假阳性。

3.标准统一

统一尿液分析仪、干化学试带或检验人员判断尿液颜色和透明度的标准。

【参考值】

新鲜尿液淡黄色、清晰透明。

【临床意义】

1.生理变化

尿液颜色受食物、药物及尿色素等影响，一般呈淡黄色至深黄色，不同药物对尿液颜色的影响见表6-6。

2.病理变化

尿液常见的颜色变化有红色、深黄色、白色等。

(1)红色：最常见的尿液颜色变化，不同原因所致尿液红色的鉴别见表6-7。

表6-6　不同药物对尿液颜色的影响

药物	尿液颜色
乙醇	苍白色
大黄蒽醌	暗红色(碱性)、黄褐色(酸性)
苯酚红	粉红(碱性)
氯唑沙宗、去铁胺、酚酞	红色、紫色
核黄素、呋喃唑酮、痢特灵、小檗碱、牛黄、米帕林、吖啶黄	黄色、深黄色
靛青红、亚甲蓝	蓝色
山梨醇铁、苯、酚、利福平	棕色
左旋多巴、激肽、甲硝唑、氯喹等	暗褐色、黑色
番泻叶、山道年、苯茚二酮等	橙色、橙黄色
酚磺酞、番泻叶、芦荟、氨基匹林、磺胺药等	红色、红褐色
氨基甲酸酯	绿棕色

表6-7　尿液红色的鉴别

项目	血尿	血红蛋白尿	肌红蛋白尿	假性血尿
原因	泌尿生殖系统出血	血管内溶血	肌肉组织损伤	卟啉、药物、食物
颜色	淡红色云雾状、洗肉水样或混有血凝块	暗红色、棕红色甚至酱油色	粉红色或暗红色	红葡萄酒色、红色
离心尿沉渣显微镜检查	大量红细胞	无红细胞	无红细胞	无红细胞
离心上清液颜色	清或微红色	红色	红色	红色
上清液隐血试验	弱阳性或阴性	阳性	阳性	阴性
尿蛋白定性试验	弱阳性或阴性	阳性	阳性	阴性

1)血尿:尿液内含有一定量的红细胞称为血尿(hematuria)。1L 尿液内含有血液达到或者超过 Iml,且尿液外观呈红色,称为肉眼血尿(macroscopic hematuria)。由于含血量不同,尿液可呈淡红色云雾状、洗肉水样或混有血凝块。在排除女性月经血的污染之外,常见于:①泌尿生殖系统疾病:如炎症、损伤、结石、出血或肿瘤等;②出血性疾病:如血小板减少性紫癜、血友病等;③其他:如感染性疾病、结缔组织疾病、心血管疾病、内分泌代谢疾病、某些健康人剧烈运动后的一过性血尿等。

2)血红蛋白尿:正常血浆中的血红蛋白低于 50mg/L,而且与结合珠蛋白结合形成复合物,因后者相对分子质量较大,不能从肾脏排出,被肝细胞摄取后,经转化变成结合胆红素从胆管或肾脏排出体外。当发生血管内溶血时,血红蛋白超过结合珠蛋白结合能力并超过肾阈值(约为 1.3g/L)时,这种游离的血红蛋白因分子量较小,可通过肾小球滤出形成血红蛋白尿(hemoglobinuria)。在酸性尿液中血红蛋白可氧化成为正铁血红蛋白而呈棕色,如含量较多则呈棕黑色酱油样外观。血红蛋白尿主要见于蚕豆病、阵发性睡眠性血红蛋白尿(paroxysmalnocturnal hemoglobinuria,PNH)及血型不合的输血反应、阵发性寒冷性血红蛋白尿(paroxysmalcold hemoglobinuria,PCH)、行军性血红蛋白尿、免疫性溶血性贫血等,尿液隐血试验呈阳性。

3)肌红蛋白尿(myoglobinuria):尿液呈粉红色或暗红色,常见于肌肉组织广泛损伤、变性,如挤压综合征、急性心肌梗死、大面积烧伤、创伤等。

4)卟啉尿(porphyrinuria):尿液呈红葡萄酒色,常见于先天性卟啉代谢异常等。

(2)深黄色:最常见于胆红素尿(bilirubinuria),尿液中含有大量的结合胆红素所致。外观呈深黄色,振荡后泡沫亦呈黄色,见于阻塞性黄疸和肝细胞性黄疸。若在空气中久置,胆红素可被氧化为胆绿素而使尿液外观呈棕绿色。服用一些药物如呋喃唑酮、核黄素等尿液可呈黄色或棕黄色外观,但胆红素定性试验为阴性。

(3)白色

1)乳糜尿(chyluria):经肠道吸收的乳糜液不能经正常的淋巴循环引流入血,而逆流至泌尿系统的淋巴管中,引起该淋巴管内压力增高,淋巴管曲张、破裂,淋巴液进入尿液所致,乳糜尿可呈不同程度的乳白色。乳糜尿液中有时可含有多少不等的血液,称血性乳糜尿或乳糜血尿(hematochyluria)。乳糜尿主要见于丝虫病、肿瘤、腹部创伤或由手术等引起。妊娠或分娩可诱发间歇性乳糜尿。糖尿病脂血症、类脂性肾病综合征、长骨骨折骨髓脂肪栓塞也可引起乳糜尿:

2)脓尿(pyuria):尿液中含有大量的脓细胞,外观可呈不同程度的黄白色混浊或含脓丝状悬浮物,放置后可有白色云絮状沉淀。见于泌尿系统感染及前列腺炎、精囊炎等。显微镜检查可见大量的脓细胞,蛋白定性常为阳性。

3)盐类结晶尿(crystalluria):尿液中含有的盐类浓度较高,尿液刚排出体外时透明,当外界温度下降后,盐类溶解度降低,盐类结晶很快析出使尿液混浊。可通过加热、加乙酸来判断是否为结晶尿。若为尿酸盐结晶,加热后混浊消失;若为磷酸盐和碳酸盐结晶,加热后混浊增加，加乙酸后均变清，有气泡者为碳酸盐结晶，无气泡者为磷酸盐结晶。盐类结晶尿的蛋白与隐血定性试验通常为阴性。

（4）黑褐色：见于重症血尿、变性血红蛋白尿，也可见于酪氨酸病、酚中毒、黑尿酸症或黑色素瘤等。

（5）蓝色：主要见于尿布蓝染综合征（blue-diaper syndrome），尿液内含有过多的尿蓝母（indican）衍生物靛蓝（indigotin），也可见于尿蓝母、靛青生成过多的某些胃肠疾病。

（6）淡绿色：见于铜绿假单胞菌感染。

新鲜尿液发生混浊可由盐类结晶、红细胞、白细胞（脓细胞）、细菌、乳糜等引起。混浊尿产生的原因及特点见表6-8。

表6-8　混浊尿产生的原因及特点

混浊	原因	特点
灰白色云雾状	盐类结晶（磷酸盐、尿酸盐、碳酸盐结晶）	加热或加酸、加碱，混浊消失
红色云雾状	红细胞	加乙酸溶解
黄色云雾状	白细胞、脓细胞、细菌、黏液、前列腺液	加乙酸不溶解
膜状	蛋白质、红细胞、上皮细胞	有膜状物出现
白色絮状	脓液、坏死组织、黏液丝等	放置后有沉淀物
乳白色混浊或凝块	乳糜	外观具有光泽感，乳糜试验阳性

三、比重

尿比重（specific gravity，SG）是指在4℃条件下尿液与同体积纯水的重量之比。在生理条件下，尿比重与排出的水分、盐类、有机物含量和尿量有关；在病理情况下还受尿蛋白、尿糖及细胞成分等影响。测定尿比重可粗略反映肾小管的浓缩稀释功能。

尿比重测定方法很多，如干化学试带法、折射计法、尿比重计法、超声波法、称量法等。

【检测原理】

1.干化学试带法

干化学试带法（reagent strip method）又称干化学法，试带膜块中含有多聚电解质、酸碱指示剂（溴麝香草酚蓝）及缓冲物。尿液离子浓度与经过处理的多聚电解质的电离常数（pKa）改变相关，根据颜色变化换算成尿液电解质浓度，将电解质浓度再换算成比重。

2.折射计法

折射计（refractometer）法利用溶液中总固体量与光线折射率的相关性进行测定。

3.尿比重计法

采用特制的尿比重计（urinometer）测定4℃时尿液与同体积纯水的重量之比。

4.超声波法

利用声波在不同特性物质中传播速度与密度相关的特点，通过测定声波的偏移来计算比重。

5.称量法

在相同温度条件下，分别称取同体积尿液和纯水的重量，计算比值得出尿比重。

【方法学评价】

1.干化学试带法

①操作简单、快速；②不受高浓度的葡萄糖、尿素或放射造影剂的影响，但受强酸、强碱及尿液蛋白质的影响较大；③灵敏度低、精密度差，检测范围窄；④只能作为尿液比重的筛检试验，不能作为评价肾脏浓缩稀释功能的指标。

2.折射计法

①美国临床实验室标准化协会（Clinical and Laboratory Standards Institute，CLSI）和中国临床实验室标准化委员会（China Committee of Clinical Laboratory Standards，CCCLS）推荐的参考方法；②易于标准化、标本用量少（1滴尿液），可重复测定，尤其适合少尿患者和儿科患者；③测定结果通常比尿比重计法低0.002。

3.尿比重计法

操作简单，标本用量大，易受温度及尿糖、尿蛋白、尿素或放射造影剂影响，准确性低。CLSI建议不使用比重计法，现已少用。

4.超声波法

易于自动化、标准化，但需特殊仪器。适用于浑浊的尿液标本，且与折射计法有良好的相关性。

5.称量法

准确性高，曾作为参考方法，但操作烦琐，易受温度变化的影响，不适用于日常检验。

【质量保证】

1.干化学试带法

（1）检测前：①使用与仪器匹配、合格、有效期内的试带；②每天用标准色带进行校准。

（2）检测中：①试带法对过高或过低的尿比重不灵敏，应以折射计法为参考；②如尿液pH>7.0，测定值应增高0.005作为补偿。

2.折射计法

检测前要根据室温进行温度补偿。可用10g/L、40g/L和100g/L蔗糖溶液校正折射计，其折射率分别为1.3344、1.3388和1.3479。

3.尿比重计法

（1）检测前：新购比重计应用纯水在规定的温度下观察其准确性。在15.5℃时，蒸馏水的比重为1.000，8.5g/L NaCl为1.006，50g/L NaCl为1.035。

（2）检测中：①尿量要充足，以保证比重计悬浮于液面中央而不贴壁；②检测时液面无泡沫；③读数应准确；④校正测定温度以及蛋白尿、糖尿。

【参考区间】

成人：随机尿1.003～1.030；晨尿>1.020。新生儿：1.002～1.004。

【临床意义】

尿比重可粗略反映肾脏的浓缩与稀释功能。由于影响尿比重的因素较多,因此,用于评估肾功能时,24 小时连续多次测定尿比重较一次测定更有价值。

1.高比重尿

①尿量少比重高:见于休克、高热、脱水或大量排汗、急性肾炎、心力衰竭等;②尿量多比重高:见于糖尿病、使用放射造影剂等。

2.低比重尿

慢性肾小球肾炎、肾盂肾炎等由于肾小管浓缩功能减退而比重降低。尿液比重<1.015时,称为低渗尿(hyposthenuria)或低比重尿。因肾实质破坏而丧失浓缩功能时,尿液比重常固定在 1.010±0.003(与肾小球滤过液比重接近),称为等渗尿(isosthenuria),可见于急性肾衰竭多尿期、慢性肾衰竭、肾小管间质疾病、急性肾小管坏死等。尿崩症患者因下丘脑.垂体受损,抗利尿激素分泌减少,或由于肾小管的上皮细胞对抗利尿激素的灵敏度降低,大量水分从体内排出而使比重减低,常出现严重的低比重尿(<1.003,可低至 1.001)。

3.药物影响

右旋糖酐、造影剂、蔗糖等可引起尿比重增高;氨基糖苷类、锂、甲氧氟烷可使尿比重减低。

四、尿渗量

尿渗量(Urine osmolality,Uosm)是指尿液中具有渗透活性的全部溶质微粒(包括分子和离子)的总数量,与颗粒种类及大小无关,反映了溶质和水的相对排出速度,蛋白质和葡萄糖等不能离子化的大分子物质对其影响较小,但溶质的离子数量对尿渗量影响较大,故测定尿渗量能真正反映肾脏浓缩和稀释功能,是评价肾脏浓缩功能较好的指标。尿渗量以质量毫摩尔浓度[mmol/kg H_2O(mOsm/kg H_2O)]表示,目前检验尿液及血浆渗量一般采用冰点渗透压计(freezing point osmometer)的方法进行。

【检测原理】

任何物质溶于溶剂后与原来的纯溶剂相比,均有冰点下降、沸点上升、蒸汽压减低以及渗透压增高等改变,其改变的大小取决于溶质微粒的数量。由于冰点下降法具有操作简便、样本用量少、测量精度高等特点,因此,目前测定溶液中溶质颗粒浓度的仪器大多采用冰点下降原理而设计。根据拉乌尔冰点下降原理,任何溶液,如果其单位体积中所溶解的颗粒(分子和离子)的总数目相同,引起溶液冰点下降的数值也相同。1 渗量的溶质可使 1kg 水的冰点下降 1.858℃,冰点下降的程度与溶质渗量成比例。

$$\text{渗量}(\mathrm{Osm/kg\ H_2O})=\frac{\text{测得溶液冰点下降度}(℃)}{1.858}$$

【方法学评价】

冰点渗透压计测定的准确性高,样本用量少,不受温度的影响,主要与溶质的微粒数量有关,但尿渗量检测步骤烦琐,不如尿比重简单,快速和经济,目前临床应用不如尿比重广泛。

【质量保证】

包括仪器的校准、分析前标本的正确处理、分析中的质量控制。标本的正确处理包括①标本采集：标本应采集于洁净、干燥的有盖容器内，立即送检；②标本离心：去除标本中的不溶性颗粒，但不能丢失盐类结晶；③标本保存：若不能立即送检，应将标本保存于冰箱内，测定前置于温水浴中，使盐类结晶溶解。

【参考区间】

禁饮后①血浆渗量 275～305mOsm/kg H_2O，平均为 300mOsm/kg H_2O；②尿渗量：600～1000mOsm/kg H_2O（相当于 SG 1.015～1.025），平均 800mOsm/kg H_2O；③尿渗量/血浆渗量比值为（3.0～4.5）∶1.0。

【临床意义】

尿渗量主要与溶质颗粒数量有关，在评价肾脏浓缩和稀释功能方面，较尿比重更理想，更能反映真实的情况。

1.评价肾脏浓缩稀释功能

健康人禁饮 12 小时后，尿渗量与血浆渗量之比＞3，尿渗量＞800mOsm/kg H_2O 则为正常。若低于此值，说明肾脏浓缩功能不全。等渗尿或低渗尿可见于慢性肾小球肾炎、慢性肾盂肾炎、多囊肾、阻塞性肾病等慢性间质性病变等。

2.鉴别肾性和肾前性少尿

肾小管坏死导致肾性少尿时，尿渗量降低（常＜350mOsm/kgH_2O）。肾前性少尿肾小管浓缩功能无明显降低，故尿渗量较高（常＞450mOsm/kg H_2O）。

五、气味

健康人新鲜尿液有来自尿液中酯类及挥发性酸的气味。

【参考区间】

微弱芳香气味。

【临床意义】

如果尿液标本久置，因尿素分解可出现氨臭味。尿液气味也可受到食物和某些药物的影响，如过多饮酒、进食葱、蒜、服用某些药物等，可使尿液中出现相应的特殊气味。新鲜尿液出现异常气味的原因见表 6-9。

表 6-9　新鲜尿液出现异常气味的原因

气味	原因
氨臭味	慢性膀胱炎和慢性尿潴留
腐臭味	泌尿系统感染或晚期膀胱癌
烂苹果气味	糖尿病酮症酸中毒
大蒜臭味	有机磷中毒
鼠尿味	苯丙酮尿症

第四节　尿液常用化学检查

一、酸碱度

正常新鲜尿液常为弱酸性。尿液酸碱度主要受肾小管泌 H^+、泌 NH_3 和碳酸氢根离子的重吸收等因素影响。正常人在普通膳食的条件下尿液 pH 为 4.5～8.0，它受饮食、运动、饥饿、服用药物及疾病的影响。

【检测原理】

1.干化学试带法

采用酸碱指示剂法，膜块中含溴麝香草酚蓝（pH 6.0～7.6）和甲基红（pH 4.6～6.2），变色范围为橙红（pH 4.5）黄绿色（pH 7.0），蓝色（pH 9.0），检测结果多由仪器判读，也可肉眼目测与标准色板比较来判读。

2.pH 试纸法

pH 广泛试纸是浸渍有多种指示剂混合液的试纸条，色泽范围为棕红至深黑色，与标准色板比较，肉眼判读尿液 pH 近似值。

3.指示剂法

采用酸碱指示剂（indicator）原理。常用 0.4g/L 溴麝香草酚蓝（bromothymolblue，BTB）溶液，当指示剂滴于尿液后，显示黄色为酸性尿，绿色为中性尿，蓝色为碱性尿。

4.滴定法

滴定法（titration）利用酸碱中和反应原理。采用 0.1mol/L NaOH 溶液将定量尿液滴定至 pH 7.4 时，由 NaOH 消耗量求得尿液可滴定酸度。

5.pH 计法

又称电极法，银-氯化银指示电极通过盐桥与对 pH 灵敏的玻璃膜和参比电极（甘汞电极，$Hg\text{-}Hg_2Cl_2$）相连。当指示电极浸入尿液后，H^+ 通过玻璃膜时，指示电极与参比电极之间产生电位差，经电压计测得后转化为 pH 读数。

【方法学评价】

尿液酸碱度测定的方法学评价见表 6-10。

表 6-10　尿液酸碱度测定的方法学评价

方法	评价
试带法	配套应用于尿液分析仪，是应用最广泛的筛检方法，能满足临床对尿液 pH 检查的需要
pH 试纸法	操作简便，采用 pH 精密试纸可提高检测的灵敏度，但试纸易吸潮而失效
指示剂法	BTB 变色范围为 pH 6.0～7.6，当尿液 pH 偏离此范围时，检测结果不准确；黄疸尿、血尿可直接影响结果判读
滴定法	可测定尿液酸度总量。临床上用于尿液酸度动态监测，但操作复杂

【质量保证】

1.检测前

确保标本新鲜、容器未被污染。陈旧标本可因尿液 CO_2 挥发或细菌生长使 pH 增高;细菌可使尿液葡萄糖降解为酸和乙醇,使 pH 减低。

2.检测中

(1)试带法或试纸法:要充分考虑试带能否满足临床对病理性尿液 pH 测定的需要;定期用弱酸和弱碱检查试带的灵敏度;确保试纸或试带未被酸碱污染、未吸潮变质,并在有效期内使用。

(2)指示剂法:因一般指示剂不易溶于水,指示剂解离质点状态与未解离质点状态呈现的颜色不尽相同,故在配制指示剂溶液时,应先用少许碱溶液(如 NaOH 溶液)助溶,再加蒸馏水稀释到适当浓度,以满足指示剂颜色变化范围。

(3)pH 计法:经常校准 pH 计,确保其处于正常状态。本法对测定温度有严格要求,当温度升高时 pH 值下降。因此,在使用时首先调整测定时所需的标本温度。某些新型 pH 计可自动对温度进行补偿。

3.检测后

生理情况下,尿液 pH<4.5 或>8.0 较少见。尿液 pH<4.5 可见于:①尿液中含有高浓度葡萄糖,并被细菌污染。②患者服用大量酸性制剂。尿液 pH>8.0 可见于:①标本防腐或保存不当,细菌大量繁殖分解尿素产生氨。②患者服用大量碱性制剂。

另外,建立完善的尿液检验报告审核制度,通过申请单或医院信息系统(hospital informationsystem,HIS)获取临床信息,通过电话、实验室信息系统(laboratory information system,LIS)、走访病房等形式与临床沟通,探讨异常结果可能的影响因素。

【参考区间】

正常饮食条件下:①晨尿 pH 5.5~6.5,平均 pH 6.0;②随机尿 pH 4.5~8.0。尿液可滴定酸度:20~40mmol/24h 尿。

【临床意义】

尿液酸碱度是诊断呼吸性或代谢性酸中毒或碱中毒的重要指标,另外,可通过尿液 pH 的变化来调节结石病患者的饮食状态,或帮助机体解毒、促进药物排泄。

1.生理性变化

尿液 pH 值受食物、生理活动和药物影响。进餐后,因胃酸分泌增多,通过神经体液调节,使肾小管的泌 H^+ 作用减低和重吸收 Cl^- 作用增强,尿液 pH 值呈一过性增高,即为碱潮(alkaline tide)。

2.病理性变化

常见影响尿液 pH 的因素见表 6-11。

表 6-11 常见影响尿液 pH 的因素

因素	酸性	碱性
食物	肉类、高蛋白及混合食物(含硫、磷)	蔬菜、水果(含钾、钠)
生理活动	剧烈运动、应激、饥饿、出汗	用餐后碱潮
药物	氯化铵、氯化钾、氯化钙、稀盐酸等	碳酸氢钠、碳酸钾、碳酸镁、枸橼酸钠、酵母、利尿剂
肾功能	肾小球滤过增加而肾小管保碱能力正常	肾小球滤过功能正常而肾小管保碱能力丧失
疾病	①酸中毒、发热、慢性肾小球肾炎 ②代谢性疾病:如糖尿病、痛风、低血钾性碱中毒(肾小管分泌 H^+ 增强,尿液酸度增高) ③其他:尿酸盐或胱氨酸尿结石、白血病、呼吸性酸中毒(因 CO_2 潴留)	①碱中毒:如呼吸性碱中毒,丢失 CO_2 过多 ②肾小管性酸中毒:远曲小管形成氨和 H^+ 的交换功能受损,肾小管泌 H^+、排 H^+ 及 H^+-Na^+ 交换能力减低,机体明显酸中毒,尿液 pH 呈相对偏碱性 ③尿路感染:如膀胱炎、肾盂肾炎、变形杆菌性尿路感染(细菌分解尿素产生氨) ④其他:草酸盐、磷酸盐或碳酸盐尿结石、严重呕吐(胃酸丢失过多)
其他	尿液含酸性磷酸盐	尿液内混入脓液、血液、细菌

3.药物影响

①用氯化铵酸化尿液,可促进碱性药物从尿液排泄,对使用四环素类.呋喃妥因治疗泌尿系统感染非常有利;②用碳酸氢钠碱化尿液,可促进酸性药物从尿液排泄,常用于氨基糖苷类、头孢菌素类、大环内酯类、氯霉素等抗生素治疗泌尿系统感染时;③发生溶血反应时,口服碳酸氢钠碱化尿液,可促进血红蛋白溶解及排泄。

二、蛋白质

蛋白质是尿液化学检查中最重要的项目之一。正常情况下,由于肾小球滤过膜的屏障作用,血浆中的高和中相对分子质量的蛋白质如清蛋白、球蛋白不能通过滤过膜;小相对分子量的蛋白质,如 β_2 微球蛋白(β_2-microglobulin,β_2-M)、α_2 微球蛋白(α_2-microglobulin,α_2-M)、溶菌酶等,可以自由通过滤过膜,但其滤过量低,95%又在近曲小管被重吸收。终尿液中的蛋白质含量极低,仅 30~130mg/24h 尿。随机尿液中蛋白质为 0~80mg/L,尿蛋白定性试验阴性。当尿液蛋白质含量增多,超过 100mg/L,定性试验阳性,或定量试验超过 150mg/24h 尿时,称为蛋白尿(proteinuria)。

尿蛋白主要来源于两条途径,一是来自血浆蛋白,主要是清蛋白,约占尿蛋白总量的60%;另一个来自泌尿系统所产生的组织蛋白,如糖蛋白、黏蛋白、分泌型免疫球蛋白 A 和溶菌酶等,约占尿蛋白总量的 40%。

【检测原理】

1.干化学试带法

试带法采用了 pH 指示剂蛋白质误差原理。在 pH 3.2 的条件下,酸碱指示剂(溴酚蓝)产生的阴离子与带阳离子的蛋白质结合形成复合物,引起指示剂进一步电离,当超越缓冲范围时,指示剂发生颜色改变。颜色的深浅与蛋白质含量呈正比。同时,酸碱指示剂也是灵敏的蛋白显色剂,试带法可用于尿蛋白定性或半定量检测。

2.磺基水杨酸法(sulfosalicylic acid method,SSA)

又称磺柳酸法。在略低于蛋白质等电点的酸性环境下,磺基水杨酸根离子与蛋白质氨基酸阳离子结合,形成不溶性蛋白盐而沉淀。沉淀量或溶液反应后的浑浊程度,可反映蛋白质的含量,为尿蛋白定性或半定量检查方法。

3.其他

加热乙酸法是尿蛋白定性的经典方法,蛋白质遇热变性凝固,加稀酸使尿液 pH 降低并接近蛋白质等电点(pH 4.7),使变性凝固的蛋白质进一步沉淀,同时可以消除某些磷酸盐和碳酸盐析出所造成的浑浊干扰。

【方法学评价】

1.干化学试带法

操作简便、快速、易于标准化,适用于健康普查或临床筛检,目前已广泛应用于临床。

(1)灵敏度和特异性:①不同类型试带的灵敏度可有一定差异,一般为 70～100mg/L,与所用的酸碱指示剂有关;②试带法对清蛋白灵敏,对球蛋白的灵敏度仅为清蛋白 1/100～1/50,容易漏检本周蛋白;③试带法不适用于肾脏疾病的疗效观察及预后判断;④采用单克隆抗体技术的试带检测清蛋白,可排除其他蛋白质的干扰;⑤基于考马斯亮蓝等染料结合蛋白质的原理,国外已研发出一种新型蛋白试带,对清蛋白、球蛋白、本周蛋白具有同样的灵敏度。

(2)干扰因素:试带法检测尿蛋白的干扰因素及评价见表 6-12。

表 6-12　试带法检测尿蛋白的干扰因素及评价

干扰因素	评价
标本因素	尿液 pH＞9,可致假阳性;尿液 pH＜3,可致假阴性。最适宜尿液 pH 5～6,故必要时可先调节尿液 pH
食物因素	尿液酸碱度与摄入食物有关,检查前 1 天应均衡饮食,避免摄入过多肉类或蔬菜、水果
药物因素	假阳性:奎宁、奎尼丁、嘧啶等或尿液中含有聚乙烯、吡咯酮、氯己定、磷酸盐、季铵盐消毒剂等,尿液呈强碱性(pH≥9.0)
	假阴性:滴注大剂量青霉素或应用庆大霉素、磺胺、含碘造影剂
操作过程	假阳性:试带浸渍时间过长,反应颜色变深
	假阴性:试带浸渍时间过短、反应不完全,或浸渍时间过长使膜块中的试剂流失

2.磺基水杨酸法

①操作简便、反应灵敏，与清蛋白、球蛋白和本周蛋白均能发生反应；②灵敏度达50mg/L，但有一定的假阳性。③CLSI将其推荐为尿蛋白的确证试验(conclusive test)。

(1)假阴性：见于尿液偏碱(pH＞9)或偏酸(pH＜3)，因此，检测前先调节尿液pH至5～6。

(2)假阳性：①尿液中含高浓度尿酸、尿酸盐、草酸盐；②与碘造影剂、大剂量青霉素钾盐有关；③尿液中混入生殖系统分泌物。

3.加热乙酸法

①经典方法，但操作复杂；②特异性强、干扰因素少，与清蛋白和球蛋白均能反应，灵敏度为150mg/L。

(1)假阴性：①尿液偏碱(pH＞9)或偏酸(pH＜3)，因此，检测前先调节尿液pH至5～6；②对于无盐或低盐饮食患者，检测前应在尿液中加入1～2滴饱和氯化钠溶液。

(2)假阳性：尿液混有生殖系统分泌物。

【质量保证】

应根据具体情况选择尿蛋白定性检查方法。初次就诊患者、现场快速检测、健康体检、疾病筛检等，可采用干化学试带法或磺基水杨酸法。当进行疗效观察或预后判断时，不宜仅采用试带法或磺基水杨酸法，而需要配合加热乙酸法，必要时还需进行尿蛋白定量和特定蛋白质的分析。

尿蛋白检测结果的准确性是临床比较关注的问题，应注重检测方法间的比较和比对，必要时阳性结果要用第2种方法核实。标本量多的实验室可按比例抽取阳性标本进行核对和定期进行方法比对。

1.检测前

嘱患者正常饮食，无其他特殊要求。

2.检测中

①坚持室内质量控制，可采用阳性和阴性两种浓度水平；②采用试带法，应严格遵循规范操作程序，保证浸渍时间恰到好处，时间过短或过长均可造成结果偏差。试带应妥善保存于阴凉干燥处，并注意有效期；③加热乙酸法可因盐类析出产生浑浊而引起假阳性。故务必遵守加热-加酸-再加热的操作程序。还应控制乙酸加入量，否则可影响结果；④加热乙酸法和磺基水杨酸法，均需要调节最适宜尿液酸碱度。

3.检测后

建立完善的检验报告审核制度，检验结果与临床如有不符，应分析检测前、检测中可能存在的因素，以提高尿蛋白定性检验的诊断价值。

【参考区间】

阴性。

【临床意义】

1.生理性蛋白尿

泌尿系统无器质性病变，尿内暂时出现蛋白尿，程度较轻，持续时间短，诱因解除后消失，称为生理性蛋白尿(physiologic protemuria)。

(1)功能性蛋白尿：泌尿系统无器质性病变，暂时出现的轻度蛋白尿称为功能性蛋白尿(functional proteinuria)；可由剧烈运动、发热、低温刺激、精神紧张等因素所致，其形成机制可能与上述原因造成肾血管痉挛或充血，而使肾小球毛细血管壁的通透性增加所致。当诱因解除后，尿蛋白也迅速消失。生理性蛋白尿定性一般不超过1+，定量＜0.5g/24h，常为一过性蛋白尿。

(2)体位性蛋白尿(postural proteinuria)：又称直立性蛋白尿(orthostatic proteinuria)。在直立体位时出现尿蛋白而卧位时消失，且无血尿、高血压、水肿等肾病表现。直立体位时，可能由于前突的脊柱压迫肾静脉或因直立过久肾脏下移，使肾静脉扭曲造成肾静脉瘀血，淋巴、血流循环受阻所致。其特点是卧位时尿蛋白阴性，起床活动或久立后，尿蛋白呈阳性；平卧后又为阴性。多见于青少年。

(3)偶然性蛋白尿：尿液中混入血液、脓液、黏液、生殖系统分泌物(如白带、精液、前列腺液)或月经血等，导致尿蛋白定性试验阳性的蛋白尿，称为偶然性蛋白尿(accidental proteinuria)。因肾脏本身无损害，故又称假性蛋白尿。

2.病理性蛋白尿

是指泌尿系统器质性病变所致的蛋白尿，可分为以下几种：

(1)肾小球性蛋白尿(glomerular proteinuria)：是指肾小球受到炎症或毒素等损害时，引起肾小球毛细血管壁通透性增加，滤出较多的血浆蛋白，超过了肾小管重吸收能力所形成的蛋白尿。形成机制除因肾小球滤过膜的“孔径”增大外，还与肾小球滤过膜的各层特别是足突细胞层的静电屏障作用减弱有关。肾小球性蛋白尿液中蛋白含量常＞2g/24h尿，通常以清蛋白为主，占70%～80%，另外，β_2微球蛋白也可轻度增多。根据滤过膜损伤程度及尿蛋白的组分，可将其分为选择性蛋白尿(selective proteinuria)和非选择性蛋白尿(non-selective proteinuria)，其鉴别见表6-13。

表6-13　选择性蛋白尿与非选择性蛋白尿的鉴别

鉴别点	选择性	非选择性
原因	肾小球损伤较轻，如肾病综合征	肾小球毛细血管壁有严重破裂和损伤，如原发性和继发性肾小球疾病
相对分子质量	4万～9万	大相对分子质量、中相对分子质量
蛋白质种类	清蛋白，抗凝血酶、转铁蛋白、糖蛋白、Fc片段等	IgG、IgA、IgM和补体C_3等
尿蛋白定性	3+～4+	1+～4+
尿蛋白定量(g/24h)	＞3.5	0.5～3.0
Ig/Alb清除率	＜0.1	＞0.5

(2)肾小管性蛋白尿(tubular proteinuria):是指肾小管受到感染、中毒损伤或继发于肾小球疾病时,重吸收能力降低或抑制,而出现的以小相对分子质量蛋白为主的蛋白尿。尿液 p2-M、溶菌酶增高,尿液清蛋白正常或轻度增多;尿蛋白定性 1+～2+,定量 1～2g/24h。常见于肾小管损伤性疾病。

(3)混合性蛋白尿:病变同时或相继累及肾小球和肾小管而产生的蛋白尿,称为混合性蛋白尿(mixed proteinuria),具有以上两种蛋白尿的特点,但各组分所占比例因病变损害部位不同而不一致,也可因肾小球或肾小管受损害程度的不同而有所差异。

(4)溢出性蛋白尿:肾小球滤过功能和肾小管重吸收功能均正常,因血浆中相对分子质量较小或阳性电荷蛋白异常增多,经肾小球滤过,超过肾小管重吸收能力所形成的蛋白尿.称为溢出性蛋白尿(overflow proteinuria)。异常增多的蛋白有游离血红蛋白、肌红蛋白、溶菌酶、本周蛋白(Bence Jones protein,BJP)等,溢出性蛋白尿多为 1+～2+,常见于多发性骨髓瘤等。

(5)组织性蛋白尿(histic proteinuria):是指来源于肾小管代谢产生的、组织破坏分解的、炎症或药物刺激泌尿系统分泌的蛋白质,进入尿液而形成的蛋白尿。以 T-H 糖蛋白为主,生理性约为 20mg/24h 尿,组织性蛋白尿多为±～+,定量 0.5～1.0g/24h 尿。

根据发生部位的不同又可将病理性蛋白尿分为肾前性、肾性和肾后性蛋白尿。①肾前性蛋白尿的临床意义及特征见表 6-14;②肾性蛋白尿主要是指肾小球性、肾小管性和混合性蛋白尿;③肾后性蛋白尿主要见于膀胱以下尿道的炎症、结石、结核、肿瘤,泌尿系统邻近器官疾病(如急性阑尾炎、慢性盆腔炎、宫颈炎、盆腔肿瘤等),生殖系统炎症等。

表 6-14　肾前性蛋白尿的临床意义及特征

类别	临床意义	特征
血管内溶血性疾病	蚕豆病、阵发性睡眠性血红蛋白尿、血型不合的输血反应	尿液出现大量游离血红蛋白
急性肌肉损伤	心肌梗死、挤压综合征,横纹肌溶解综合征等	尿液出现大量肌红蛋白,严重者可致急性肾衰竭
浆细胞病	多发性骨髓瘤、巨球蛋白血症、重链病、单克隆免疫球蛋白血症、浆细胞白血病	血清或尿液出现大量单克隆、多克隆免疫球蛋白或轻链、重链片段
酶类增高性疾病	急性单核细胞白血病、胰腺炎	尿液溶菌酶或淀粉酶活性增高

三、葡萄糖

健康人尿液中可有微量葡萄糖(<2.8mmol/24h),普通方法检测为阴性。当血糖浓度超过 8.88mmol/L(1.6g/L)时,尿液中开始出现葡萄糖。尿糖定性试验呈阳性的尿液称为糖尿(glu-cosuria)。尿糖主要指葡萄糖,也有微量乳糖、半乳糖、果糖、核糖、戊糖、蔗糖等。尿液中是否出现葡萄糖取决于血糖浓度、肾血流量和肾糖阈(renal glucose threshold)。

【检测原理】

1.干化学试带法

采用葡萄糖氧化酶法(glucose oxidase method),试带膜块中含有葡萄糖氧化酶(glucose oxidase,GOD)、过氧化物酶、色素原等。尿液葡萄糖经试带中葡萄糖氧化酶催化,生成葡萄糖酸内酯和 H_2O_2,在存在过氧化物酶的情况下,以 H_2O_2 为电子受体氧化色素原而呈现颜色变化,颜色深浅与葡萄糖含量呈正比。

常用的色素原有邻联甲苯胺、碘化钾、4-氯-1-萘酚、4-氨基安替比林等。不同色素原反应后的呈色不同,有蓝色、红褐色或红色等。

2.班氏法(Benedict 法)

在高热和强碱溶液中,葡萄糖或其他还原性糖,能将溶液中蓝色的硫酸铜还原为黄色的氢氧化亚铜沉淀,进而形成红色的氧化亚铜沉淀。根据沉淀的有无和颜色变化判断尿糖含量。

3.薄层层析法(thin layer chromatography,TLC)

采用涂布吸附剂作固定相,醇类或其他有机溶剂作流动相,两相间可做相对移动。各组分随流动相通过固定相时,发生反复的吸附、解析或亲和作用,因其不同的展开速度而得以分离。显色后观察斑点移动距离和溶剂移动距离,计算比移值(rate of flow,Rf)。据 Rf 值可定性鉴定尿液成分,据斑点面积或颜色深浅可作定量测定。

【方法学评价】

1.干化学试带法

(1)灵敏度和特异性:试带法灵敏度高 1.67~2.78mmol/L,特异性强,大多不与非葡萄糖还原物质发生反应,简便快速,易于标准化,适用于健康普查或临床筛检,目前已广泛应用于临床。

(2)干扰因素

1)标本因素:假阳性见于尿液标本容器有残留(如漂白粉、次氯酸等强氧化性物质)或尿液比重过低。假阴性见于标本久置后葡萄糖被细菌分解,或尿液酮体浓度过高(>0.4g/L)。

2)药物因素:①当尿液葡萄糖浓度低,维生素 C(>500mg/L)可与试带中的试剂发生竞争性抑制反应,产生假阴性;②尿液含有左旋多巴、大量水杨酸盐等可导致假阴性,而氟化钠可致假阳性。

2.班氏法

本法稳定,试验要求和成本较低,为非特异性方法,可测定尿液中所有还原性物质,包括:①还原性糖类,如半乳糖、果糖、乳糖;②非糖还原性药物,如水合氯醛、氨基比林、阿司匹林、青霉素、链霉素、维生素 C、异烟肼等。

班氏法的灵敏度低于试带法,当葡萄糖浓度达 8.33mmol/L 时才呈现弱阳性。多种抗生素对班氏法也有不同程度的影响,可能与班氏试剂中铜离子发生反应有关。

目前,利用班氏法原理已生产出药片型试剂,广泛应用于检测还原性物质,其检测便捷,有助于筛检遗传性疾病(如半乳糖血症),如对 2 岁以下婴幼儿作尿糖检验时,应该包括铜还原试验。

3.薄层层析法

可作为确证试验，但操作复杂、费时、成本高，多用于研究。薄层层析法是检测和鉴定非葡萄糖的还原性糖的首选方法。

不同化学物质对尿糖检测的影响见表6-15。

表6-15　不同化学物质对尿糖检测的影响

成分	葡萄糖氧化酶试带法	铜还原片剂法(班氏法)
葡萄糖	阳性	阳性
非葡萄糖成分		
果糖	无反应	阳性
半乳糖	无反应	阳性
乳糖	无反应	阳性
麦芽糖	无反应	阳性
戊糖	无反应	阳性
蔗糖	无反应	阳性
酮体(大量)	可抑制颜色反应	无反应
肌酐	无反应	可能导致假阳性
尿酸	无反应	阳性
尿黑酸	无反应	阳性
药物		
维生素C(大量)	可延迟颜色反应	弱阳性
头孢菌素等	无反应	阳性、棕褐色
左旋多巴(大量)	假阴性	无反应
萘啶酮酸	无反应	阳性
葡萄糖苷酸	无反应	阳性
对苯甲酸	无反应	阳性
盐酸苯氮吡啶	橙色影响结果	不确定
水杨酸盐	可减弱显色	无反应
X射线造影剂	无反应	黑色
污染物		
过氧化氢	假阳性	可掩盖阳性结果
次氯酸(漂白剂)	假阳性	不确定
氟化钠	假阳性	无反应

【质量保证】

1.检测前

尿液标本新鲜，无污染，标本采集容器最好为一次性尿杯，静脉滴注大剂量维生素C后应慎做尿糖定性检查。

2.检测中

强调室内质量控制，可采用阳性和阴性两种浓度水平。①试带法：采用酶促反应，其测定的结果与尿液和试剂膜块的反应时间、温度有关。试带应妥善保存于阴凉、干燥处，注意有效期；②班氏片剂法：严格遵循标准化操作规程，并在规定的温度下按规定时间进行比色。

3.检测后

建立完善的检验报告审核制度，如结果与临床不符，应分析检测前、检测中可能存在的因素，并积极与临床联系，以提高尿糖检测的诊断价值。

【参考区间】

阴性。

【临床意义】

尿糖检测主要用于内分泌疾病，如糖尿病及其他相关疾病的诊断、治疗监测、疗效观察等，尿糖检测时应同时检测血糖，以提高诊断的准确性。体内许多激素都对血糖有调控作用，胰岛素能使血糖浓度下降，而生长激素、甲状腺素、肾上腺素、皮质醇、胰高血糖素等使血糖浓度升高。

1.血糖增高性糖尿(hyperglycemic glycosuria)

是由于血糖浓度增高所导致的糖尿。

(1)代谢性糖尿：由于内分泌激素分泌失常，糖代谢发生紊乱引起的高血糖所致。典型的代谢性疾病是糖尿病。

(2)内分泌性糖尿：内分泌性糖尿常见的原因及检查结果见表6-16。

表6-16 内分泌性糖尿常见原因及检查结果

疾病	原因	检查结果
甲状腺功能亢进	甲状腺素分泌过多，食欲亢进、肠壁血流加速，葡萄糖吸收率增高	餐后血糖增高，餐后尿糖阳性，空腹血糖、餐后2小时血糖正常
垂体前叶功能亢进	生长激素分泌过多	血糖增高，尿糖阳性
嗜铬细胞瘤	肾上腺素、去甲肾上腺素大量分泌，肝糖原降解为葡萄糖加速	血糖增高，尿糖阳性
Cushing 综合征	皮质醇增高，抑制葡萄糖的酵解与利用，且加强了糖原异生作用；糖耐量降低	血糖增高，尿糖阳性

2.血糖正常性糖尿

又称肾性糖尿(renal glucosuria)，因肾小管重吸收葡萄糖的能力及肾糖阈降低所致。血糖正常性糖尿(normoglycemic glycosuria)常见的原因及检查结果见表6-17。

表6-17　血糖正常性糖尿常见原因及检查结果

疾病	原因	检查结果
家族性糖尿	先天性近曲小管糖重吸收功能缺损	空腹血糖、糖耐量试验正常,空腹尿糖阳性
新生儿糖尿	肾小管对葡萄糖重吸收功能不完善	尿糖阳性
妊娠或哺乳期	细胞外液容量增高,肾小球滤过率增高而近曲小管重吸收能力受抑制,肾糖阈降低	尿糖阳性

3.暂时性糖尿

①进食大量碳水化合物:如进食含糖食品、饮料或静脉注射大量高渗葡萄糖溶液后,血糖可短暂、一过性增高,超过肾糖阈而导致糖尿;②应激性糖尿:情绪激动、脑血管意外、颅脑外伤、脑出血、急性心肌梗死时,延脑血糖中枢受刺激或肾上腺素、胰高血糖素分泌过多,呈暂时性高血糖和一过性糖尿。

4.其他糖尿

原尿液中乳糖、半乳糖、果糖、戊糖、蔗糖的重吸收率虽低于葡萄糖,但尿液中总含量并不高。当进食过多或受遗传因素影响时,糖代谢紊乱,这些糖的血液浓度增高而出现相应的糖尿。

四、酮体

酮体是脂肪氧化代谢过程中的中间代谢产物,包括乙酰乙酸、β-羟丁酸及丙酮。酮体是肝脏输出能源的一种形式,因酮体相对分子质量小,能溶于水,可通过血脑屏障和毛细血管壁,是肌肉和脑组织的能量来源,尤其是脑组织的重要能量来源。尿液中酮体(以丙酮计)约为50mg/24h,定性试验为阴性。在饥饿、高脂低糖膳食、剧烈运动、应激状态和糖尿病时,脂肪动员加速,酮体生成增多,尤其是未控制饮食的糖尿病患者,因产生酮体速度＞组织利用速度,可出现酮血症,继而产生酮尿(ketonuria)。

【检测原理】

1.硝普钠法

乙酰乙酸或丙酮与硝普钠反应生成紫色化合物,但硝普钠不与β-羟丁酸发生反应。基于硝普钠法的尿酮体检测方法见表6-18。

表6-18　基于硝普钠法的尿酮体检测方法

方法	检测过程
试带法	含甘氨酸、碱缓冲剂、硝普钠,在碱性条件下,后者与乙酰乙酸、丙酮起紫色反应
Lange法	尿液中先加固体硝普钠,后加少量冰乙酸,反复振荡使其溶解、混匀,再沿试管壁缓慢加入氢氧化铵溶液,丙酮或乙酰乙酸与硝普钠反应,在与氨接触面上形成紫色环

（续表）

方法	检测过程
Rothera 法	尿液中加 50%乙酸溶液，再加 200g/L 硝普钠溶液，混匀，沿试管壁缓慢加入浓氢氧化铵溶液，丙酮或乙酰乙酸与硝普钠反应，尿液表面出现紫色环
改良 Rothera 法	又称酮体粉法，将硝普钠、硫酸铵、无水碳酸钠混合研磨成粉。在碱性条件下，丙酮或乙酰乙酸与硝普钠和硫酸铵作用，生成紫色化合物
片剂法	含甘氨酸（与丙酮反应）和其他物质，可检测尿液、血清、血浆或全血酮体。于片剂上加尿液 1 滴，片剂呈色，在规定时间内与标准色板进行比色

2.Gerhardt 法

高铁离子（$FeCl_3$，Fe^{3+}）与乙酰乙酸的烯醇式基团发生螯合，形成酒红色的

乙酰乙酸铁复合物。Gerhardt 法只检测乙酰乙酸。

【方法学评价】

1.灵敏度

因试剂和操作的差异，不同检测方法的灵敏度和特异性不同，使用的方便性和普及程度也不尽相同。

2.干扰因素

①假阳性：尿液中含大量肌酐、肌酸，高色素尿，尿液中含酞、苯丙酮、左旋多巴代谢物等；②假阴性：最主要是标本采集和保存不当，或硝普钠对湿度、温度或光线很灵敏，或试带受潮失活。

【质量保证】

1.检测前

乙酰乙酸在菌尿液中会被细菌降解，丙酮在室温下可以快速挥发。因此，应使用新鲜尿液标本并尽快检测。如保存尿液时应密闭冷藏或冷冻，检测时先将标本恢复至室温后再检测。

2.检测中

阴性和阳性对照是获得可靠结果的保证。为了防止过多的肌酐、肌酸引起假阳性，可在标本中加入少许冰乙酸。试带应存放于阴凉、干燥处，并注意有效期。

3.检测后

酮体成分的多样性、检测方法的灵敏度、不同病程酮体成分的变化性，均要求检验人员仔细审核结果，及时与临床沟通，做出合理正确的解释。

【参考区间】

①定性：阴性；②定量：酮体（以丙酮计）170～420mg/L；乙酰乙酸≤20mg/L。

【临床意义】

在正常情况下，血酮体和尿酮体存在一定的关系。当血酮体（乙酰乙酸+β-羟丁酸）达到 80mg/L 时，尿酮体可达 1+；当血酮体达到 130mg/L 时，尿酮体可达 3+；相对于血酮体，检

查尿酮体更加简便、快速。因此,尿酮体检查常被用于糖代谢障碍和脂肪不完全氧化性疾病或状态的辅助诊断。强阳性结果具有医学决定价值,只有约10%的患者体内仅有β-羟丁酸而呈阴性反应。

1.糖尿病酮症酸中毒

(1)早期诊断:由于糖尿病未控制或治疗不当,血酮体增高而引起酮症,尿酮体检查有助于糖尿病酮症酸中毒早期诊断(尿酮体阳性),并能与低血糖、心脑血管疾病、乳酸中毒或高血糖高渗透性糖尿病昏迷相鉴别。但是,当肾功能严重损伤而肾阈值增高时,尿酮体排出量减低,甚至完全消失。当临床高度怀疑为糖尿病酮症酸中毒时,即使尿酮体阴性也不能排除诊断,应进一步检查血酮体。

(2)治疗监测:糖尿病酮症酸中毒早期的主要酮体成分是β-羟丁酸(一般试带法无法测定),而乙酰乙酸很少或缺如,此时测得结果可导致对总酮体量估计不足。当糖尿病酮症酸中毒症状缓解之后,β-羟丁酸转变为乙酰乙酸,反而使乙酰乙酸含量比急性期的早期高,此时易造成对病情估计过重。

2.非糖尿病性酮症

严重呕吐、腹泻、饥饿、长期禁食、感染、发热、全身麻醉后等均可出现酮尿。妊娠妇女因严重的妊娠反应、妊娠剧吐、子痫、不能进食、消化吸收障碍等因素也可出现酮尿。

3.其他

中毒时可出现酮尿,如氯仿、乙醚麻醉后,有机磷中毒等。另外,服用双胍类降糖药(如苯乙双胍)时可出现血糖降低、尿酮体阳性的现象。新生儿出现尿酮体强阳性,应高度怀疑遗传性疾病。

五、亚硝酸盐

尿液亚硝酸盐(nitrite,NIT)主要来自病原菌对硝酸盐的还原反应,其次来源于体内的一氧化氮(NO)。体液中内皮细胞、巨噬细胞、粒细胞等使精氨酸在酶的作用下生成NO,而NO极易在体内有氧条件下,氧化成亚硝酸盐和硝酸盐。

【检测原理】

Griess法。尿液中含有来源于食物或蛋白质代谢产生的硝酸盐,如果感染了大肠埃希菌或其他具有硝酸盐还原酶的细菌时,可将硝酸盐还原为NIT。尿液NIT先与对氨基苯磺胺(或对氨基苯砷酸)形成重氮盐,再与3-羟基-1,2,3,4-四氢苯并喹啉(或N-l-萘基乙二胺)结合形成红色偶氮化合物,其颜色深浅与NIT含量呈正比。

【方法学评价】

尿液NIT阳性检出率取决于三个条件:①尿液中是否存在适量硝酸盐;②尿液中的致病菌是否存在硝酸盐还原酶;③尿液在膀胱内是否停留足够长的时间(4小时)。Griess法的灵敏度为0.3～0.6mg/L。亚硝酸盐检测的干扰因素及评价见表6-19。

表 6-19　亚硝酸盐检测的干扰因素及评价

因素	评价
食物	尿液中硝酸盐主要来源于正常饮食、体内蛋白质代谢、或由氨内源性合成。不能正常饮食的患者,体内缺乏硝酸盐,即使有细菌感染,也可出现阴性
药物	假阴性:利尿剂、大量维生素 C。假阳性:非那吡啶
标本	高比重尿使其灵敏度降低;假阳性见于陈旧尿、偶氮剂污染的尿液
致病菌	常见致病菌:大肠埃希菌属(致病率最高)、克雷白杆菌属、变形杆菌属、葡萄球菌属、假单胞菌属等。阳性诊断与大肠埃希菌感染符合率约为 80%。粪链球菌属感染时则呈阴性
尿液停留时间	晨尿标本较好,尿液在膀胱内停留时间长,细菌有充分作用时间,否则易呈假阴性

【质量保证】

1.检测前

宜使用晨尿标本,及时送检,尽快检测。

2.检测中

做好两种水平的室内质控,定期用阳性标本验证试带的质量。试带应干燥、避光贮存,并注意有效期。

3.检测后

仔细审核检验报告,综合分析 NIT、试带法白细胞酯酶结果,必要时进行显微镜检查,以提高诊断尿路感染的可靠性。

【参考区间】

阴性。

【临床意义】

目前,亚硝酸盐作为尿液化学检查组合项目之一,主要用于尿路感染的快速筛检。与大肠埃希菌感染的相关性高,阳性结果常表示有细菌存在,但阳性程度不与细菌数量呈正比。单一检测 NIT 的影响因素较多,阴性结果不能排除菌尿的可能,阳性结果也不能完全肯定为泌尿系统感染。因此,解释结果时可与白细胞酯酶、尿沉渣显微镜检查结果相结合,综合分析。尿液细菌培养为确证试验。

六、血红蛋白

健康人血浆中大约有 50mg/L 游离血红蛋白(Hb),但尿液中无游离 Hb。当发生血管内溶血时,大量 Hb 释放入血液形成血红蛋白血症(hemoglobinemia)。若 Hb 量超过结合珠蛋白结合能力时,血浆游离 Hb 可经肾小球滤出,超过 1.00～1.35g/L 时,Hb 可随尿液排出,即为血红蛋白尿(hemoglobinuria)。因此,溶血时是否出现血红蛋白尿取决于三个因素:血浆内游离 Hb 的含量、结合珠蛋白的含量和肾小管重吸收能力。

【检测原理】

1.干化学试带法

过氧化物酶法。血红蛋白含有血红素基团，具有过氧化物酶样活性，能催化 H_2O_2 作为电子受体氧化色素原呈色，借以识别微量血红蛋白的存在，其呈色深浅与血红蛋白含量呈正比。常用的色素原有邻联甲苯胺、氨基比林和四甲基联苯胺(3,3',5,5-tetram-ethylbenzidine ,TMB)等。

2.化学法

与干化学试带法反应原理一致。常用方法有邻联甲苯胺法、氨基比林(匹拉米洞)法等。

3.免疫法

采用免疫胶体金法测定原理。

【方法学评价】

1.干化学试带法

操作简单、快速，可作为尿液 Hb 的筛检试验，目前广泛应用于临床。

不同试带检测灵敏度有所差异，一般为 0.15～0.30mg/L，除与游离 Hb 反应外，也与完整的红细胞反应。但在高蛋白、高比重尿液中，红细胞不溶解，此时结果只反映 Hb 的量。①假阳性：尿液中含有不耐热性触酶、尿液被强氧化剂污染或尿路感染时某些细菌产生过氧化物酶；②假阴性：尿液中含大量维生素 C 或其他还原物质、过量甲醛、大量亚硝酸盐(反应延迟)。

2.化学法

邻联甲苯胺法灵敏度为 0.3～0.6mg/L。操作简单，但试剂稳定性差，特异性较低。

假阳性：尿液中有铁盐、硝酸、铜、锌、碘化物等，或过氧化物酶、其他不耐热性触酶。

3.免疫法

操作简便，灵敏度高(Hb 0.2mg/L)，特异性强，不受鸡、牛、猪、羊、兔 Hb(500mg/L)、辣根过氧化物酶(200mg/L)干扰，可作为确证试验。

【质量保证】

1.检测前

尿液标本要新鲜，检测前将尿液煮沸约 2 分钟，以破坏白细胞过氧化物酶或其他不耐热性触酶。

2.检测中

做好 2 种水平的室内质控或设置阳性对照，验证 3%过氧化氢或试带，以确保其有效性和可靠性。

3.检测后

正确分析审核检测结果，及时与临床沟通，对异常结果或不能做出合理解释的结果，要选用其他方法进行验证。

【参考区间】

阴性。

【临床意义】

尿液出现 Hb 是血管内溶血的证据之一。因此，尿液 Hb 测定有助于血管内溶血性疾病的诊断。常见血管内溶血的因素与疾病见表 6-20。

表 6-20 常见血管内溶血的因素与疾病

因素	疾病
免疫因素	阵发性寒冷性血红蛋白尿症、血型不合的输血
红细胞破坏	心脏瓣膜修复术、大面积烧伤、剧烈运动、急行军、严重肌肉外伤和血管组织损伤
生物因素	疟疾、梭状芽孢杆菌中毒
动植物所致溶血	蛇毒、蜂毒、毒蕈
微血管病溶血性贫血	DIC
药物作用	伯氨喹、阿司匹林、磺胺、非那西汀

七、白细胞酯酶

【检测原理】

中性粒细胞酯酶法：中性粒细胞胞质中含有特异性酯酶，能使试带中吲哚酚酯产生吲哚酚，吲哚酚与重氮盐形成紫红色缩合物，其呈色深浅与中性粒细胞的多少呈正比。

【方法学评价】

1.灵敏度与特异性

灵敏度为(5～15)/μl；特异性较强。只对粒细胞灵敏，与淋巴细胞和单核细胞不反应。

2.干扰因素

(1)假阳性：假阳性率较高，主要是由于尿液标本被阴道分泌物或甲醛污染所致，或受到在酸性尿液中呈红色或深色的药物或食物影响，如高浓度胆红素、非那吡啶等。

(2)假阴性：见于尿液白细胞少于 10～25 个/μl，尿蛋白≥5g/L、尿葡萄糖≥30g/L、高比重尿液，尿液中含维生素 C、庆大霉素、头孢菌素等。健康人尿液 pH≥4.5，草酸多以草酸盐的形式存在，如尿液标本中加酸化剂使尿液 pH≤4.4，草酸盐被还原为草酸，则白细胞酯酶反应偏低或出现阴性。

【质量保证】

1.检测前

尿液标本要新鲜，若标本久置后白细胞被破坏，可导致试带法与显微镜检查结果差异较大。

2.检测中

规范操作和质控。

3.检测后

仔细审核检验报告，结合临床综合分析白细胞酯酶、亚硝酸盐结果，必要时进行显微镜检查，以提高尿路感染筛检诊断的可靠性。

【参考区间】

阴性。

【临床意义】

用于诊断泌尿系统感染。肾移植后发生排斥反应时，尿液中以淋巴细胞为主，白细胞酯酶呈阴性。此时，应以显微镜检查为准。

八、胆红素

胆红素(bilirubin)包括非结合胆红素(unconjugated bilirubin，UCB)、结合胆红素(conjugated bilirubin，CB)和 δ-胆红素 3 种，血浆中以前两者为主。

健康人血液中结合胆红素含量很低(<4μmol/L)，尿液中不能检出。当血液结合胆红素增高，超过肾阈值时，结合胆红素即可从尿液排出。

【检测原理】

1.偶氮法

试带法多采用此原理。在强酸性介质中，结合胆红素与重氮盐发生偶联反应呈红色。其颜色深浅与胆红素含量呈正比。

2.氧化法

①Hamson 法：结合胆红素被硫酸钡吸附而浓缩，与 $FeCl_3$ 反应，被氧化为胆青素、胆绿素和胆黄素复合物，呈蓝绿色、绿色或黄绿色。呈色快慢和深浅与胆红素含量呈正比；②Smith 碘环法：胆红素被碘氧化成胆绿素，在尿液与试剂接触面呈现绿色环。

【方法学评价】

胆红素检测的方法学评价见表 6-21。

表 6-21　胆红素检测的方法学评价

方法	内容	评价
偶氮法	灵敏度	2,4-二氯苯胺试带的灵敏度为 5～10mg/L；二氯重氮氟化硼酸盐试带的灵敏度为 2～5mg/L
	干扰因素	尿蓝母产生的橘红色或红色可干扰结果
		假阳性：接受大剂量氯丙嗪治疗或尿液含有盐酸苯偶氮吡啶代谢产物
		假阴性：①尿液维生素 C 浓度达 1.42mmol/L 和存在亚硝酸盐时，可抑制偶氮反应；②尿液标本保存不当，胆红素遇光氧化
氧化法	灵敏度	Smith 碘环法最简便，但灵敏度低(胆红素 17.1μmol/L)，目前已少用
		Hamson 法灵敏度较高(胆红素 0.9μmol/L 或 0.5mg/L)，但操作稍烦琐
	干扰因素	假阳性：水杨酸盐、阿司匹林、牛黄等可使尿液呈紫红色，可干扰 Harrison 法
		假阴性：标本未避光保存

【质量保证】

1.检测前

胆红素在强光下易氧化为胆绿素,1 小时后下降约 30%。应使用棕色容器和新鲜尿液标本检测尿胆红素。

2.检测中

应规范化操作,做好两种水平室内质控,并定期用阳性标本检测试带,确保试带质量。试带应放于阴凉、干燥处,密封避光保存,并注意有效期。

Hamson 法检测尿液胆红素,尿液中要有充足的硫酸根离子,故当加入 $FeCl_3$ 后未见足够的 $BaCl_2$ 沉淀时,可再加适量硫酸铵,促使沉淀产生。

3.检测后

干化学试带法操作简便,目前多作为定性筛检试验,如反应颜色不典型或结果可疑时,可采用氧化法(Hamson 法)验证。

【参考区间】

阴性。

【临床意义】

尿液胆红素检查主要用于黄疸的诊断和鉴别诊断。尿液胆红素阳性见于阻塞性黄疸、肝细胞性黄疸,而溶血性黄疸为阴性。

九、尿胆原和尿胆素

结合胆红素随胆汁排泄进入肠道,在肠道细菌的作用下,先脱去葡萄糖醛酸基,再逐步还原为中胆素原(mesobilirubinogen)、尿胆原(urobilinogen,UBG 或 URO)、粪胆素原等,从粪便中排出为粪胆原(stercobilinogen)。从肠道重吸收的尿胆原,大部分经肝脏(肠肝循环)转化为结合胆红素再排入肠腔,小部分尿胆原则从肾小球滤过或肾小管排出为尿胆原。无色尿胆原经空气氧化及光照后成黄色的尿胆素(urobilin)。

【检测原理】

1.干化学试带法

①醛反应法:基于改良的 Ehrlich 醛反应原理;②偶氮法:在强酸性条件下,尿胆原与对.四氧基苯重氮四氟化硼发生偶联反应,生成胭脂红色化合物,其呈色深浅与尿胆原含量呈正比。

2.改良 Ehrlich 法

在酸性溶液中,尿胆原与对二甲氨基苯甲醛发生醛化反应,生成樱红色缩合物,其呈色深浅与尿胆原含量呈正比。

3.Schleisinger 法

在无胆红素尿液标本中,加入碘液,氧化尿胆原成尿胆素,后者与试剂中锌离子作用,形成带绿色荧光的尿胆素-锌复合物。

【方法学评价】

1.灵敏度和特异性

①醛反应法：可用于尿胆原定性和定量检查，但不同试带的灵敏度不同；②偶氮法：灵敏度为4mg/L，不受胆红素干扰，对尿胆原较为特异；③Schleisinger 法：灵敏度为0.05mg/L，当尿胆原阴性时，测定尿胆素有意义。

2.干扰因素

(1)醛反应法：醛反应法的干扰因素见表6-22。

表6-22　醛反应法的干扰因素

分类	干扰因素
标本因素	标本久置，尿胆原氧化成尿胆素；标本中大量胆红素可引起颜色干扰
药物因素	假阳性：酚噻嗪类、磺胺类、普鲁卡因、氯丙嗪类药物可使尿液颜色变化
	假阴性：与尿液中大量维生素C或长期服用广谱抗生素抑制肠道菌群等有关
内源性物质	卟胆原、吲哚类化合物等可与 Ehrlich 醛试剂作用显红色，引起假阳性，可用氯仿抽提法鉴别和确证

(2)偶氮法：当尿液标本中甲醛浓度为2000mg/L或亚硝酸盐50mg/L以上时，其灵敏度下降。

【质量保证】

1.检测前

采集新鲜尿液标本；为提高尿胆原检测阳性率，检测前嘱患者口服少量 $NaHCO_3$ 以碱化尿液；采集餐后2小时尿标本更有价值。

2.检测中

服用 $NaHCO_3$ 后采集的尿液标本，检测前要先以乙酸调节尿液pH至弱酸性。采用试带法应规范化操作，做好两种水平的室内质控，并定期用阳性标本检测试带，确保试带质量。试带应存放于阴凉、干燥处，密闭、避光保存，并注意有效期。

3.检测后

结合尿胆红素的变化正确评价尿胆原和尿胆素。当尿胆原阴性且怀疑为标本久置所致时，应做尿胆素定性试验进行验证。

【参考区间】

①尿胆原定性：阴性或弱阳性(1∶20稀释后阴性)；②尿胆素定性：阴性。

【临床意义】

尿胆原已成为尿液分析仪试带法组合检验项目之一。血液和尿液胆红素、尿胆原等检查有助于不同类型黄疸的诊断与鉴别诊断见表6-23。

表 6-23　不同类型黄疸的鉴别诊断

标本	指标	健康人	溶血性黄疸	肝细胞性黄疸	阻塞性黄疸
血清	总胆红素	正常	增高	增高	增高
	非结合胆红素	正常	增高	增高	正常/增高
	结合胆红素	正常	增高/正常	增高	增高
尿液	颜色	浅黄	深黄	深黄	深黄
	尿胆原	阴性或弱阳性	强阳性	阳性	阴性
	尿胆素	阴性	阳性	阳性	阴性
	胆红素	阴性	阴性	阳性	阳性
粪便	颜色	黄褐	深色	黄褐或变浅	变浅或白陶土色
	粪胆素	正常	增高	减低/正常	减低/消失

十、维生素 C

【检测原理】

还原法：试带膜块中含有 2,6-二氯酚靛酚、中性红、亚甲基绿、磷酸二氢钠和磷酸氢二钠。在酸性条件下，维生素 C(具有 1,2.烯二醇还原性基团)能将试带膜块中氧化态粉红色的 2,6-二氯酚靛酚还原为无色的 2,6-二氯二对酚胺。呈色反应由绿色或深蓝色至粉红色变化，其呈色深浅与维生素 C 含量呈正比。

【方法学评价】

1.灵敏度和特异性

维生素 C 有左旋抗坏血酸(还原型)和左旋脱氢抗坏血酸(氧化型)两种天然形式。试带法只能检测左旋抗坏血酸，灵敏度(一般为 50～100mg/L)因试带不同而异。

2.干扰因素

假阳性：龙胆酸、左旋多巴或尿液 pH＞4.0 时的内源性酚及巯基化合物、半胱氨酸和硫代硫酸钠等。假阴性：碱性尿液(因维生素 C 易分解)。

【质量保证】

1.检测前

尿液标本必须新鲜、无污染。

2.检测中

做好试带的质控。

3.检测后

注意高浓度的维生素 C 是否对隐血、胆红素、葡萄糖、亚硝酸盐检测结果产生干扰。尤其当试带法检测结果与临床不符时，要注意是否为尿液维生素 C 浓度过高所致的负干扰。

【参考区间】

阴性。

【临床意义】

22.8％的常规尿液标本可以检测出维生素C，浓度为71～3395mg/L（平均372mg/L）。维生素C水平与机体摄入量有极大相关性。维生素C浓度增高可对隐血、胆红素、葡萄糖、亚硝酸盐试带反应产生严重的干扰（表6-24）。检测维生素C的意义并非用于维生素C的定量，而是用于判断试带法其他检测项目是否准确可靠，是否受到维生素C的影响，以便对阴性结果给予正确的分析和评价。

表6-24　维生素C对干化学检测项目的干扰

检测项目	干扰检测所需维生素C浓度（mg/L）	反应物
隐血/血红蛋白	≥90	试剂膜块浸渍的H_2O_2
胆红素	≥250	试剂膜块浸渍的重氮盐
亚硝酸盐	≥250	反应过程中产生的重氮盐
葡萄糖	≥500	反应过程中产生的H_2O_2

参考文献

[1]刘成玉,罗春丽.临床检验基础.第5版.北京:人民卫生出版社,2012.

[2]叶应妩,王毓三,申子瑜.全国临床检验操作规程.第3版.南京:东南大学出版社,2006.

[3]丛玉隆.尿液沉渣检查标准化的建议.中华检验医学杂志,2002,25(4):249-250.

[4]张时民.实用尿液有形成分分析技术.北京:人民卫生出版社,2008.

[5]丛玉隆,马俊龙.当代尿液分析技术与临床.北京:中国科学技术出版社,1998.

[6]王建中.实验诊断学.北京:北京医科大学出版社,2010.

[7]王永才,张毅.现代针吸脱落细胞诊断学多媒体图谱.沈阳:辽宁电子出版社,2006.